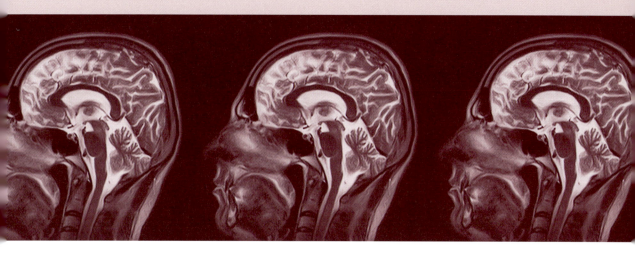

演習で学ぶ脳画像
読影からリハ介入まで

監修・著 酒井保治郎／編著 小宮桂治／著 髙村浩司

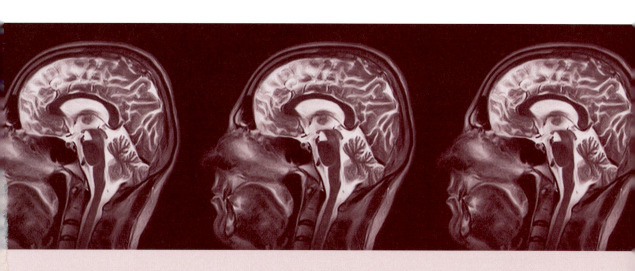

医歯薬出版株式会社

執筆者一覧

● 監修・著

酒井 保治郎（さかい やすじろう）　群馬大学 名誉教授／老年病研究所附属病院 名誉院長

　　　　　　執筆担当：第1章2, 3

● 編著

小宮 桂治（こみや けいじ）　ながせき頭痛クリニック　脳神経外科・心療内科

　　　　　　神経心理臨床研究室 室長

　　　　　　執筆担当：第1章1, 4　第2～5章

● 著

髙村 浩司（たかむら ひろし）　健康科学大学健康科学部理学療法学科 講師

　　　　　　執筆担当：第2章 1-5, 2-6, 3-5, 4-5, 5-5, 8-4～6, 9-4～5

This book was originally published in Japanese
under the title of :

Enshū-de Manabu Nougazou
Dokuei Kara Rihakainyū-made
(Brain imaging studies by exercise style
From the understanding of interpretation to actual rihabilitation intervention)

Editor :
　Komiya, Keiji
　　General Manager,
　　Neuropsychological Clinical Laboratory
　　Nagaseki Headache Clinic

© 2017　1 st ed.

ISHIYAKU PUBLISHERS, INC.
　7-10, Honkomagome 1 chome, Bunkyo-ku,
　Tokyo 113-8612, Japan

はじめに

　今日，中枢神経疾患に関するMRIやCTの脳画像の解説書は多数出版されていますが，その多くは中枢神経疾患の診断や神経症候に焦点が当てられています．しかし，臨床の場では，その神経疾患の治療に成功しても，なんらかの後遺症が残ることが多く，リハビリテーション（以下，リハ）による治療が続けられているのが現状です．そのためリハの現場に脳画像を読影し，積極的，かつ効率的に治療に活用していく立場から書かれた書籍の必要性を感じてきました．

　そこで本書では，脳画像読影のプロセスまで踏み込んだ実践的な内容を中心に，脳画像読影に必要な基礎知識をもとに，疾患別に演習形式を採用することで，脳画像の全体像を俯瞰し，臨床に必要とされる脳画像を取捨選択し，症状の予測と患者の評価・訓練・ケアに役立つ情報を読み取る臨床的推論能力を身につけることを目的としました．

　もちろん，脳画像読影では必ずしもいつも正確な症状を予想できるわけではありません．予想外の症状が出ることもあります．しかし，そのような状況こそ，脳の機能解剖，病態生理に基づき，可視化された脳画像と神経学，神経心理学の双方向の関係性の原点に戻って再考し，さまざまな推論を行う絶好の機会であると考えます．

　臨床現場では，じっくりと考える時間的余裕はありません．常に問題意識をもちながら，日々タイムリーで効果的な臨床実践が求められます．従って，本書が臨床における仮説・実践・検証のための1つの道具として活用され，臨床上の効果的なリハスキルアップに役立つのであれば，著者にとってこれほどうれしいことはありません．

　科学的根拠に基づくリハおよびケアが求められるなかで，臨床的推論能力に基づく脳画像の積極的な活用が，リハにかかわる専門職にとって各領域における疾患別リハおよびケアの確立のための羅針盤となることを期待します．

　最後に本書を完成するにあたり，監修・執筆で支えてくださった恩師の酒井保治郎先生（群馬大学名誉教授，老年病研究所附属病院名誉院長），運動面のリハについての執筆に協力していただいた髙村浩司先生（健康科学大学），日頃より臨床神経心理への脳画像の活用に，温かい御理解と御協力を頂いている永関慶重先生（ながせき頭痛クリニック院長），診療放射線技師の長谷英明氏，臨床に対して，いつも奇譚のない有益な御指導をいただいている長沼博文先生（前国立病院機構甲府病院名誉院長），秋山巌先生（秋山脳神経外科病院院長），そして，企画から長い時間に渡り，粘り強く相談と校正に御協力していただいた医歯薬出版第一出版部の小口真司氏，鷲野正人氏をはじめ関係者の方々に心よりお礼申し上げます．

平成29年12月吉日

小宮　桂治

演習で学ぶ脳画像 読影からリハ介入まで もくじ

はじめに……………………………………………………………………………………… iii

第1章 脳画像読影の基礎知識

1. リハビリテーションスタッフにとって脳画像とは …………………………… 2
　1. 脳画像読影に必要な基礎的な神経解剖学　3／2. 脳画像読影に必要な基礎的な脳領域と機能　4

2. 日常臨床に必要な脳画像の種類と基礎的原理 ………………………………… 14
　1. CTの原理の基礎　14／2. MRIの原理の基礎　18

3. 日常臨床に必要な病態生理の基礎と画像読影のポイント …………………… 25
　1. 脳梗塞の病態生理と画像読影のポイント　25／2. 脳出血の病態生理と画像読影のポイント　28／3. 頭部外傷の病態生理と画像読影のポイント　31／4. 脳腫瘍の病態生理と画像読影のポイント　33

4. 正常脳画像と脳の解剖学的対応 ………………………………………………… 37
　1. MRI水平断画像の見方　37／2. 脳血管の評価　39／3. 解剖学的部位と血管支配　39

第2章 脳血管障害の脳画像読影演習

1. 前大脳動脈領域病巣の脳画像読影 ……………………………………………… 52
　1. 基礎的事項の確認　52／2. 画像読影（演習）　56／3. 予想される症状　59／4. リハビリテーション介入のポイント（認知面を中心に）　63／5. リハビリテーション介入のポイント（運動面を中心に）　64

2. 中大脳動脈領域病巣の脳画像読影 ……………………………………………… 66
　1. 基礎的事項の確認　66／2. 画像読影（演習）　71／3. 予想される症状　73／4. リハビリテーション介入のポイント（左中大脳動脈領域病巣：失語，失行症状）　76／5. リハビリテーション介入のポイント（右中大脳動脈領域病巣：右半球症状）　77／6. リハビリテーション介入のポイント（中大脳動脈領域病巣：運動障害）　79

3. 後大脳動脈領域病巣の脳画像読影 ……………………………………………… 81
　1. 基礎的事項の確認　81／2. 画像読影（演習）　86／3. 予想される症状　89／4. リハビリテーション介入のポイント（認知面を中心に）　91／5. リハビリテーション介入のポイント（運動面を中心に）　92

4. 視床動脈領域（視床）の脳画像読影 ·· 94
　　1．基礎的事項の確認　94／2．画像読影（演習）　99／3．予想される症状　102／4．リハビリテーション介入のポイント（認知面を中心に）　104／5．リハビリテーション介入のポイント（運動面を中心に）　105

5. 外側線条体動脈領域（被殻）の脳画像読影 ·· 108
　　1．基礎的事項の確認　108／2．画像読影（演習）　111／3．予想される症状　116／4．リハビリテーション介入のポイント（認知面を中心に）　118／5．リハビリテーション介入のポイント（運動面を中心に）　119

6. 前交通動脈領域病巣の脳画像読影 ·· 122
　　1．基礎的事項の確認　122／2．画像読影（演習）　125／3．予想される症状　129／4．リハビリテーション介入のポイント　131

7. 後交通動脈領域病巣の脳画像読影 ·· 134
　　1．基礎的事項の確認　134／2．画像読影（演習）　138／3．予想される症状　140／4．リハビリテーション介入のポイント　141

8. 椎骨脳底動脈領域病巣の脳画像読影 ·· 143
　　1．基礎的事項の確認　143／2．画像読影（演習）　148／3．予想される症状　156／4．リハビリテーション介入のポイント（中脳領域病巣）　160／5．リハビリテーション介入のポイント（橋領域病巣）　162／6．リハビリテーション介入のポイント（延髄領域病巣）　164

9. 小脳領域病巣の脳画像読影 ·· 167
　　1．基礎的事項の確認　167／2．画像読影（演習）　171／3．予想される症状　176／4．リハビリテーション介入のポイント（小脳領域）　177／5．リハビリテーション介入のポイント（運動面）　178

第3章　頭部外傷の脳画像読影演習

頭部外傷の脳画像読影 ·· 182
　　1．基礎的事項の確認　182／2．画像読影（演習）　187／3．予想される症状　200／4．リハビリテーションの実際　205

第4章　脳腫瘍の脳画像読影演習

脳腫瘍の脳画像読影……………………………………………………………………210
　　1．基礎的事項の確認　210／2．画像読影（演習）　212／3．予想される症状　223／4．リハビリテーションの実際　226

第5章　水頭症の脳画像読影演習

水頭症の脳画像読影……………………………………………………………………230
　　1．基礎的事項の確認　230／2．画像読影（演習）　232／3．予想される症状　236／4．リハビリテーションの実際　237

索引………………………………………………………………………………………239

第1章 脳画像読影の基礎知識

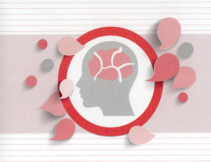

1. リハビリテーションスタッフにとって脳画像とは

はじめに

　リハビリテーション（以下，リハ）スタッフにとって，臨床場面で種々の脳の疾患を抱えた患者を目の前にしたとき，問題となる症状を可能な限り正確に把握し，できるだけ早期からリハをスムーズに開始することは，効果的なリハを行ううえで重要な課題です．

　そこで，担当する患者のファーストコンタクトの前にある程度の症状を予測することができれば，リハプログラムの作成ばかりではなく，評価における患者自身の負担の軽減につながります．

　つまり，リハスタッフにとって脳画像とは，脳の機能解剖と病態生理を基礎に，神経学や神経心理学の知識をフル活用して疾患の症状から脳の病巣部位を推測し，逆に脳の病巣部位から症状を推測する双方向性の推論能力を醸成するための重要な手段の1つであり，またこの能力を身につけることが脳画像読影の目的ともいえます（図1-1）．

　近年，脳画像の進歩は著しく，リハを行う多くの施設でCTやMRIが導入されるようになり，脳画像情報を積極的に活用し，臨床に役立てようとする方向性は，エビデンスに基づくリハ（evidenced-based rehabilitation；EBR）を行ううえで大変良い傾向です．同時にリハに携わる専門職（理学療法士・作業療法士・言語聴覚士・看護師・臨床心理士など）の各領域の予後予測に基づいた疾患別リハを確立するうえでも大変重要です．

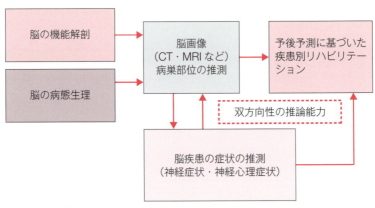

図1-1　脳画像の活用モデル

1. 脳画像読影に必要な基礎的な神経解剖学

まず，脳画像を読影する場合は，図 1-2 に示すような脳の空間的方向や位置関係と，図 1-3 〜1-5 の脳の基礎的な神経解剖学についての知識が脳画像読影の前提となるので確認してください．

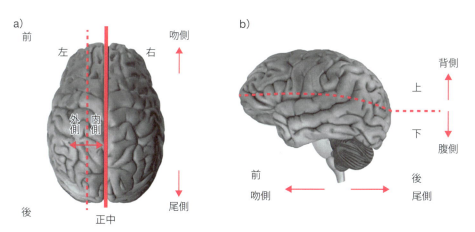

図 1-2　脳の空間的方向と位置関係〔真上からみた図（a）と左側方からみた図（b）〕

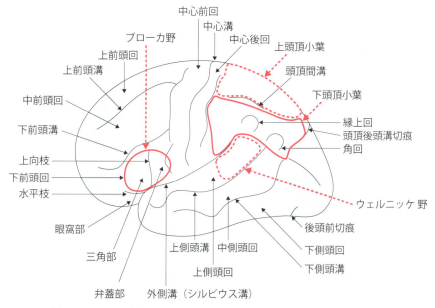

図 1-3　外側からみた脳の解剖

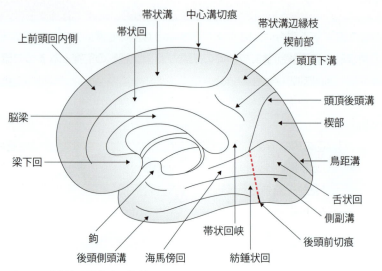

図 1-4 内側からみた脳の解剖

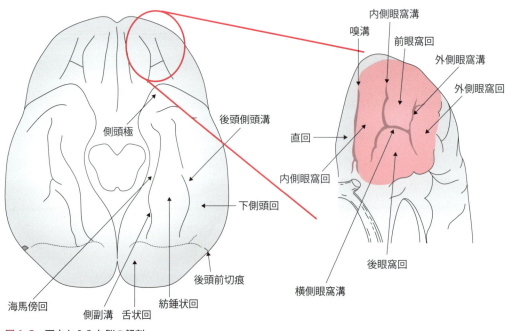

図 1-5 下方からみた脳の解剖

2. 脳画像読影に必要な基礎的な脳領域と機能

　脳の解剖学的知識を整理したら，続いて前頭葉，頭頂葉，側頭葉，後頭葉の各脳領域（domain）の機能について理解することが必要です．脳画像読影では，各脳領域の主要な機能を大まかに把握することで，ある脳領域が損傷された場合の症状をある程度予測することが可能となります．〔以下，機能局在の部位として Brodmann（BA）の脳地図番号を示しましたので参考にしてください〕

1）前頭葉の各領域と機能

前頭葉は，外側面（運動野，運動前野，前頭前野），内側面，眼窩面の3つの領域に分けて整理します．なお，前頭前野はさらに，背外側前頭前野，前頭極，腹外側前頭前野に分かれます．以下，主要な領域と機能のポイントを示します．

①運動野（BA4）

図1-6b①の中心前回の運動野（BA4）は，運動前野（BA6, 8），図1-7b⑥の補足運動野（BA6），図1-7bの帯状溝内にある帯状皮質運動野，図1-9の中心後回（BA3, 1, 2），大脳基底核，小脳と連携して皮質下に運動指令を出力します．なお，運動指令の経路は，運動野—放線冠—内包後脚（前部）—中脳大脳脚（中間部）—橋腹側—延髄（錐体交叉）—脊髄前角運動ニューロンとなります．

②運動前野（BA6, 8）

図1-6b②の運動前野（BA6, 8）は，高次の運動野で背側と腹側に分かれ，頭頂連合野（図1-9：上頭頂小葉BA7）から視覚情報（位置や運動の情報）と体性感覚情報（物体のもつ操作特性であるアフォーダンス），側頭連合野から視覚・聴覚情報をそれぞれ受け取り，運動や動作の誘導や制御を行い，運動のプログラミングにも関与します[6]．

③背外側前頭前野（BA8, 9, 46）

図1-6b③の背外側前頭前野（BA8, 9, 46）は，発動性，反応抑制（保続），注意（選択性，持続性，制御），作業記憶，遂行機能，展望記憶に関連します．

④前頭極（BA10）

図1-6b④の前頭極（BA10）は，メタ認知，ゲートウェイ仮説（情報処理における優先度の重み付け），自己意識に関連します．

⑤腹外側前頭前野（BA44, 45, 47）

図1-6b⑤の腹外側前頭前野（BA44, 45, 47）は，特にブローカ野（BA44, 45）が運動性言語機能に関連し，その他，ミラー・システム（言語と模倣機能），共感性と他者の行動理解，感情制御，遂行機能（反応抑制），作業記憶（言語，空間情報，視覚）などにも関連します．

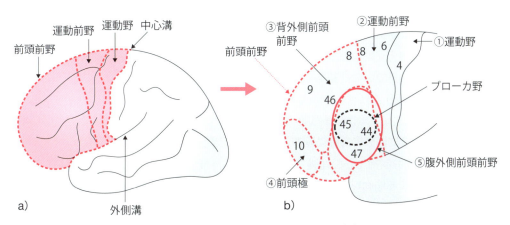

図1-6　前頭葉外側面（a）と各領域：数字はBrodmannの脳地図番号（b）

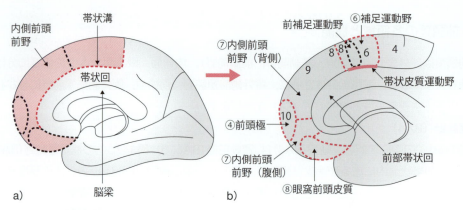

図1-7 前頭葉内側面（a）と各領域：数字はBrodmannの脳地図番号（b）

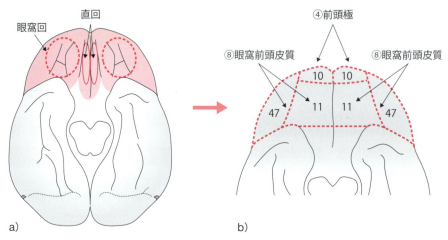

図1-8 前頭葉眼窩面（a）と各領域：数字はBrodmannの脳地図番号（b）

⑥補足運動野（BA6）

図1-7bのように，この領域は補足運動野と前部の前補足運動野に分かれます．補足運動野は脳内に収められている情報に基づいた運動（internally guided movement）の開始や制止に，前補足運動野は随意運動における両手の順序動作や文脈依存の変化による行動プランの変更に関連します．図1-7bの帯状皮質運動野は帯状溝内にあり，大脳辺縁系からの情報（内的欲求や価値判断）に基づいた行動制御に関係します[1]．

⑦内側前頭前野（BA8, 9）

図1-7bのように，この領域は認知的制御（ヒトが目標に向かって行動するときに予め期待した結果となるように自分の行動に関連した情報を収集分析し，修正があれば次の行動を微調節する役割），情動の制御，心の理論（相手の言葉の背景にある意図や信念を理解し，自分の行動を正しく調節する能力），共感，自己参照機能（自己に非常にかかわりが深い対象に対して行われる主観的思考）などに関与します．図1-7bの前部帯状回は辺縁系に属するが，社会的認知（心の理論，共感），葛藤状況のモニタリング，社会的痛みに関与します．

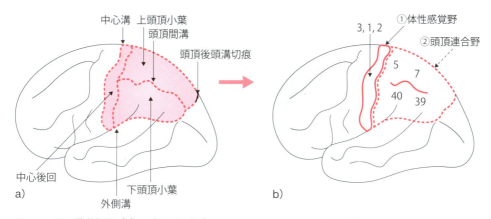

図1-9 頭頂葉外側面（a）と各領域：数字はBrodmannの脳地図番号（b）

⑧眼窩前頭皮質（BA11，47）

図1-8bのように，この領域は内臓感覚と結びついた情動処理，報酬系の中枢制御（報酬価値の予測），情動抑制機能に関与します．

2）頭頂葉の各領域と機能

頭頂葉は，外側面（中心後回，上頭頂小葉，下頭頂小葉）と内側面（楔前部）の領域に分けて整理します．以下，主要な領域と機能のポイントを示します．

①体性感覚野（BA3，1，2）

体制感覚野（左から順にBA3，1，2）には感覚を識別する機能があり，脊髄視床路系から皮膚感覚（温痛覚），内側毛帯路系から識別知覚，固有感覚（位置覚・運動覚），振動覚が入力されます．

②頭頂連合野（BA5，7，40，39）

感覚情報（視覚，聴覚，体性感覚，平衡感覚など）を集約し知覚認知を行うとともに，集約した情報内容を短期保存，判断し，必要な情報を選択（注意）します．また，抽象化や概念化を行いながら，目的に応じて活用できる形に変換します．その他，動作イメージの形成と維持を行い，動作の誘導と選択，空間に対処するための認知情報の利用にも関与します[2]．

なお，図1-9bの頭頂連合野のなかで，頭頂間溝を挟んで上頭頂小葉（BA5，7）は視覚と運動の協応と関係し，下頭頂小葉は縁上回（BA40）が音韻性短期記憶，角回（BA39）は聴覚・視覚・体性感覚などの多感覚連合（multi modal association），心的イメージの操作（言語機能の読み書き・計算能力）と関係します．

③楔前部（BA7）

図1-10bのように，楔前部（BA7）は上頭頂小葉の内側部にあり，視空間イメージ，エピソードイメージの再生，自己処理に関する操作に関与します．なお，楔前部と後部帯状回は，前頭葉内側，前部帯状回と関連して安静時に活発に活動する領域（デフォルト・モード・ネットワー

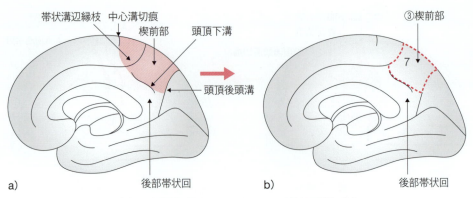

図1-10 頭頂葉内側面（a）と各領域：数字はBrodmannの脳地図番号（b）

ク；default mode network）といわれます[3-5]．

3）側頭葉の各領域と機能

側頭葉は，外側面と内側面（底部を含む）の領域に分けて整理します．以下，主要な領域と機能のポイントを示します．

①ヘッシェル回：一次聴覚野（BA41, 42）

図1-11b ①のように，ヘッシェル回（BA41, 42）は左右半球で機能が異なり，左上側頭回内側のヘッシェル回は聴覚情報（言語音）の音響分析を行い，右上側頭回内側のヘッシェル回は非言語（環境音）の音響分析を行います．

②ウェルニッケ野（BA22）

図1-11b ②のように，ウェルニッケ野（BA22）は上側頭回の後部領域（BA22：赤点線枠）で言語性の情報処理として語音弁別機能と語の意味処理機能に関与します．一次聴覚野を除く側頭葉領域の下部領域（中・下側頭回）には，図1-11a に示すように形や色の情報処理により物体を同定するwhat（物体視）経路があります．

③海馬傍回（BA34, 36, 35）

図1-12b ③のように，海馬傍回（BA34, 36, 35）は海馬傍回の内側領域に隣接する海馬とともに新規の記憶（エピソード記憶や場所）の記銘や保持に関連し記憶の制御を行います（海馬傍回の後部の下位領域は風景の認知処理に関連）．なお，鉤（嗅覚情報処理に関連）の内側にある扁桃体は情動処理，つまり情動的なエピソード記憶の形成と貯蔵，記憶固定の調節，恐怖の条件付けなどに関与します．また，海馬は海馬傍回とともにエピソード記憶（記銘と保持），空間学習に関与します[6,7]．

④紡錘状回（BA37）

図1-12b ④のように，紡錘状回（BA37）領域は顔の認識に関与しています[9]．顔の認識に関与する脳領域と処理経路について，図1-13 のHaxbyら[8]のモデルでは，2つの双方向の処理経路であるコアシステム（core system）と拡張システム（expanded system）を呈示しています．コアシステムでは，第1に顔の動的（dynamic）な特徴（視線，表情，口の動

第1章 脳画像読影の基礎知識

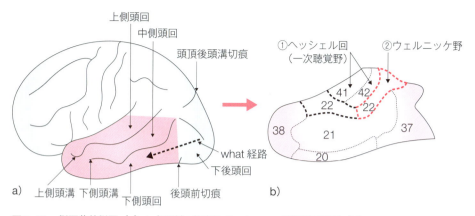

図1-11 側頭葉外側面（a）と各領域：数字はBrodmannの脳地図番号（b）

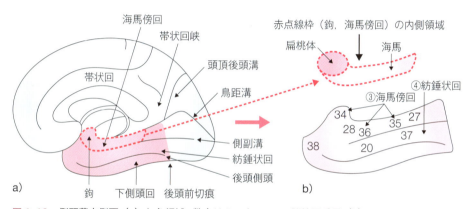

図1-12 側頭葉内側面（a）と各領域：数字はBrodmannの脳地図番号（b）

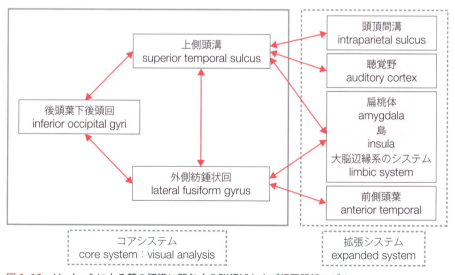

図1-13 Haxbyらによる顔の認識に関与する脳領域および相互関係モデル
（Haxby et al, 2000, 文献8を改変）

9

きなど）の知覚を処理する経路として，後頭葉下後頭回（inferior occipital gyrus）から上側頭溝（superior temporal sulcus）に至る経路，第2に顔の変化しない静的（static）な特徴（個人の識別のための顔の輪郭や目鼻立ちなど）の知覚を処理する経路として，後頭葉下後頭回から外側紡錘状回（lateral fusiform gyrus）の経路があり，各経路は双方向で関連しています．また，コアシステムで処理された顔の情報は，さらに拡張システムに移ることで頭頂間溝（intraparietal sulcus）における空間の方向性注意，聴覚野（auditory cortex）における音声知覚，扁桃体（amygdala），島（insula），大脳辺縁系のシステム（limbic system）における感情処理，側頭葉先端領域（前側頭葉；anterior temporal）における意味情報や名前の想定などの処理を行います．

4）後頭葉の各領域と機能

後頭葉は，隣接する頭頂葉や側頭葉と機能関連が強いため，図1-14，図1-15aの解剖学的部位とBrodmannの脳地図を視覚野（① V1：1次視覚野，② V2：2次視覚野，③ V3：3次視覚野，④ V4：4次視覚野，⑤ V5：5次視覚野）に重ねて整理します．

後頭葉の視覚情報処理は，網膜から1次視覚野に入る前の経路として，外側膝状体を経由するものと上丘を経由する2つの経路があります．その後，側頭葉への経路と頭頂葉への経

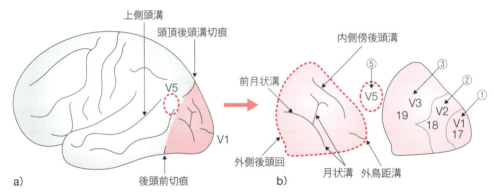

図1-14 後頭葉外側面（a）と各領域：数字はBrodmannの脳地図番号（b）

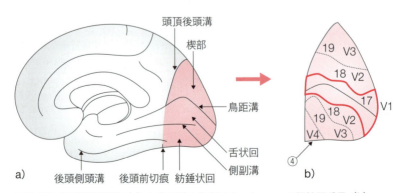

図1-15 後頭葉外側面（a）と各領域：数字はBrodmannの脳地図番号（b）

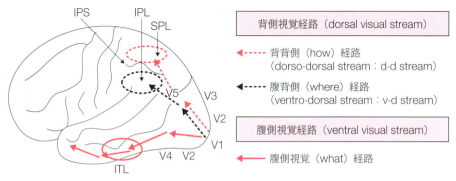

図 1-16　後頭葉の視覚情報処理経路

路に分かれます．側頭葉への経路は腹側視覚（what）経路（ventral visual stream）と呼ばれ，V1—V2—V4—ITL（下側頭葉）に至ります．また頭頂葉への経路は背側視覚経路（dorsal visual stream）と呼ばれ，さらに2つに分かれ腹背側（where）経路（venro-dorsal stream）は V1—V2—V3—V5—IPL（下頭頂小葉），背背側（how）経路（dorso-dorsal stream）は V1—V2—V3—V5—IPS（頭頂間溝）・SPL（上頭頂小葉）に至ります（図1-16）．

　なお，腹側視覚（what）経路は色や形状の弁別に関連し，対象物が何であるか（意味）を同定します．腹背側（where）経路は意識的に対象の位置や運動（動き）を判断し，対象を意識化します．また，背背側（how）経路は無意識的に対象の位置，運動，形態の情報を処理し，物体を対象とした行為（対象に手を伸ばしたり，把握したりする）を制御することに関与しています[10,11]．

補足

　後頭葉から側頭葉や頭頂葉への視覚情報処理は，前述した上下方向軸へ向かう処理の他に，長い間の進化の過程で，右後頭葉から側頭葉に向かう what 経路の内側が風景，外側が顔，左後頭葉から側頭葉に向かう what 経路の内側が物品，外側が文字の認知を司っています．また，左半球は言語性（言葉にできる処理），右半球は非言語性（言葉にならない処理）となるのも特徴であり，視覚情報処理過程を考えるうえで参考にしてください．

　最後に，脳画像読影では病態生理の知識が重要となります．なぜなら，同一病巣でも脳の病態が異なれば症状の出方も変わり，症状の経過や予後にも影響するからです．図 1-17 に同一病巣における病態の違い（脳出血，脳梗塞，脳腫瘍）による症状の出現と予後について示しました．また，図 1-18 には同一病巣，同一病態（例：左視床出血）のタイプ分類（Ⅰ型，Ⅱ型，Ⅲ型）による症状の出現と予後について示しました．各リハ専門職の領域ごとに，EBR に基づいた疾患別リハを確立するうえでも，可能であれば同一病巣，同一病態，同一タイプの症例に対するリハの効果と予後について，多数例による検討を期待したいと思います．

　なお，病態生理の詳細については，第 1 章の 3 項や第 2 章で詳しく述べます．また，神経

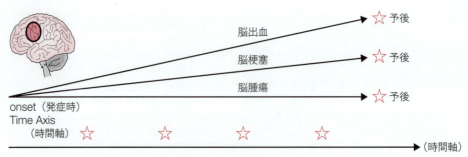

図1-17　同一病巣で異なる病態による症状の出現と予後

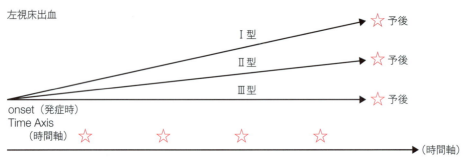

図1-18　同一病巣，同一病態の各タイプの違いによるによる症状の出現と予後

症状，神経心理症状については，第2章の各項「予想される症状」で説明します．

文献

1) 虫明 元，岩田潤一：認知的運動制御システム．総合リハ **42**：7-12, 2014.
2) 丹治 順：頭頂連合野と運動野はなにをしているのか？―その機能的役割について．理学療法学 **40**(8)：641-648, 2013.
3) 船山道隆：頭頂―後頭葉内側部の機能と損傷例．神心理 **26**：65-76, 2010.
4) Cavana AE et al：The precuneus：a review of its functional anatomy and bihavioural correlate. *Brain* **129**：564-583, 2006.
5) Raichle ME et al：A default mode of brain function. *Proc Ntl Acad Sci USA* **98**：676-682, 2010.
6) Epstein R et al：A cortical representation of the local visual environment. *Nature* **392**：598-601, 1988.
7) Luzzi S et al：Topographical disorientation consequent to amnesia of spacial location in a patient with right parahippocampal damage. *Cortex* **36**：427-434, 2000.
8) Haxby JV et al：The distributed human neural system for face perception. *Trend Cogn Sci* **4**：223-233, 2000.
9) Bernstein M et al：Two neural pathway of face processing：A critical evaluation of current models. *Neurosci Biobehav Rev* **55**：536-546, 2015.
10) Goodale MA et al：Separate visual pathway for perception and action. *Trends Neuroci* **15**：20-25, 1992.
11) Rizzolati G et al：Two different streams from the dorsal visual system：anatomy and functions. *Exp Brain Res* **153**：146-157, 2003.

参考図書

1) 山鳥 重：神経心理学入門，医学書院，1985.
2) 平山惠造，田川皓一：脳卒中と神経心理学，医学書院，1995.

3）小宮桂治，酒井保治郎：よくわかる脳の障害とケア，南江堂，2013.
4）町田 徹：CT/MRI 画像解剖ポケットアトラス 第1巻 頭部・頸部，第3版，メディカル・サイエンス・インターナショナル，2008.
5）平山惠造，河村 満：MRI 脳部位診断，医学書院．1993.

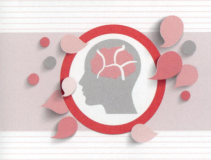

2. 日常臨床に必要な脳画像の種類と基礎的原理

　代表的な画像検査であるCTとMRIについて，原理を理解しましょう．少しだけ専門的な用語が出てきますが，わかりやすく説明したいと思います．

1. CTの原理の基礎

① CTとは

　CTはcomputed tomography（コンピューターを用いた断層撮影法）の略で，CT装置とはX線を人体に照射し，人体内の組織における吸収の差をコンピューター処理で数値化して，人体を白黒の濃淡による断面画像として表示する装置です．

　検診などで撮る胸部X線画像では，胸部の組織を透過したX線の吸収の差がそのままフィルムの表面に塗られた感光物質の化学反応の差として白黒のコントラストで表現されます．肺は空気が多いためX線を透過しやすく，感光物質と化学反応を強く起こし，黒く映ります．一方，骨はX線を強く吸収し，化学反応が弱く白く映ります．通常の白黒写真とは異なり，白黒が逆転したネガフィルムのような画像です．画像は吸収された量に応じて白黒が決まるので，濃淡は連続的に分布したアナログの画像です．

　一方，CT装置では，前述したように，この吸収の差をコンピューター処理して数値化します．この数値はCTナンバー（CT値）とよばれ，組織のCTナンバーは人体に一番多い水を基準にして次の式で定義されます（図2-1）．

CTナンバー＝（組織の吸収係数－水の吸収係数）／水の吸収係数×1,000

　したがって，水は定義により0となり，空気はほとんどX線を吸収しないので約-1,000となり，一方で骨は水に比してX線の吸収は強く，厚い緻密な骨では+1,000近くになります．すなわち人体内の組織ではCTナンバーは最小で-1,000，最大で+2,000近くとなります．なお，CTナンバーは比のため単位はないが，CTの発明者の名前にちなんでハンスフィールドユニット（Hounsfield Unit；HU）でよばれることがあります．

　脳のある断面のCT画像を図2-2に示しました．脳ではX線吸収の強い頭蓋骨は白く，吸収の少ない水（髄液）で満たされている脳表面のクモ膜下腔や脳室は黒く映り，脳実質は吸収の程度が骨と水との中間のため，灰白色に映っています．胸部X線画像のように，吸収の差に従って単に白黒で表示するアナログ画像と異なり，CT装置ではどの範囲のCTナンバーを白黒表

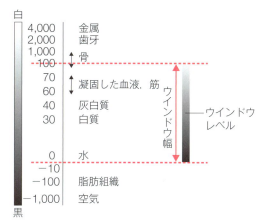

図 2-1 体内組織の CT ナンバーとウインドウ幅
脳画像に適したウインドウ幅とウインドウレベルを設定し，頭蓋骨は白く，水（髄液）は黒く表示する．

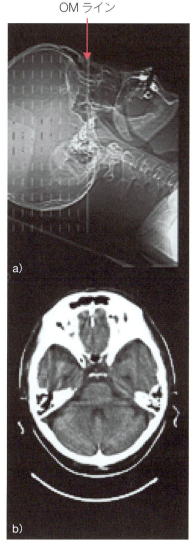

図 2-2 頭部のスカウト画像（a）と CT 画像（b）
頭部 CT は OM ラインを基準に撮影する．また画像がどのような断面で撮影されているかスカウト画像からわかる．

示するか，コンピューターで設定（この範囲をウインドウ幅といいます：図 2-1）して，デジタル画像（数値化された画像）として表示します．そのため，水（髄液）と脳実質を区別できる画像を作ることができるのです．CT ナンバーは脳の灰白質は 40 程度，白質は 30 程度のため，CT 装置のウインドウ幅を適切に調整すれば，灰白質と白質の差を見分けることも可能です．

②撮影条件

　脳画像を比較検討するためには，どこの病院でも同じ条件で画像を撮影することが不可欠です．そのために次のような約束事が決められています．脳画像の撮影は背臥位（仰臥位，仰向け）で静止した状態で行われます．そして，通常は下肢から頭部を見上げる方向で画像を表示するので，大脳の右半球が画像では左側に，左半球は右側となり，左右が逆となります．ちょうど胸部 X 線画像と同じですね．また断面像は通常 OM ラインを基準にして撮影します．OM ラインとは orbitomeatal line で，orbito（眼窩の），meatal（外耳道の）の意味なので，眼窩中心と外耳道を結んだ線のことです．この線（面）と平行に順次に撮影したスカウト画像（scout image）が必ず表示されているので，それぞれの断層画像における断面の位置を確認することができます（図 2-2）．

③撮像の原理

　最後に，どのようにして断層画像が作られているのか，説明しましょう．現在の CT 装置は

図 2-3 に示すように，短時間でいくつもの断層画像を 1 回転で撮像できるが，ここでは初期の装置でその原理を説明しましょう．それでも少し難解なところもあるので，以降は読み飛ばしてもかまいません．

　CT 画像は画素〔厚みもあるのでボクセル（voxel）といいます〕とよばれる単位の組み合わせで構成されます．たとえば図 2-2b の画像では縦 256 個×横 256 個のボクセルから構成されています．次にどのように各ボクセルの吸収の値を計算して脳画像が作られるのか説明します．ある物質を透過した X 線の強度は X 線の減衰の時間的変化率に比例するため，強度 I_0 である X 線が均一な物質の厚み d を通過したときの X 線の強度 I は

　　$I = I_0 \ \exp(-\mu d)$　　※ここで exp は指数関数（exponential）

で表されます．ここで μ は減弱係数（吸収係数）とよばれ，単位長さあたりの減衰（吸収）の強さを示します．理解しやすいようにボクセルを減らして図 2-4 に示した縦横がそれぞれ 4 ボクセルの断面画像で考えてみましょう．ボクセルの大きさを一辺 d の立方体とすると，ボクセル $\mu_1, \mu_2, \mu_3, \mu_4$ を通過した X 線の強度 I は

$I_0 \rightarrow$ | μ_1 | μ_2 | μ_3 | μ_4 | $\rightarrow I$

　　$I = I_0 \ \exp[-(\mu_1+\mu_2+\mu_3+\mu_4)d]$ となります．CT 装置では被写体に対して対向する位置に X 線源と検出器があり，図 2-5 に示すように走査（X 線源と検出器を同期して移動すること）

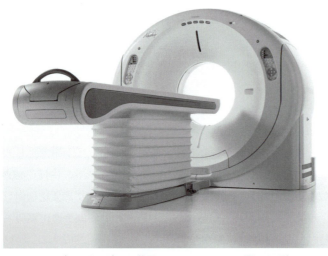

図 2-3　CT（Aquilion/CXL 装置　0.5mm スライス厚，64 列マルチスライス CT）
　　　　　　　　　　　　　　（提供：東芝メディカルシステムズ株式会社）

図 2-4　縦横 4 ボクセルからなる断面画像

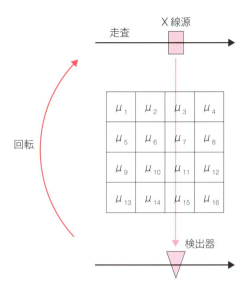

図 2-5　CT（Single beam linear 型，第 1 世代）
線型走査後に 1 度ずつ回転しながら，同様の操作を行い，180 度回転する．

して吸収の程度を計測し，全体の減弱係数 m を算出し，次に一定の角度を回転させて，また走査しながら測定を繰り返します．図 2-6 は 0 度から，45 度，90 度と回転させたときの走査を示しています．このようにして減弱係数 m が測定されていきます．検出装置でそれぞれの減弱係数 m の値を m_1, m_2, m_3, …とすると，

① $\mu_1+\mu_5+\mu_9+\mu_{13}=m_1$
② $\mu_2+\mu_6+\mu_{10}+\mu_{14}=m_2$
③ $\mu_3+\mu_7+\mu_{11}+\mu_{15}=m_3$
④ $\mu_4+\mu_8+\mu_{12}+\mu_{16}=m_4$
⑤ $\mu_1=m_5$
⑥ $\mu_3+\mu_6+\mu_9=m_6$
⑦ $\mu_8+\mu_{11}+\mu_{14}=m_7$
⑧ $\mu_{16}=m_8$
⑨ $\mu_4+\mu_3+\mu_2+\mu_1=m_9$
　　　　⋮

となります．今は 4×4 とボクセル数は 16 ですから，式が 16 あれば，連立方程式の解として，それぞれのボクセルの減弱係数 μ の値は求まることになります．実際は，ほぼ連続的に測定していくので，ボクセル数よりも多い式からなる連立方程式となります．減弱係数 m は測定値からの値のため誤差があり，式の数が多ければより正確な減弱係数 μ_1〜μ_{16} を求めることができます．このような原理で，実際には多くの測定値をもとに数学的に 2 次元フーリエ変換を行い，断層像を作成しています．

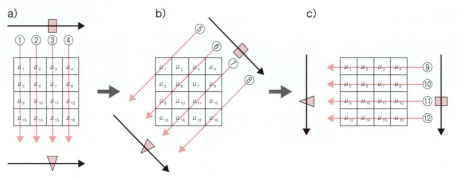

図 2-6　CT（Single beam linear 型，第 1 世代）
模式的に 0 度（a），45 度（b），90 度（c）における走査を示す．

2. MRIの原理の基礎

1）MRIの原理

① MRIとは

　MRIとはmagnetic resonance imaging（核磁気共鳴画像法）の略で，物理現象として知られた核磁気共鳴とよばれる原子核の磁石としての共鳴現象を利用し，原子核から放射される電磁波を計測し，断層画像を構成する方法です．しかし核磁気共鳴はすべての原子核にみられる現象ではありません．

　ご存知のように原子核は陽子と中性子からなっています．この陽子と中性子の少なくともどちらかが奇数個である原子核では，直流磁場がかかるとその磁場の方向に原子核による磁場ができ，磁気モーメントを有するようになります．したがって核磁気共鳴を使って人体の画像を作るには，磁気モーメントを生じ，人体内に多量に存在し，共鳴が起こると強い電磁波を放射してくれる原子核が必要なのです．幸いにも，水（H_2O）は酸素原子と結合している水素原子の原子核（プロトンとよばれます）は陽子 1 個で中性子はないため，磁気モーメントを生じます．さらに体重の約 60％を占める体内で一番多い分子なので，放射される電磁波の信号も強く，この点でも適しています．MRI 装置は基本的にこの水を構成するプロトンの核磁気共鳴現象を利用して，人体からの情報をコンピューターによりフーリエ変換（この点では CT と同様です）して画像化しています．

　MRI は人体での X 線の吸収を利用する CT に比べ，人体への侵襲性はなく，体内からあらゆる方向に電磁波が放射されるので，検出コイルの工夫で任意の断面の断層画像を作れるのが大きな利点です．一方，核磁気共鳴を何度も繰り返し，電磁波を計測するので画像作成に時間がかかり，被験者が静止できなかったり，体内に磁性体が入っていると検査は制約されます．

②原理

　それでは MRI の原理を簡単に説明していきましょう．私たちの知っているエネルギーは，たとえば車が速度を増すに従い，連続的にその運動エネルギーは増加していくように，物体の運動エネルギーや位置エネルギーのように連続的に分布しています．しかし原子核では少し異

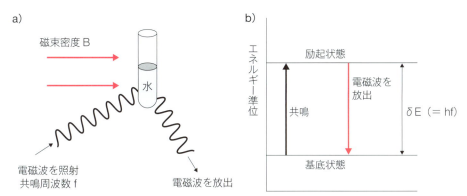

図 2-7 MRI 装置の原理
磁束密度 B が 1.5T（テスラ）の MRI 装置では，プロトンでは $\gamma = 42.58$（MHz/T）なので共鳴周波数 f は 63.87（MHz）となる．この周波数の電磁波が水に照射されると，光量子のもつエネルギー $E = hf$（h：プランクの定数）はちょうどエネルギー差 δE に相当するので，プロトンは基底状態から δE だけ高い励起状態へ核磁気共鳴を起こす．電磁波の照射を中止すると，元の基底状態に落ちるが，その時同じ周波数 f の電磁波を放出する．

なり，磁気モーメントを有するプロトンのエネルギーの取れる値（エネルギー準位）は不連続です（これから少し物理学の話となりますので物理学が苦手という方はしばらく読み飛ばしてもかまいません）．

まず，図 2-7 で「不連続」について説明します．通常（核磁気共鳴を起こしていない状態）のプロトンのエネルギーの状態は基底状態にあります．電磁波のエネルギーを吸収し，高いエネルギー準位になるには，図 2-7b の δE だけ高い状態（励起状態）しか許されません．δE より低い電磁波のエネルギーでは吸収は起こらず，励起状態まで上がれません．その意味で「不連続」なのです．では，吸収が起こる δE のエネルギーを有する電磁波とはどのようなものでしょうか．電磁波として，1 つひとつの光量子のもつエネルギー E は電磁波の周波数を f とすると

$$E = hf \qquad \text{※ h：プランクの定数}$$

で表されます．もうおわかりになったと思いますが，E がエネルギー差 δE に相当すればよいのです．このような電磁波が水に照射されれば E を吸収し，プロトンは励起状態となります．この現象を核磁気共鳴とよんでいます．ではこのエネルギー差 δE に相当する電磁波の共鳴周波数 f とはなんでしょう．この f は MRI 装置の直流磁場に依存し，比例関係にあります．直流磁場の強さである磁束密度で表すと，

$$f = \gamma B \qquad \text{※ f：共鳴周波数（ラーモア周波数），B：磁束密度〔単位はテスラ（T）〕，}$$
$$\gamma：原子核の種類で決まる定数．$$

となります（通常，磁石の強弱は磁場の強さ H で表されることが多く，皆さんはこの H の方がなじみ深いかと思います．磁束密度 B は磁石の透磁率を掛けた μH に相当します）．

プロトンでは $\gamma = 42.58$ (MHz/T) なので，普及している直流磁場が 1.5T の MRI 装置では，

$$f = \gamma B = 42.58 \times 1.5 = 63.87 \text{ (MHz)}$$

となります．つまり，直流磁場 1.5T の MRI 装置では，63.87MHz（メガヘルツ）の電磁波を照射すると，光量子のもつエネルギー hf はちょうどエネルギー差 δE に相当し，基底状態より δE だけ高い励起状態となります．しかし励起状態は安定状態ではなく，電磁波の照射を止めると，またプロトンは共鳴を起こした時と同じ周波数の電磁波を空間に放出することによってエネルギーを失い，元の基底状態に戻っていきます．このプロトンの変化は瞬時に起こるわけではなく時間がかかります．この過渡現象は緩和と呼ばれ，時間の経過とともに指数関数的に変化し，緩和曲線といいます．緩和には，T1 緩和（縦緩和）と T2 緩和（横緩和）があり，その時定数をそれぞれ T1 緩和時間（縦緩和時間），T2 緩和時間（横緩和時間）といい，照射を止めた時から同時に起きます．再び励起が起こるように，プロトンの磁場が外部直流磁場の方向に回復していく時定数が T1 緩和時間（縦緩和時間）であり，励起状態にある光量子が基底状態に落ちて，外部直流磁場と直交する磁気モーメントが減少してく時定数が T2 緩和時間（横緩和時間）です．前者は信号を出す能力の回復力を示し，後者は信号の持続能力を示しているとも表現できるかと思います．

図 2-8 に示した緩和曲線は，T1 緩和曲線，T2 緩和曲線とも指数関数で表され，時刻 0 において引いた接線と熱平衡状態の水平線と交わる時刻が時定数であり，それぞれ T1 緩和時間，T2 緩和時間に相当します．MRI 画像は電磁波照射による核磁気共鳴，電磁波受信による計測を規則的に繰り返す MRI シーケンスによって作成されます．図 2-9 に示すように，電磁波を照射する間隔を繰り返し時間（TR），電磁波照射から電磁波受信までの時間をエコー時間（TE）といい，MRI 画像には必ず記載されている重要なパラメーターですので必ず理解してください．

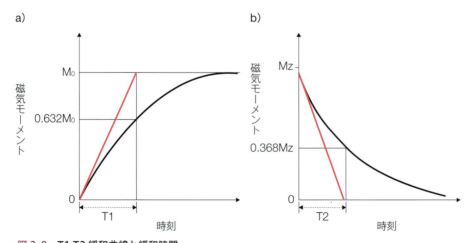

図 2-8　T1,T2 緩和曲線と緩和時間
磁気共鳴している電磁波の照射を止めた直後から 2 つの緩和が始まる．a は再び励起状態になれるようにプロトンの磁気モーメントが外部直流磁場の方向に回復していく T1 緩和曲線であり，b は励起状態にある光量子が基底状態に落ちて，外部直流磁場と直交する磁気モーメントが減少していく T2 緩和曲線を示す．T1,T2 緩和時間は緩和曲線の時定数であり，時刻 0 での接線が熱平衡状態の水平線と交差する時刻である．

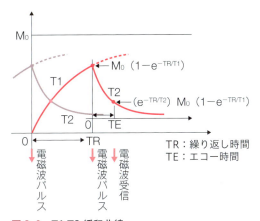

図 2-9　T1, T2 緩和曲線
T1 緩和と T2 緩和は同時に起こる．
（荒木，2008，文献 1 p.53 をもとに改変）

　MRI 画像にはさまざまな強調画像がありますが，その多様さの一つは TR, TE の設定にあります．

　MRI 装置ではこの基底状態に戻るときに放出される電磁波の信号をコイルに起こる電磁誘導電圧の変化として検出し，高信号は白色画像，低信号は黒色画像で段階的に濃淡を付けて画像を構成しています．しかし，このままではコイルの検出信号はどの身体部位からも同一の周波数となり，どの部位から放出された信号であるかを特定できません．そのため，直流磁場にさらに線型傾斜磁場を加え，共鳴する周波数を変えて部位を特定し，CT と同様に 2 次元フーリエ変換して断層画像を構成しています．そして MRI シーケンスで繰り返して電磁波測定を行い，信号強度を高めるとともに信号・ノイズ比を改善し，鮮明な画像を作成しています．MRI の検査時に耳元で聞こえる不愉快な騒音は，コイルに流れる電流と磁場により生じる電磁力（昔，理科で習ったフレミングの左手の法則で作用する力に相当します）によるコイルやフレームの振動音なのです．

2）MRI 画像

　MRI 画像には CT 画像と異なり，さまざまな撮影法があり，現在も新しい手法が開発されています[2]．図 2-10 にさまざまな強調画像に対応した 1.5 テスラ MRI 装置の外観（東芝メディカルシステムズ製）を示します．
　以下 MRI 画像での基本的な撮影法とその特徴について簡単に説明します．

① T1 強調画像

　T1 強調画像は，組織間の T1 緩和時間の差を強調するようにした断層画像で，繰り返し時間（TR）とエコー時間（TE）を短くして，照射後すぐに熱平衡状態に戻る電磁波を検出する撮影法です．図 2-11a に示すように，繰り返し時間が短い TR_1 では長い TR_2 に比べて，回復は不十分ですが，T1 緩和時間の差が信号の強弱として強調されることがわかると思います．したがって T1 緩和時間が短い組織ほど，高信号となり白く描出されます．T1 緩和時間が短

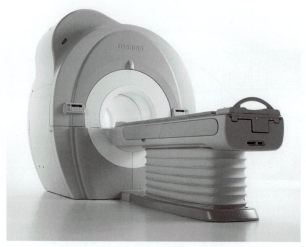

図 2-10　MRI 装置〔1.5T EXCELART Vantage Powerd by Atlas〕
（提供：東芝メディカルシステムズ株式会社）

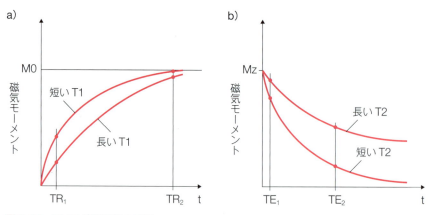

図 2-11　T1,T2 強調画像の原理
組織の T1 緩和時間の差を強調するには，繰り返し時間（TR）は短く，T2 緩和時間の差を強調するには，信号を計測するエコー時間（TE）は長く設定する．

い脂肪組織や亜急性期脳出血（血腫のヘモグロビン鉄が 3 価に酸化され，メトヘモグロビンとなった時期から赤血球が溶血を起こした時期）は高信号に映ります．一方，T1 緩和時間の長い水，空気，骨や慢性期脳出血（ヘモジデリン沈着の時期）では低信号となります．MRI 画像の基本となる撮影法であり，T1 強調画像と次の T2 強調画像はルーチンに撮影されることが多い重要な画像です．

　脳腫瘍では病変部位を明瞭に描出するため，造影剤を使用した T1 強調画像が使われています．MRI で使われる造影剤の働きは，組織間のコントラストを付けることで，造影剤の有する磁気モーメントにより T1 緩和時間，T2 緩和時間がともに短縮するので，通常は高信号に描出される T1 強調画像で撮像されます．主要な造影剤は金属であるガドリニウム Gd のキレート製剤（Gd-DTPA）で，細胞外液（血液や細胞間液）に分布するが，臓器に選択的な造影剤

② T2強調画像

　T2強調画像は，組織間でのT2緩和時間の差を強調するようにした断層画像です．繰り返し時間（TR）を長くしてT1緩和時間の差が出ないようにし，電磁波照射後のエコー時間（TE）を長くして組織間でのT2緩和の差が十分に目立つようにした撮影法です．図2-11bに示すように，エコー時間が長いTE$_2$では短いTE$_1$に比して，信号は減衰するが，T2緩和時間の差が信号の強弱として強調されることがわかります．繰り返し時間（TR），エコー時間（TE）ともに長くなり，撮影には時間がかかります．水はT2緩和時間が長く，水を含む多くの脳病変（脳梗塞，脳浮腫など）で白く高信号として描出されます．また亜急性期脳出血（赤血球が溶血を起こした時期）も高信号となります．石灰化，鉄沈着，空気，骨や急性期脳出血（デオキシヘモグロビンの時期），慢性期脳出血（ヘモジデリン沈着の時期）は低信号となります．

③ FLAIR画像

　FLAIRとは **F**luid-**a**ttenuated **i**nversion **r**ecovery の略です．FLAIR画像は髄液からの信号を消し去るために，反転回復法を用いたT2強調画像です．髄液や血管周囲腔が低信号になり，脳室周囲や大脳基底核のラクナや多発性硬化症の傍側脳室プラークの評価が容易になる画像です．

④ 拡散強調画像

　拡散強調画像（diffusion weighted image：DWI）は，水分子のブラウン運動の程度を画像化したもので，運動が制限されると高信号となります．脳梗塞で最初に生じる細胞障害性浮腫を検出でき，脳梗塞の超急性期～急性期の診断に欠かせない撮影法です．T2強調シーケンスに強い傾斜磁場をかけて，水の拡散速度を位相変化として検出しています．脳虚血が起こり，ニューロン，グリア細胞周囲の自由水の拡散が障害された部位では，傾斜磁場がかかっても拡散による位相のばらつきが少なく，虚血巣が高信号として描出されると考えられています．MRI装置にもよるが，虚血後1時間位で高信号となり，約12～14日間持続します．

　基本的には拡散強調画像はT2強調画像であるため，T2強調画像で高信号な病変は，拡散強調画像でも高信号となります（T2 shine-through）．そのため，ADC（apparent diffusion coefficient）マップも考慮し，拡散障害の有無を鑑別します．超急性期～急性期の脳梗塞の診断には，拡散強調画像で高信号になった部位がADCマップで低信号であることを確認することが不可欠です．拡散強調画像は常にADCマップとセットで考えることが重要です．

⑤ T2*強調画像（T2 star強調画像）

　T2*強調画像は磁場の不均一性に敏感な撮像法で，局所磁場の磁化率の影響を強く受けます．したがって磁性体であるヘモグロビン鉄に敏感で，病変の新旧や大小に関係なく出血病変が明瞭に描出されるので，アミロイドアンギオパチーやびまん性軸索損傷などによる微小出血巣，血管腫，脳表ヘモジデリン沈着症の検出が格段に優れています．T2強調画像より撮像時間が短く，体動のある患者，不穏のある患者にも行いやすいのがメリットです．

⑥ 磁気共鳴血管造影〔MRA（magnetic resonance angiography）〕

　MRAには，いくつかの手法があるが，頭蓋内動脈の描出には主に3D-TOF（3次元 time of flight）法が用いられています．血管造影剤を使用しないで脳動脈を描出することができ，

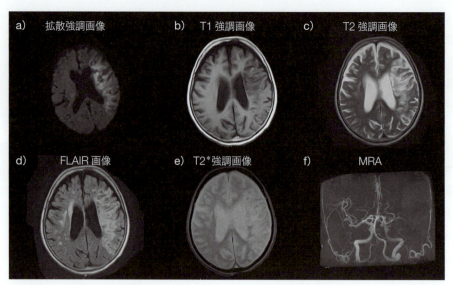

図 2-12　さまざまな MRI 画像

　主に主幹動脈の狭窄・閉塞部位の検索や脳動脈瘤や脳動静脈奇形などのスクリーニングに使用されています．

　原理を簡単に説明しましょう．血管に電磁波を照射し，共鳴を起こしても，そのなかの血液は常に流れているため，エコー時間（TE）で信号を検出しようとした時には共鳴した血液は末梢側に流れています．そこには新しい血液が流入しており，信号が低下し，血管（血管内部の血液）は低信号となります．このような原理で画像を 3 次元的に構成しています．血流速度を反映した機能画像であり，必ずしも血管内腔を正しく描出しているとは限らず，狭窄部位を過大に評価することがあり，注意が必要です．

　以上，MRI の基本的な撮像法を説明しました．最後に，それぞれの例を図 2-12 に示したので，各画像の特徴をつかんでください．次章の脳画像読影演習でさまざまな画像が出てくるのでよく理解してください．

文献

1) 荒木　力（監訳）：MRI の基本　パワーテキスト，第 2 版，メディカル・サイエンス・インターナショナル，2008．
2) 渡邊嘉之：CT・MRI の最近の進歩，モダリティ選択．Medicina 46(12)：18-25, 2009．

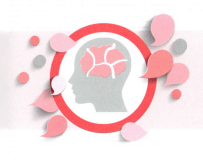

3. 日常臨床に必要な病態生理の基礎と脳画像読影のポイント

1. 脳梗塞の病態生理と画像読影のポイント

1）脳梗塞の病態生理

　脳梗塞は脳を栄養する動脈がある部位で閉塞や狭窄で虚血に陥り，その末梢側の動脈で栄養されていた脳組織が壊死に陥る病態をいいます．したがって，どの部位で閉塞や狭窄が起こるかで，壊死になる部位はおおよそ決まってしまいます．ここで2つ注意することがあります．1つは閉塞や狭窄が起こる動脈は必ずしも脳内の動脈とは限らない点です．頸部で内頸動脈が詰まっても，脳組織が壊死になれば脳梗塞です．もう1つは，脳底部にウィリス動脈輪があり，これより心臓側の梗塞であれば，バイパス路から血液が供給され，壊死にならないこともあります（2章 p136，図7-3 参照）．中大脳動脈の起始部で閉塞が起こると，脳の外側を中心に広範な脳梗塞となります．しかし，内頸動脈の起始部に閉塞が起きても，後大脳動脈から後交通動脈を経て，血液を送ることが解剖学的には可能です．現実に脳梗塞を免れるか否かは，供給する側にどれだけ予備力があるか，血圧差がどれくらいあるかなどで決まると考えられます．

　脳画像読影の立場から脳梗塞の病態生理を説明するには，発症機序から大きく分類するのが適切と思われます．以下これに従い進めていきます（表3-1）．

①アテローム血栓性脳梗塞

　アテローム（粥腫，atheroma）とは，動脈硬化によって動脈内壁に沈着した粥（かゆ）のようなドロドロとした固まりのことです．アテローム血栓性脳梗塞は，このアテロームの破綻による血栓によって動脈内壁が狭窄または閉塞し，末梢側の動脈に十分な脳血流を維持できなくなった病態です．頭蓋外の内頸動脈や頭蓋内の主幹動脈が狭窄〜閉塞することが多く，広範な皮質枝を含む脳梗塞となることが多いです．アテローム破綻でできた血栓が，主幹動脈から血流とともに末梢側に運ばれ動脈原性梗塞（artery-to-artery infarction）を起こすこともあります．その症状が24時間以内に消失すれば，一過性脳虚血発作（transient ischemic attack；

表3-1　発症機序からみた脳梗塞の分類

脳血栓
a）アテローム血栓性脳梗塞
b）ラクナ梗塞
c）BAD（branch atheromatous disease）
脳塞栓
d）心原性脳塞栓

TIA）と診断されます．

また，動脈の狭窄はその血液供給の最も末梢側の領域に乏血を起こし，分水嶺梗塞（watershed infarction）を生じることがあり，さらに脱水や血圧低下などの血行力学的要因が加わると梗塞が生じやすくなります．内頸動脈に狭窄があり，支配領域の脳血流量低下を伴っている場合には，前大脳動脈・中大脳動脈域の境界領域や中大脳動脈・後大脳動脈域の境界領域に梗塞をきたしやすいです．

アテローム成長の3大危険因子は高血圧，糖尿病，脂質異常症です．発症予防は，これらの危険因子の加療であり，加えて喫煙を止め，肥満，脱水にならないようにすることも大切です．薬物療法としては抗血小板薬が有効です．

②ラクナ梗塞

ラクナ梗塞は，主幹動脈から分岐した穿通枝である細い終動脈の閉塞によって生じます．主に高血圧症を背景因子として，穿通枝の脂肪硝子変性による閉塞が原因であると考えられています．ラクナとは"小さい空洞"の意味ですが，その名の通り穿通枝領域の脳深部に直径15mm以下の梗塞ができ，空洞となっていきます．

ラクナ梗塞の急性期治療としては，選択的トロンボキサンA_2合成酵素阻害薬であるオザグレルや抗活性酸素薬が投与されます．再発防止には抗血小板薬の内服と降圧薬が使われます．

③ branch atheromatous disease（分枝粥腫病，BAD）

1989年にCaplanにより提唱された比較的新しい概念です．発症機序として，主幹動脈から分枝した穿通枝起始部にできた微小アテローム（microatheroma）により高度狭窄または閉塞を起こし，穿通枝の血管走行に一致して長軸方向に梗塞となり，画像上は15mm以上の穿通枝梗塞を起こします．アテローム血栓性脳梗塞とラクナ梗塞の中間型の病態と考えられています．どの穿通枝にも起こり得るが，中大脳動脈から分枝する外側線条体動脈，脳底動脈から分枝する傍正中橋動脈が好発部位です．共に錐体路を栄養するので，しばしば麻痺が進行していきます．Yamamotoらは，前者で21％，後者で29％のケースで麻痺が進行したと報告しており[1]，治療に抵抗性となることが多いように思われます．急性期ラクナ梗塞に使われる選択的トロンボキサンA_2合成酵素阻害薬であるオザグレルに比し，アテローム血栓性脳梗塞と同様に選択的抗トロンビン薬であるアルガトロバンの方が有効との意見があるが，まだ結論は得られていません．

画像では外側線条体動脈の灌流域である大脳基底核や，傍正中橋動脈の灌流域である橋腹側にラクナ病変をみたらBADの可能性を考えることが重要です．頭部MRIでは，外側線条体動脈では上下3スライス以上にて血管走行に一致して，また傍正中橋動脈では橋腹側から橋被蓋方向に扇形になる梗塞巣が出現します．

④心原性脳塞栓

心原性脳塞栓とは，心臓の中で何らかの機序でできた血栓が左心室から脳に流れて脳動脈を詰まらせてしまう脳梗塞です．

突然に脳の太い主幹動脈で詰まってしまうことが多く，脳梗塞の中では最も重症になりやすく，症状も突然に出現します．症状として意識障害，上下肢の麻痺，感覚障害，失語，失行などがほとんどの場合で日中の活動時に突然起こります．血液には血栓を溶かそうとする働きが

あるのですぐに血栓が溶けると症状は消失または軽快するが，数日経過して起きると梗塞巣に出血して出血性脳梗塞となり，さらに症状が悪化することがあります．

　心原性脳塞栓の多くは心房細動という不整脈が原因です．心房細動があると心房が有効に収縮できなくなり，血液が心房の内部によどみ，固まって血栓ができます．心房細動には，一過性に出て自然に治る発作性心房細動と，慢性的に続く心房細動があります．特に高齢者では，発作的心房細動から慢性化するケースが多くみられます．加療として抗凝固薬であるワルファリンが使われてきたが，副作用である出血がより少ないダビガトランなどのDOAC（direct oral anticoagulant）とよばれる抗凝固薬が使われることが多くなりました．

2）画像読影のポイント

　ここまで述べてきたように脳梗塞の病態により特徴があるので，脳卒中発症が活動時か安静時か，突然発症か否か，意識障害の重症度，神経所見などから，脳梗塞の病型や梗塞部位をある程度特定できることがあります．しかし超急性期の脳梗塞であればMRI検査が不可欠です．決め手は拡散強調画像（DWI）です．T1強調画像，T2強調画像，FLAIR画像，CTは陳旧性の脳梗塞や脳出血はわかりますが，超急性期では役に立ちません．拡散強調画像で高信号域を呈し，同部位がADCマップで低信号域であれば，まず超急性期～急性期の脳梗塞と診断できます．CTでは一部のケースで超急性期にearly CT signがみられることがあります．サインとしては，①レンズ核の輪郭不明瞭化（レンズ核は虚血に対して脆弱なため，早期からその輪郭が不明瞭化することがある．），②皮質・白質境界の不明瞭化（皮質の吸収値が低下し，白質との境界が不明瞭になる．），③脳溝の狭小化（わずかな脳浮腫の反映である．）などが知られています．6～12時間経過すると，T2強調画像でも梗塞巣が高信号域となってきます．

　急性期になると，梗塞巣は頭部CTで低吸収域，T2強調画像，FLAIR画像で高信号域となり，拡散強調画像では高信号域がより明瞭となってきます．T1強調画像では軽度低信号域となるが，他の画像ほどには全病期にわたって信号の変化はみられません．

　亜急性期に入ると，CTでは基本的に低吸収域のままですが，2～3週の時期には梗塞巣が不明瞭となり，この時期をfogging effectといいます．T2強調画像でも同時期に高信号域が不明瞭になることがあります．拡散強調画像では発症後2週あたりから，徐々に等信号域を経て低信号域となっていきます．

　慢性期では基本的には亜急性期と変わらないが，梗塞巣が壊死し囊胞化するとT2強調画像では高信号域のままだがFLAIR画像では低信号域となります．

　以上，病期ごとの画像所見を表3-2にまとめたので，整理してよく覚えましょう．

表 3-2　脳梗塞の経過と画像所見

病期	病態	CT	MRI T2 強調，FLAIR	MRI 拡散強調
超急性期 （〜半日）	細胞性浮腫	early CT sign	（−）〜高信号域	高信号域
急性期 （0.5〜7 日間）	細胞性浮腫と血管性浮腫が混在 浮腫の周囲に Ischemic penumbra が存在	低吸収域 （2〜3 週で fogging effect）	高信号域 （2〜3 週で fogging effect） （嚢胞化すると，FLAIR では低信号域）	高信号域
亜急性期 （7〜28 日）	浮腫の軽減 細胞壊死によるマクロファージ浸潤と血管新生 Waller 変性が起こることがある			徐々に低信号域へ
慢性期 （28 日〜）	壊死，gliosis，嚢胞化，ワーラー変性			低信号域

early CT sign：レンズ核の輪郭不明瞭化，皮質・白質境界の不明瞭化，脳溝の狭小化

2. 脳出血の病態生理と画像読影のポイント

1）脳出血の病態生理

①成因

　脳出血とは脳内の血管が何らかの原因で破れ，脳実質内に出血が起きた病態をいいます．近年，脳出血による死亡数は減少し，同時に症状も軽症化しています．その原因として食生活や住宅環境の変化もあるが，最大の原因は血圧のコントロールが十分に行われるようになったためと考えられます．

　脳出血の原因は高血圧性脳出血が最も多く，全体の約 70％を占めます．その他，脳アミロイドアンギオパチー（amyloid angiopathy），脳動静脈奇形，脳動脈瘤，血液疾患（再生不良性貧血など），脳腫瘍，頭部外傷，心房細動による抗凝固療法などさまざまな原因で起こります．好発部位は，1 位が被殻（約 40〜50％），2 位が視床（約 20〜35％），次いで皮質下（約 10％）です．

　ここでは高血圧性脳出血と最近増加している皮質下出血である脳アミロイドアンギオパチーの病態生理について説明します．

a）高血圧性脳出血

　若い頃の脳動脈は弾力性に富んでいるが，中高年になるにつれて高血圧となり，長期にわたり強い圧力を受け続けていると，動脈の内壁が傷ついてどんどんと硬く脆くなってしまい，弾力を失ってきます．この病態を動脈硬化といいます．さらに，動脈の傷ついた内壁に血液中の血漿成分がしみ込むことで血管の壁が脆くなり，血管の壊死（血管壊死）が起こります．血管壊死により弱い血管の一部が微小動脈瘤（小さな血管のこぶ）となります．

　このような変化は脳底部を走行する主幹動脈からほぼ直角に枝を出す細い穿通枝動脈（直径 0.1〜0.3mm 程度）に目立ちます．特に中大脳動脈や後大脳動脈では，急に細い穿通枝動脈

となることで血圧変化を強く受け，ついに微小動脈瘤が破綻し脳出血を起こすと考えられています．

b）皮質下出血

皮質下出血では，大脳皮質のすぐ直下の白質部分（皮質下白質）を中心に出血が起こります．若年者では，脳動静脈奇形，硬膜動静脈瘻，もやもや病などが原因となります．しかし高齢者，特に70歳以上では高血圧や脳アミロイドアンギオパチーからの出血を考える必要があります．

脳アミロイドアンギオパチーでは，皮質，皮質下白質，髄膜の中小血管壁にアミロイドβ蛋白が沈着して脳出血の原因となります．MRI画像ではT1,T2強調画像に特徴的所見はなく，T2*強調画像で多くの微小出血斑がみられます．小脳にも出血斑がみられるが，大脳では特に頭頂葉，後頭葉に有意に多く，大脳基底核，視床，深部白質，脳幹は保たれやすいといわれています．徐々に認知機能の低下をきたし，アルツハイマー型との関連が考えられています．アルツハイマー病の90％以上に脳アミロイドアンギオパチーを伴っているとの報告があります[2]．

②症候

脳出血は夜間ではなく，日中の活動時に発症することが多いです．通常脳出血の出血自体は30分以内に止まると考えられています．かつて脳出血は脳梗塞に比して重症例が多いといわれたが，近年，高血圧治療が普及したため，小出血が増えています．脳出血の70％を占める高血圧性脳出血の70〜75％は内包をはさんだ外側（被殻）と内側（視床）に発症しています．したがって内包を通る運動線維，感覚線維を障害し，多くの例で麻痺，感覚障害の症状が現れます．また発症時から脳幹網様体賦活系を侵し，脳梗塞に比して意識障害をきたすことも多いです．しかし意識障害のみで麻痺などの局所症状を伴わないものは，脳卒中以外の全身疾患を考えるべきでしょう．

また，出血が側脳室や第3脳室に穿破して，意識障害の遷延や閉塞性水頭症を起こすことがあります．血腫が大きいと周辺の脳浮腫も加わり，頭蓋内圧が上昇し脳ヘルニアへと進行します．重症例では，脳ヘルニアにより脳幹が圧迫され，死に至ることも多いです．

神経症候は血腫の部位と大きさにより多彩です．部位により，失語，失行，失認，半側空間無視，注意障害や遂行機能障害などがみられることがあります．皮質ないし皮質下白質の病巣では症候性てんかんにも注意が必要です．

2）画像読影のポイント

脳出血急性期の画像診断ではCTに優るものはありません．出血直後から高吸収域として描出され，検査時間は短いので，意識障害時でも検査可能です．まず出血部位や大きさを評価し，重症度にも影響する脳室穿破（穿破があれば，脳室内も高吸収域となる）の有無や，出血周辺部の低吸収域として描出される脳浮腫の拡がりの評価も大切です．健常者でみられる淡蒼球，脈絡叢や松果体の石灰化や特発性基底核石灰化症〔ファール（Fahr）病〕でみられる大脳基底核や小脳歯状核の石灰化を脳出血と誤診しないようにすることも重要です．

表 3-3　血腫の状態と CT, MRI 画像

病期	ヘモグロビンの変化	鉄	磁気特性	鉄の部位	CTでの吸収	MRI T1強調信号	MRI T2強調信号
超急性期（〜半日）	oxy Hb	2価	反磁性	赤血球	高	等〜やや低	等〜やや高
急性期（0.5〜3日）	deoxy Hb	2価	常磁性	赤血球	高	等〜やや低	低
急性期（3〜7日）	met Hb	3価	常磁性	赤血球	高	高	低
亜急性期（7〜28日）	met Hb	3価	常磁性	血腫（溶血）	周辺から低	高	高
慢性期（28日〜）	hemosiderin	3価	常磁性	マクロファージ	低	等〜低	低

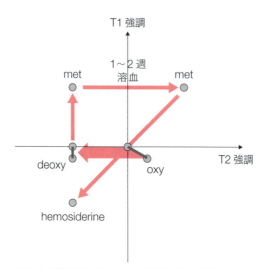

図 3-1　脳出血における MRI 画像の経時的変化

　MRI は急性期の診断ではあまり有効ではないが，亜急性期，慢性期の診断では威力を発揮します．出血した血液の赤血球に含まれるヘモグロビンがオキシヘモグロビン（oxy Hb），デオキシヘモグロビン（deoxy Hb），鉄の原子価，赤血球の溶血の有無，マクロファージによる貪食などで信号強度が変化します．したがって T1,T2 強調画像を評価することで，CT では低吸収域となった陳旧性病巣が発症時に脳出血と脳梗塞のいずれであったかを明らかにすることができます．

　脳出血における MRI 画像（T1,T2 強調画像）の経時的変化を，CT 画像も含めて表 3-3 にまとめたので理解しておきましょう．覚えるのが難解な方は図 3-1 のグラフで理解するとよいでしょう．ポイントは，①右回転していく，②縦軸が T1, 横軸が T2（T1 を縦緩和，T2 を横緩和と関連付けると忘れない）の 2 つです．

3. 頭部外傷の病態生理と画像読影のポイント

1）頭部外傷の病態生理

　頭部外傷とは転倒，衝突などで外力が頭部に加わり，頭部に何らかの異常をきたした病態で，皮膚軟部組織，頭蓋骨，脳実質外の血管・髄膜や脳実質の細胞（ニューロン，グリアなど）・血管が損傷を受けます．損傷部位では，骨折や出血や挫傷を伴い，急性期の画像診断には感度の点でMRIよりもCTが第1選択となります．CTでは意識障害があっても短時間で検査できる点も大きなメリットです．またCT画像の再構築（reconstruction）を行い，通常の軸位（水平断）の画像ばかりでなく，冠状断や矢状断の画像や3次元画像を作成できることも優れたメリットです．一方，MRIでは脳実質の病変の描出に優れ，軸索損傷の診断が可能など亜急性期以降の有用性は確立されています．特に神経所見がCT画像で説明できない時などにMRIは不可欠です．

　頭部の解剖や受傷のメカニズムについては第3章（p182〜）で記述しています．種々の頭部外傷の分類がありますが，病態から頭蓋損傷（頭蓋骨骨折など），局所的脳損傷（脳血腫，脳挫傷，さまざまな頭蓋内出血），びまん性脳損傷（脳震盪，びまん性軸索損傷など）に大きく分類されます．ここでは臨床でよくみられる病型について，病態生理を中心に説明することにします．

①脳挫傷，脳内血腫

　脳は豆腐のように軟らかく，頭蓋内で髄液に浮いていると表現されることがあるが，頭蓋内クモ膜下腔にある髄液はわずか25 ml程度しかなく，脳を保護するにはあまりにも少量です．また頭蓋内面，特に頭蓋窩は凹凸が目立ち，脳の表面，内部には血管が走行し，中心部には髄液で満たされた脳室があるので，頭蓋内での外力の加わり方は一様ではなく局所に集中し，複雑に脳や脳内の血管が損傷します．このような機序で脳が損傷された病態を脳挫傷，血管が損傷して血液の塊ができた病態を脳内血腫といいます．

　この脳損傷の起こり方には2つのタイプが知られています．たとえば，車を運転中に電柱に追突したとしましょう．慣性の力により前頭部には陽圧による直撃損傷（coup injury）が生じ，反対側の後頭部では陰圧を生じて頭蓋骨と脳の間が空洞化し，次に空洞を埋めるように骨にぶつかり，対側損傷（反衝損傷，contrecoup injury）が起こります．前頭部に外力が作用すると，直撃損傷として，主に前頭葉と側頭葉の前部などが損傷を受けます．一方，後頭部に外力が作用した場合には，直撃損傷が生じることは少なく，対側損傷により前頭葉・側頭葉前部などが障害されることが多いです．これは前頭蓋窩，中頭蓋窩の頭蓋内面の構造が関与していると考えられていますが，前頭葉・側頭葉の前部〜底部は脳挫傷の好発部位で，自動車事故ではよく経験します．

②硬膜外血腫

　外力で頭蓋骨と硬膜との間に血腫を生じ，急性硬膜外血腫を起こすことがあります．多くは頭蓋骨折に起因して，側頭骨の内側に位置し，硬膜の骨膜層と髄膜層の間を走行する中硬膜動脈が破綻することで起こります．圧の高い動脈からの出血のため凸レンズ型の血腫となることが多いです．血腫の量は約6時間で最大となるので，受傷直後の早い段階で血腫除去術を行

うと，神経症状は軽快・治癒します．

③硬膜下血腫

　急性硬膜下血腫では，突然の強い外力による頭部外傷で起こり，硬膜とクモ膜との間に血腫が貯留します．一方，座ろうとして机に頭をぶつけたなどの軽い頭部外傷から2～3週経過して同様の血腫が貯留することがあり，慢性硬膜下血腫とよばれます．ともに脳表面を走行し，クモ膜を貫通し，静脈洞（大脳鎌の上矢状静脈洞など）に注ぐ架橋静脈（bridging vein）が破綻して血腫が貯留するので血圧は低く，多くは三日月型の血腫となります．時には加齢に伴う脳萎縮が原因で架橋静脈が破れ，慢性硬膜下血腫を起こすこともあります．この場合も神経症状は血腫除去術で軽快・治癒します．

④びまん性軸索損傷

　前述のように，脳は軟らかく，血管，灰白質，白質，脳室，大脳鎌など，均一な構造ではないので，ずれ応力が働くと非常に弱い特徴があります．そのため外力（特に回転加速度が加わる外力）に対して脳組織の間で変位にずれが生じ，多数のニューロンの軸索に伸縮や断裂が起こることがあります．この病態をびまん性軸索損傷（diffuse axonal injury；DAI）といいます．受傷時から必ず意識障害を伴っており，この広範な軸索損傷が意識障害に関係していると考えられています．

　この損傷では急性期CTで斑点状出血として描出されることもあるが，CTでは明らかな病変がないことも多いです．一方，MRIではCTで不明な微小な斑状出血でもT2*強調画像では低信号として明瞭に描出されます．急性期に病変が明らかでなくても，慢性期になり軸索のワーラー（Waller）変性が進行すると，FLAIR画像やT2強調画像で高信号の病変として描出されます．

2）画像読影のポイント

　局所的脳損傷の診断にはCT，MRIが有用です．びまん性軸索損傷の確定診断には軸索の病変を描出できるMRIが不可欠だが，脳挫傷，脳内血腫があるときは，びまん性軸索損傷も伴っている可能性を考える必要があります．

①脳挫傷

　脳挫傷急性期の脳画像読影のポイントは皮質を中心とした点状出血と脳浮腫の発見です．前頭葉や側頭葉の前部～底部に好発しやすいこと，また前頭部付近の脳挫傷は前頭骨陥没骨折で起こることも多く，骨CTも参考になります．

a）CT所見

　超急性期：正常～軽度の低吸収域，点状出血は高吸収域～不明．
　急性期：挫傷・脳浮腫の低吸収域，点状出血は高吸収域（salt and pepper）．
　慢性期：低吸収域．

b）MRI所見

　超急性期・急性期：点状出血はT1強調画像で等～やや低信号から高信号に変化する．T2強調画像で等～やや高信号から低信号に変化する．T2*強調画像で低信号．

挫傷と脳浮腫は拡散強調画像で高信号，T2 強調画像で高信号，T1 強調画像で低信号．

②脳内血腫

　脳内血腫は通常 CT，MRI で明瞭に描出されます．基本的に画像は脳出血と同様です．CT では急性期の脳内血腫は高吸収域の病変として描出され，慢性期では血腫の吸収とともに低吸収域となります．MRI では表 3-3 で説明したように，血腫の変化に応じて経時的に T1，T2 強調画像が変化するので，陳旧性であっても評価が可能です．

③硬膜外血腫，硬膜下血腫

　CT，MRI ともに，解剖学的な血腫の部位や発症の様式から，画像診断は容易と思われます．

④びまん性軸索損傷

　びまん性軸索損傷の病変は脳室や大脳基底核の周囲の白質，脳梁，皮質と白質の境界部や脳幹にみられやすいので，これらの部位には注意を払う必要があります．急性期に意識障害が遷延し，異常な神経所見にもかかわらず，CT 画像では異常所見はまずありません．MRI 画像が不可欠で，典型的には T2 強調画像，FLAIR 画像で，白質または灰白質・白質境界部に斑状の高信号域がみられます．点状出血を伴うことも多く，T2*強調画像で点状の低信号が描出されることもあります．慢性期では，ニューロンの軸索の断裂部から末梢側に向かってワーラー変性が起こり，髄鞘の変性も加わり，MRI の FLAIR 画像や T2 強調画像で変性による高信号やびまん性脳萎縮がみられます．

　頭部外傷では，MRI 画像に描出される局所病変だけでは神経所見を説明できないことがよくあります．その際は他の部位にも病変がある可能性が高く，経時的に MRI 検査をしたり，SPECT，PET などの他の検査を併せて行い，神経所見と一致する病変の検索に努めなくてはなりません．

4. 脳腫瘍の病態生理と画像読影のポイント

1）脳腫瘍の病態生理

　脳腫瘍は，頭蓋内に発生する腫瘍の総称です．脳実質にはニューロンや種々のグリア細胞や血管などが存在し，これらを起源とする腫瘍が発生するが，ニューロン自体は腫瘍化することはありません．また脳の表面を覆う髄膜や下垂体，脳神経（聴神経など）など，腫瘍は脳実質外からも発生します．これらの脳実質外も含めて頭蓋内に存在する組織から発生する腫瘍を原発性脳腫瘍とよび，発生母地（細胞）の種類と性質によって初発部位や浸潤の仕方には特徴がみられます．表 3-4 に主な原発性脳腫瘍の部位，由来する細胞，腫瘍，頻度を示します．頻度では髄膜腫，神経膠腫，下垂体腺腫，神経鞘腫の順に多く，これらで約 80％を占めます．原発性脳腫瘍の原因は遺伝子の変異とされていますが，現在でもどのような機序で腫瘍化するかの詳細は不明です．これに対して，血行性に肺など他の組織から脳に運ばれ発育する腫瘍は転移性脳腫瘍とよばれています．脳腫瘍全体の約 80％は原発性で，転移性は約 20％しかありません．

　原発性，転移性を問わず，脳腫瘍は正常な脳組織や血管や硬・軟膜を圧迫あるいは浸潤しな

表 3-4　原発性脳腫瘍の分類

部位	由来する細胞		腫瘍		頻度（成人）
脳実質内	グリア細胞	星状グリア（アストロサイト）	（グリオーマ）神経膠腫	アストロサイトーマ,膠芽腫（グリオブラストーマ）	24%
		オリゴデンドログリア		オリゴデンドログリオーマ	
		上衣細胞		上衣細胞腫（エペンディモーマ）	
	外顆粒細胞		髄芽腫		2%
	？		血管芽腫		
	リンパ球		悪性リンパ腫		
	生殖細胞		胚細胞腫		
脳実質外	髄膜（くも膜細胞）		髄膜腫		28%
	シュワン細胞		神経鞘腫		11%
	下垂体前葉細胞		下垂体腺腫		15%
	ラトケ嚢遺残細胞		頭蓋咽頭腫		3%

頻度は 2009 年版脳腫瘍全国集計調査報告より

がら発育していきます．したがって，脳には機能局在があるので発生部位に依存した初発症状が出現します．たとえば神経鞘腫である聴神経腫瘍であれば，蝸牛神経の障害としての難聴や前庭神経の障害としてのめまいで発症し，前頭葉の運動野近傍の神経膠腫であれば対側のけいれん発作（典型例ではジャクソン発作，Jacksonian march）や麻痺が初発症状であることが多いです．麻痺などの症状は気づきやすいですが，半側空間無視や失行・失認などの高次脳機能障害は本人が訴えることは少なく，検査をして初めて明らかになることが多いです．

しかし脳は周囲を頑強な頭蓋骨で覆われているので，腫瘍がある程度以上に発育してくると必ず頭蓋内圧亢進症による慢性頭痛や嘔吐が出現してきます．慢性頭痛や嘔吐が初発症状のこともありますが，これらの症状は脳の局在とは関係がありません．この頭蓋内圧亢進症は主に図 3-2 に示すような 3 つの機序で生じると考えられています．1 つ目は腫瘍が発育してくると腫瘍の体積が増大します．しかし，脳は硬い頭蓋骨で囲まれているためその体積を吸収するスペースがなく，頭蓋内圧が亢進します．2 つ目は腫瘍の発育により栄養血管の脳血液関門が破壊され，血管から血漿成分が間質に移動するため，周辺に脳浮腫が生じ，頭蓋内圧が亢進します．3 つ目は髄液の循環路の近傍に発生した腫瘍が循環路を閉塞させることにより生じます（閉塞性水頭症）．当然，循環路の狭い部位で生じやすく，側脳室と第 3 脳室をつなぐモンロー孔や中脳水道，第 4 脳室下部が好発部位で，閉塞部位より上流側の髄液圧が上がり脳実質を圧迫し，頭蓋内圧が亢進します．

悪性度の高い脳腫瘍もあり，一部に局在している初発症状のうちに脳腫瘍を発見することが不可欠です．そのためには詳細な病歴の聴取，神経所見の診察が大切で，CT，MRI などの画像診断が必須です．

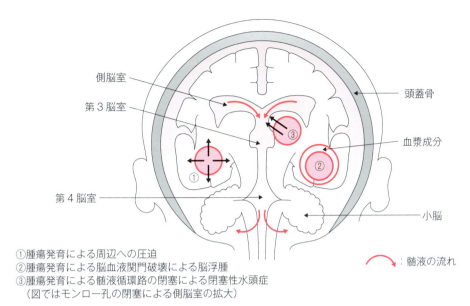

①腫瘍発育による周辺への圧迫
②腫瘍発育による脳血液関門破壊による脳浮腫
③腫瘍発育による髄液循環路の閉塞による閉塞性水頭症
　（図ではモンロー孔の閉塞による側脳室の拡大）

図 3-2　頭蓋内圧亢進症の機序

2）画像読影のポイント

　進行の緩やかな良性の腫瘍は局所に占拠性の病変として発育し，周辺の正常脳組織との境界が鮮明であることが多く，CT，MRI によって診断は比較的容易です．腫瘍内の血管から出血をきたしている腫瘍や石灰化を伴った腫瘍は，CT では高吸収域病変として白く写るので有用です．しかし，通常は CT に比して MRI のほうが感度は高く，腫瘍の種類まで診断できることもあり，有用なことが多いです．

　健常者でも 50 歳以降では，大脳基底核の淡蒼球や松果体は石灰化することがあるので注意が必要です．またファール（Fahr）病でも，大脳基底核や小脳歯状核などに石灰化が起こります．これらの健常者や特発性基底核石灰化症でみられる石灰化は両側に起こることに注意すれば，まず腫瘍と誤ることはないでしょう．しかし悪性の腫瘍では，周囲の脳組織に浸潤するように発育し，画像診断が難しいことがあります．その際は造影 CT や造影 MRI が有用です．脳腫瘍は大量のグルコース，酸素を消費するので，多くの栄養動脈が腫瘍に流入し，かつ脳血液関門が破綻していることが多いです．造影 CT にて，血管内や血管内皮から間質に流入した造影剤で腫瘍の周辺が造影され，豊富な血管造成も確認できます．またガドリニウム剤（Gd）を用いた造影 MRI（Gd 造影 T1 強調画像）では，組織のコントラストが明瞭となり，腫瘍の同定にきわめて有用です．

文献

1) Yamamoto Y et al：Predictive factors for progressive motor deficits in penetrating artery infarctions in two different arterial territories. *J Neurol Sci* **288**：170-174, 2010.
2) Love S et al：Insights into the pathogenesis and pathogenicity of cerebral amyloid angiopathy. *Front Biosci* **14**：4778-4792, 2009

参考図書

1) 青木茂樹・他（編）：よくわかる脳 MRI，新版，秀潤社，2003．
2) 江藤文夫，飯島 節（編集）：神経内科学テキスト，改訂第4版，南江堂，2017．
3) 武田克彦，波多野和夫（編著）：高次脳機能障害，中外医学社，2007．

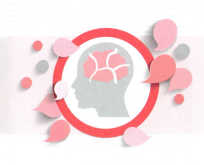

4. 正常脳画像と脳の解剖学的対応

1. MRI 水平断画像の見方

　本項では，正常脳画像と脳の解剖学的対応を学んでいきますが，まず図 4-1 に MRI T1 強調画像（水平断）を示します．画像全体のイメージをつかむために，脳の下部（a）から上部（k）に向かって 1 枚ずつじっくり脳画像をみてから全体を俯瞰してみましょう．なお，本書では特に左右の指示のない場合はすべて向かって右側が左半球となります．

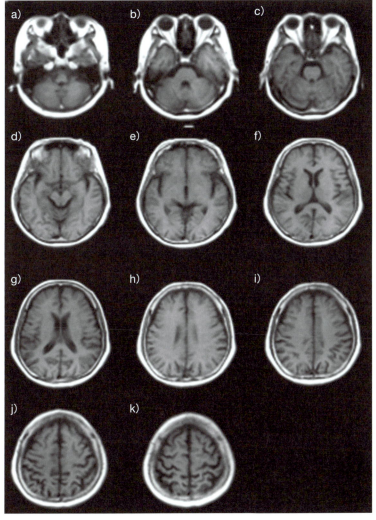

図 4-1　MRI T1 強調画像（水平断）

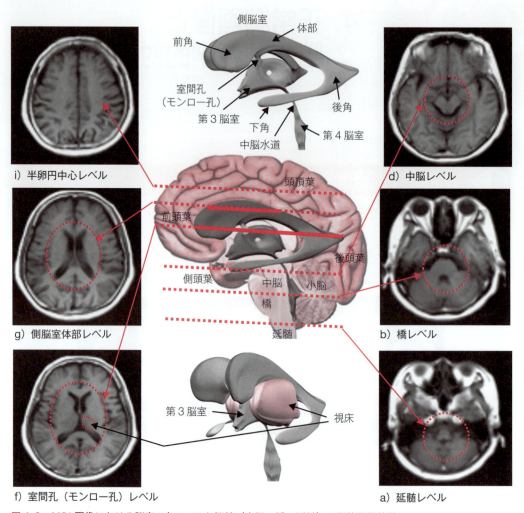

図 4-2　MRI 画像における脳室の各レベルと脳幹（中脳，橋，延髄）の形態学的特徴

　次に，図 4-2 に図 4-1 の MRI T1 強調画像（水平断）の主要な脳室の各レベルと脳幹（中脳，橋，延髄）の形態学的特徴を示しました．

　図 4-2 の中央にある 3 枚の脳室のイラストをみながら，両側の MRI 画像の点線円内にある脳幹（a：延髄，b：橋，d：中脳）と側脳室の各レベル（f：室間孔，g：側脳室体部，i：側脳室上部または半卵円中心）の大まかな形態学的特徴を把握してください．

　脳室の各レベルをみる際には，側脳室前角の前方および上方は前頭葉，側脳室体部，側脳室後角の上方は前方から前頭葉，頭頂葉，側頭葉，側脳室後角の後方は後頭葉，第 3 脳室の両外側には視床があることも意識しながら理解することが重要です．

　MRI 水平断のスライス（断層面）の基準線については，図 4-3a の MRI T2 強調画像に示すように，一般的に正中矢状断を使用し，①前交連（anterior commissure；AC）と後交連（posterior commissure；PC）を結ぶ AC-PC ラインや，②鼻根部と橋延髄移行部を結ぶラインに平行な断面で表示します〔CT の基準線については体表構造を使用し，③眼窩中点と外

第1章 脳画像読影の基礎知識

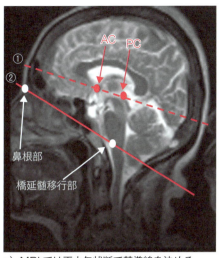
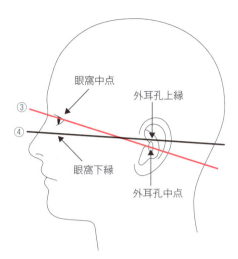

a）MRIでは正中矢状断で基準線を決める　　　　b）CTは体表構造で基準線を決める

図 4-3　MRIで使用する基準線（a：① AC-PCラインと② RBライン）とCTで使用される基準線（b：③ OMラインと④ RBライン）

耳孔中点を結ぶ線（orbitomeatal line；OMライン）や④眼窩下縁と外耳孔上縁を結ぶライン（Reid's base line；RBライン）に平行な断面で表示します〕．

なお，MRI画像とCT画像を比較する場合は，MRIの基準線である②鼻根部と橋延髄移行部を結ぶラインが，CTの基準線である③ OMラインとほぼ平行関係にあたるので，確認しておきましょう．

2. 脳血管の評価

脳画像を読影するために，脳血管の評価も押さえておきましょう．脳への血管は，前方の2本の内頸動脈系，後方の2本の椎骨動脈系があるが，これらの血管の評価には図 4-4〜4-6 のようにMRIを使用して脳血流を画像化する磁気共鳴血管造影（magnetic resonance angiography；MRA）があります．頭部MRAでは造影剤を使用しないtime-of-flight（TOF）法が一般的に用いられ，脳実質などの背景信号を抑制し，脳の血管を流れる血液が高信号（白）になる画像となり，脳血管の状態を評価できる点が特徴です．ただし，脳血流の信号を検出して画像化するため，後交通動脈などの細い血管では実際に血液が流れていても信号が弱いと血管の描出が難しいことがあり，注意が必要です．

3. 解剖学的部位と血管支配

最後に図 4-1 に示したMRI T1強調画像のa〜kの各スライスについて，それぞれの解剖学的部位と血管支配領域を確認したいと思います．

まず，MRI T1強調画像なので，脳室，髄液は黒の低信号域となり，各スライスのレベルは，

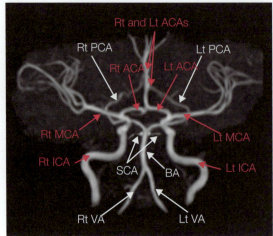

ACA ：前大脳動脈
BA ：脳底動脈
ICA ：内頸動脈
MCA ：中大脳動脈
SCA ：上小脳動脈
VA ：椎骨動脈

図4-4　MRA 前額断像

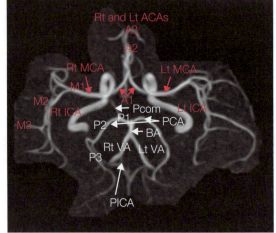

P com ：後交通動脈
PICA ：後下小脳動脈

図4-5　MRA 横断像

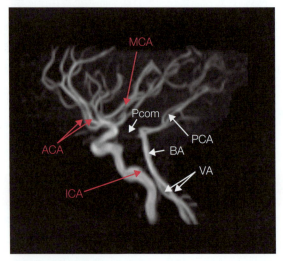

図4-6　MRA 矢状断

図4-7が延髄中部，図4-8は橋中部，図4-9は橋上部，図4-10は中脳，図4-11は第3脳室，図4-12は側脳室前角・後角，図4-13は側脳室体部，図4-14～4-16は側脳室体部の上部となります．

各図は，たとえば図4-7であれば，左側のa1が延髄中部レベルの画像のみで，右側のa2が延髄中部レベルの画像に主要な解剖学的部位を表し，下のa3がMRI画像の主要な解剖学的部位の血管支配領域を表しています．図4-8～4-17についても同様です．

ここでa～kの各スライスについて，実際のMRI画像と基礎的な解剖学的部位および血管領域を1枚ずつ確認してください．できれば，2（右側）のMRIの解剖学的部位や血管支配領域をみないで，1（左側）のMRI画像に解剖学的部位や血管支配領域をイメージできるようになればよいでしょう．

さらに各スライスの解剖学的部位や血管支配領域のイメージができるようになったら，図4-1のMRIの全体像で，各スライスの解剖学的部位や血管支配領域のイメージを確認できるようになれば脳画像の基礎は完璧です．

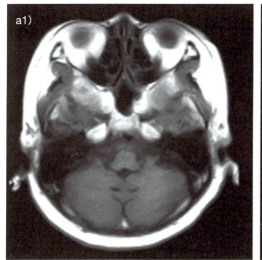
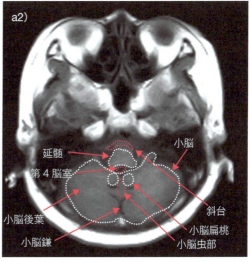
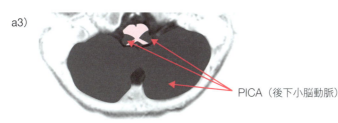

図4-7　延髄中部レベル

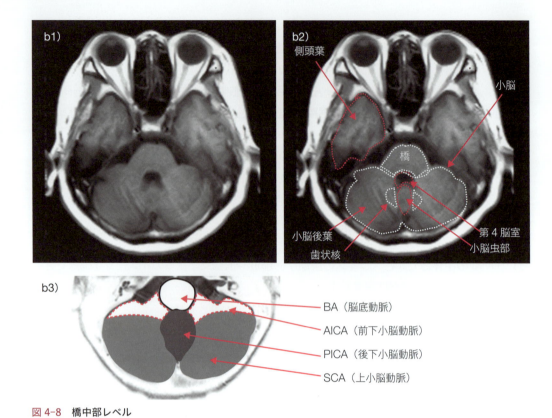

図 4-8　橋中部レベル

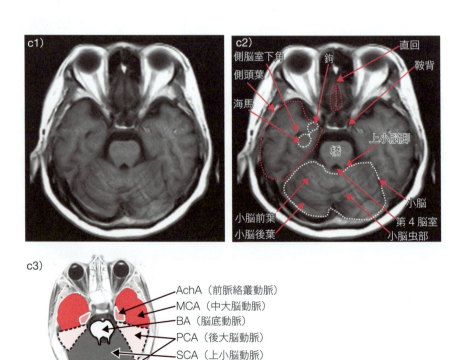

図 4-9　橋上部レベル

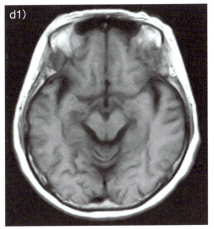
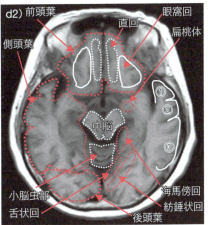

①上側頭回，②中側頭回，③下側頭回

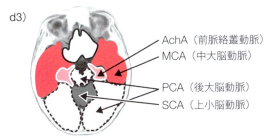

図 4-10　中脳レベル

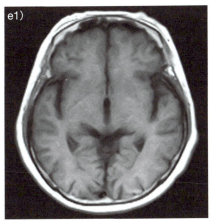
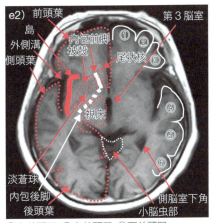

①上前頭回，②中前頭回，③下前頭回，
④上側頭回，⑤中側頭回，⑥下側頭回

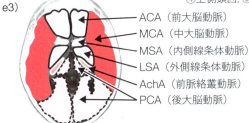

図 4-11　第 3 脳室レベル

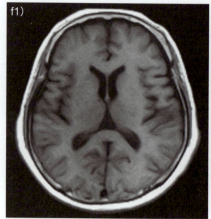
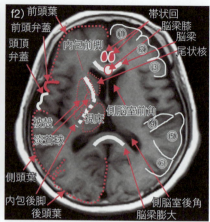

①上前頭回，②中前頭回，③下前頭回，
④上側頭回，⑤中側頭回，
⑥ヘッシェル回（横側頭回）

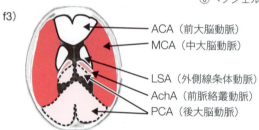

図 4-12　側脳室前角・後角レベル

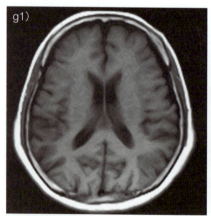
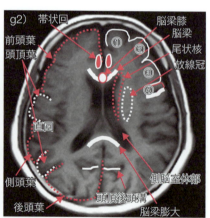

①上前頭回，②中前頭回，③下前頭回，
④中心前回下部

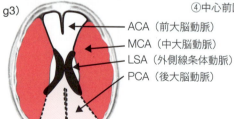

図 4-13　側脳室体部レベル

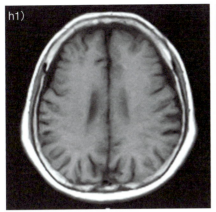
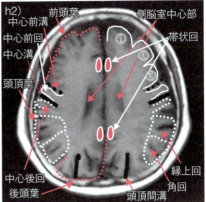

①上前頭回，②中前頭回，③下前頭回

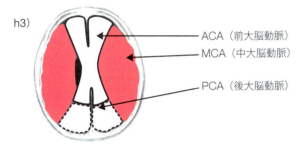

図 4-14　側脳室体部の上部境界レベル

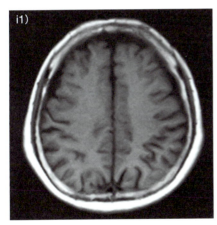
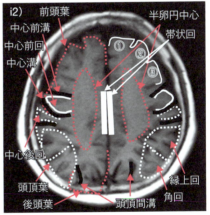

①上前頭回，②中前頭回，③下前頭回

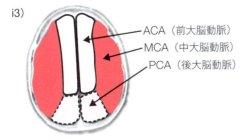

図 4-15　側脳室体部の上部（半卵円中心）レベル

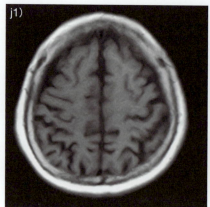
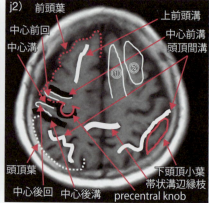

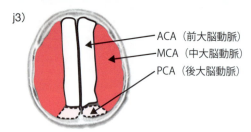

図 4-16　側脳室体部の上部レベル

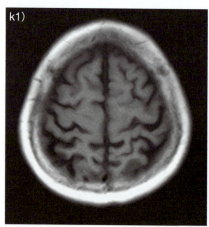
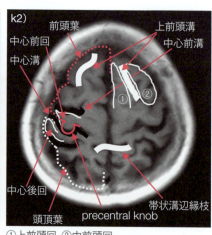

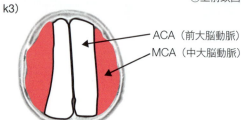

図 4-17　側脳室上部レベル

> 補足

①**中心溝の同定**

　図4-16（j2），図4-17（k2）のMRI画像で中心溝の同定は，逆Ω（オーム）型の部位，つまりprecentral knob（手の運動領域）を探すと中心前回（運動野）をみつけることができ，中心溝の後方に第1次体制感覚野の中心後回が確認できます．同様に図4-16，図4-17のMRI画像で中心前溝の同定は，縦に降りる上前頭溝がみつかれば，それを延長した線と水平にぶつかる溝が中心前溝で，その後ろが中心前回となります．なお，中心前回の内側は上前頭回，外側は中前頭回となります．

②**言語野の同定**

　言語野の同定は，左半球ブローカ野（下前頭回の三角部と弁蓋部）そのものではブローカ失語は生じないので，むしろ図4-11（e2），図4-12（f2），図4-13（g2）のブローカ野を含む③下前頭回を中心とした領域と発語失行と関連する中心前回下部が重要となります．なお，ウェルニッケ失語に関係するウェルニッケ野（上側頭回後部3分の2）を含む領域は，図4-11（e2），図4-12（f2）の上側頭回の領域が重要となります．

③**その他**

　その他，図4-18にMRI T2強調画像，図4-19にMRI FLAIR画像を呈示するので，今回MRI T1強調画像で示した各部位がどう映っているか確認して脳画像読影の参考にしてください．

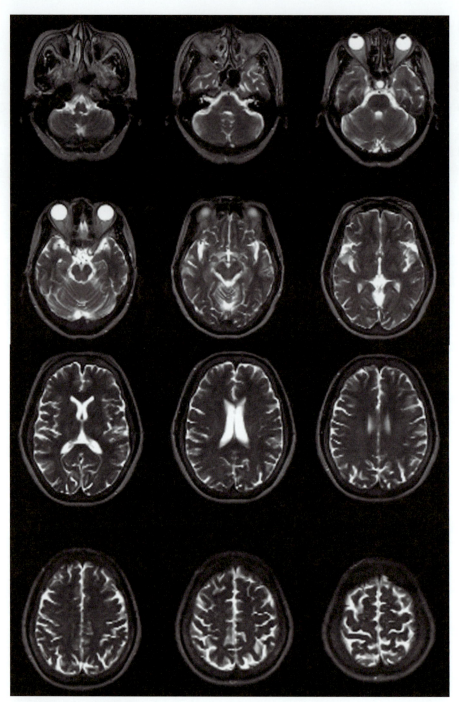

図 4-18　MRI T2 強調画像

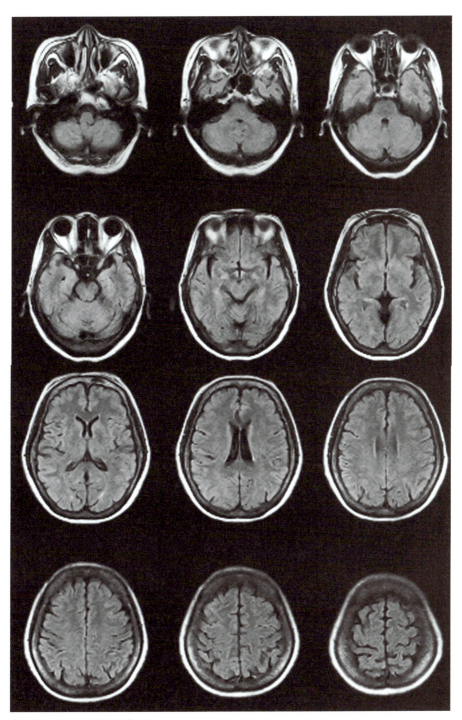

図 4-19　MRI FLAIR 画像

第2章

脳血管障害の
脳画像読影演習

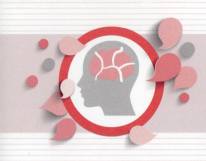

1. 前大脳動脈領域病巣の脳画像読影

1. 基礎的事項の確認

　前大脳動脈（anterior cerebral artery；ACA）領域病巣の脳画像所見を読影するには，最低でもこの動脈が灌流する5つの脳領域について確認することが必要です．

> **演習問題①**
> 前大脳動脈の血管の走行（図1-1，図1-2）と血管支配領域（図1-3，図1-4）を参考に灌流する5つの脳領域を答えなさい．

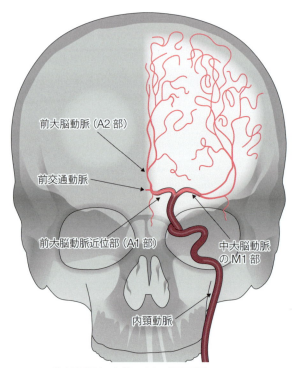

図1-1　前大脳動脈の血管の走行（正面像）

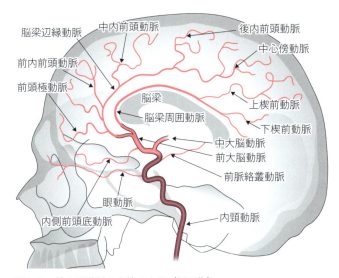

図1-2　前大脳動脈の血管の走行（側面像）

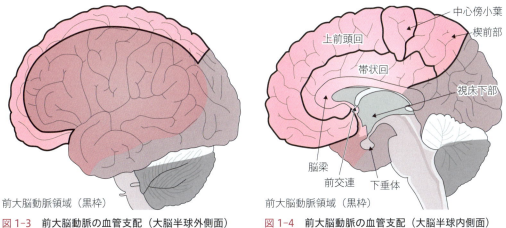

図1-3　前大脳動脈の血管支配（大脳半球外側面）　　図1-4　前大脳動脈の血管支配（大脳半球内側面）

💡ヒント

　まず，図1-1の前面からみた前大脳動脈の血管の走行から考えると，前大脳動脈は大脳半球の正中に沿って走行するため，大脳半球の外側面では図1-3のように，かなり前から後ろにかけて上方の一部分（赤色黒枠）を灌流し，さらに図1-2の側面からみた血管の走行では脳梁やその周囲に血管の枝を出し，図1-4のように大脳半球の内側面の多くの領域を灌流していることが理解できます．つまり，基本的な解答をするには大脳半球の外側面上方（大脳縦列に沿った上方の部分），内側面（上前頭回，帯状回，中心傍小葉，楔前部），脳梁の3つの基礎的な領域について説明できるかが重要です．

　ここから先は少し難しいですが，可能であれば前大脳動脈からは大脳半球の深部に穿通枝と

いう細い血管を出しているので，この血管の灌流領域についても説明できればさらによいと思います．さて，解答を確認してみましょう．

> **解答①**
> 前大脳動脈の灌流領域
> ①大脳半球内側面（上前頭回，帯状回，中心傍小葉，楔前部を含む）の前 3/4
> ②大脳半球外側面上方（大脳縦列に沿った上方の部分）
> ③脳梁の前 4/5
> ④内包前脚（前大脳動脈の穿通枝である内側線条体動脈）
> ⑤尾状核（前大脳動脈の穿通枝である内側線条体動脈）

➕ 補足

　前大脳動脈の穿通枝である内側線条体動脈（medial striate arteries；MSA）は，前大脳動脈近位部のA1部（図1-1）から生じる細い血管で，大脳皮質ではなく脳実質（主に視床下部・前交連）を灌流します．また，両側の前大脳動脈を結ぶ前交通動脈が分かれる付近（図1-1）からは，Heubner（ヘブナー）の反回動脈（recurrent artery of Heubner；RHA）という細い血管が出て，脳実質（尾状核，被殻の前下部，内包前脚や淡蒼球外節の一部）を灌流します．

　正しく答えられたでしょうか．基本として①〜③の解答が示せれば問題ありません．それでは，これらの領域について図1-5に示した実際のMRI FLAIR画像に置き換えて確認してみましょう．

　まず，前大脳動脈領域を大まかに画像上で確認すると，①大脳半球内側面（上前頭回，帯状回，中心傍小葉，楔前部を含む）の前3/4，②大脳半球外側面上方（大脳縦列に沿った上方の部分）は，おおよそ白点線で囲まれた領域となります．脳の解剖学的にはMRI FLAIR画像の上段（a〜c）ではなく2,3段目のd〜iの白点線の領域を，さらに側脳室をみつけたらその前方の領域を，脳室がみえなくなったら脳の正中に沿って縦長の楕円形の領域を考えるとヒントになります．

　③脳梁はやや小さくてわかりづらいですが，3段目のgとhの赤色で示した脳室の前方の領域が相当します．最後にこれも非常に細かいですが，前大脳動脈の穿通枝である，④内包前脚（f, g），⑤尾状核（f, g）はしっかりと頭に入れてください．また，前頭葉の内側前部の左右にピンク色の帯状回があるので合わせて確認してください．

　基礎的事項の確認はこのくらいにして，次に前大脳動脈領域の脳画像の演習に入ります．これまでの知識は頭に入っているでしょうか．できればもう一度，図1-5の大まかな灌流領域を復習しておきましょう．

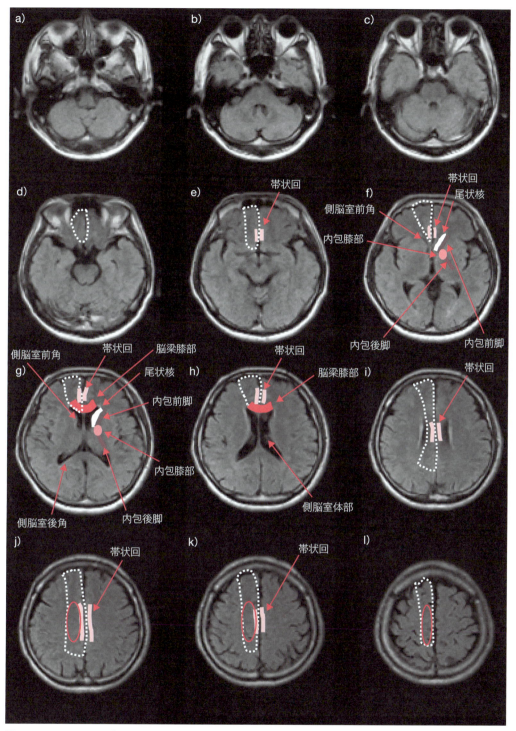

図1-5 MRI FLAIR画像における前大脳動脈領域と関連する解剖学的部位
前大脳動脈領域（白点線内側）．

2. 画像読影（演習）

Case1　60歳男性 脳梗塞の症例

演習問題②

図 1-6 の脳画像をじっくりとみてみましょう．この脳画像は，4 スライスの MRI T1 強調画像（脳室および脳溝が黒）で構成されています．これらの脳画像から，病巣が確認できるのはどれでしょうか．a～d の記号を選択しなさい（ここでは右下に R の文字があるので向かって右側が右半球とします）．（複数選択可）

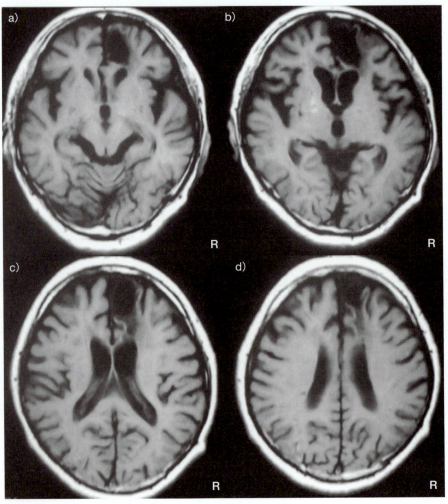

図 1-6　Case1 の MRI T1 強調画像

第 2 章　脳血管障害の脳画像読影演習

💡 ヒント

　脳梗塞で MRI T1 強調画像を読影する場合は，画像の左上側（脳の低いレベル）から右上側に向かって，ポイントとなる脳の構造（特に脳室の形）をみながら，明らかに左右対称でない黒い領域（低信号域）を注意深く観察していくことが重要です．図 1-6 の上段の 2 スライス（a，b）と下段の 2 スライス（c，d）の画像では，明らかな左右非対称な黒い領域（低信号域）があるのがわかります．選択できたでしょうか．

> **解答②**
> a，b，c，d

✏️ 演習問題③

> 問題②で選択した MRI T1 強調画像について，具体的な病巣を考えながら以下の文のカッコ内から正しいと思う用語をすべて選択して読影を完成しなさい．
>
> MRI T1 強調画像にて，病巣は（左・右）（前大脳動脈領域・中大脳動脈領域・後大脳動脈領域），（前頭葉・側頭葉・頭頂葉・後頭葉）の（上・中・下）（前頭回・側頭回）（皮質・皮質下），一部帯状回，傍側脳室白質を含む領域を中心に 4 スライスにわたる（低・高）（吸収域・信号域）を認める．

💡 ヒント

　脳画像読影では，左右の指示が特にない場合は右側が左半球，左側が右半球となり，ここでは各画像の右下に R の文字があるので右側が右半球となります．読影では細かく病巣を考える前に血管支配を考えながらできるだけ大きな領域（たとえば，前頭葉，側頭葉，頭頂葉，後頭葉など）を，さらに脳の解剖学的細部の領域（脳回や皮質・皮質下など）を説明します．

　図 1-7 は Case1 の MRI T1 強調画像（白枠が病巣，赤枠が関連する前頭葉領域）で，図 1-8 は Case1 の MRI T1 強調画像に対応した血管支配領域のイラストです．MRI T1 強調画像で脳梗塞は黒い低信号域となるので，図 1-7a〜d の右側上の白枠の低信号域に図 1-8 の血管支配領域と重ねると前大脳動脈領域に一致し，解剖学的には図 1-7 の赤で囲まれた前頭葉領域であることがわかります．

　図 1-9 に Case1 の MRI T1 強調画像上の解剖学的部位を示します．脳梗塞病巣は，右上側の白枠の上前頭回から中前頭回の皮質ならびに皮質下の白質を含む領域となります．

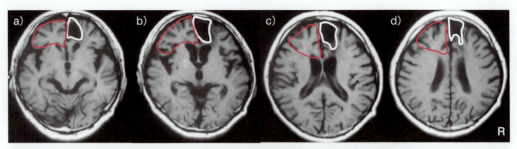

図 1-7 Case1 の MRI T1 強調画像の脳梗塞病巣（白枠）と関連する前頭葉領域（赤枠）

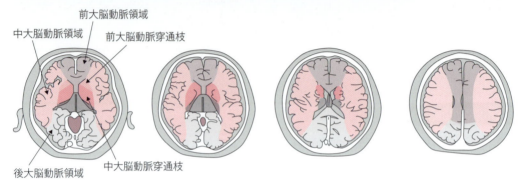

図 1-8 Case1 の MRI T1 強調画像に対応した血管支配領域

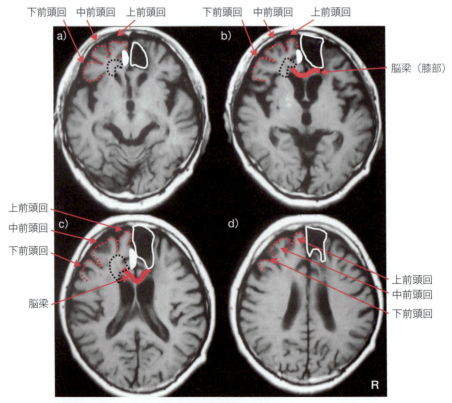

図 1-9 Case1 の MRI T1 強調画像（前頭葉の解剖学的部位）
黒点線：傍側脳室白質　白枠：脳梗塞病巣　白塗り：帯状回

> **解答③**
> MRI T1 強調画像にて，病巣は<u>右前大脳動脈領域</u>，<u>前頭葉の上・中前頭回の皮質・皮質下</u>，一部帯状回，傍側脳室白質を含む領域を中心に 4 スライスにわたる<u>低信号域</u>を認める．

3. 予想される症状

　今回読影した右前大脳動脈領域の脳梗塞（前頭葉病巣）の脳画像から，どのような症状が考えられるでしょうか．予想される症状について整理してみましょう．

①自発性の低下
　全般的な自発性の低下が予想されます．この症状は左前大脳動脈領域の前頭葉内側面の病巣に多いとされているが，右前大脳動脈領域の前頭葉内側面に病巣が確認された場合にも念のためチェックすることが重要です．特にリハ（理学療法・作業療法・言語聴覚療法）を行う際は十分注意する必要があります．

②動作性知能（performance IQ；PIQ）の低下
　右前頭葉の障害では，一般的に言語による判断力の指標である言語性知能（verbal IQ；VIQ）は比較的保たれるため，言語による日常生活の会話の理解や発話は可能です．しかし，非言語性の動作による判断力（知覚推理や処理速度）が低下している場合があり，日常生活動作での行動面に影響が出る可能性があります．

③病識欠如
　右前頭葉の障害では，自己の状態のモニタリングの障害により，病識に対する認識が弱くなっている可能性があります．

④遂行機能障害
　目的をもって，計画を立て，実行し，必要に応じて自己修正を行うことができなくなります．前頭葉皮質（主に背外側面）を損傷した場合に現れ，作業記憶や注意の制御の障害などと関連し，日常生活動作に影響する可能性があります．主に中大脳動脈領域の背外側前頭前野病巣で生じますが，前大脳動脈領域の前頭葉病巣でも必ず確認が必要です．

⑤運動維持困難
　開口，挺舌，閉眼を維持できない，あるいは（運動麻痺がないにもかかわらず）2 つ以上の動作を同時に行わせるとどちらかが中断することがあるので念のため確認しておきましょう[5]．特に右前大脳動脈領域の広範な前頭葉病巣では，確認を忘れないようにしてください．なお，運動維持困難は右中大脳動脈領域の脳梗塞でみられることが多いが，右前頭葉外側部でも生じる場合もあるので，念のため注意が必要です．

⑥把握現象
　把握現象とは筋収縮が起こるとその状態が持続する症状です．手掌に触覚刺激を加えると手指が反射的に把握し，取り去ろうとするとさらに固く握ってしまう強制把握と視覚刺激として物をみせて握らないよう指示をし，物を近づけると素早く物を取ろうとする強制模索が予想さ

れます．患者が手に触れた衣類やシーツなどをいつも握っている場合やリハ（理学療法・作業療法・言語聴覚療法）を行う際は，手掌に触った手を固く握ってしまい離さないことがあるので注意が必要です．

　これらの把握現象は，一般的に左右どちらかの前大脳動脈領域（前頭葉上前頭回や前頭葉内側領域）の病巣とは対側の上肢に生じますが，右前大脳動脈領域の病巣では同側上肢に生じることがあるので注意が必要です．

⑦筋緊張の異常

　Gegenhalten（ゲーゲンハルテン）あるいはparatonic rigidity（パラトニック リジディティー）とよばれる筋緊張の異常を伴う症状で，たとえば上肢を他動的にゆっくり屈曲させるとスムーズに可動するが，素早く曲げると抵抗が生じます．特に理学療法や作業療法では，ある運動パターンや姿勢保持訓練の際に次の課題へ変更を行うときや歩行訓練のときに出現し，訓練がうまくいかないことがあります．また，車いすへの移乗や体位変換の際にも出現するので注意が必要です．

⑧運動障害

　前大脳動脈領域の障害では，症状は一般的に上肢より下肢（遠位部）に出現することが特徴です．図1-4にみられる前大脳動脈遠位部の血管支配領域である前頭葉内側面にある中心傍小葉の上部（図1-5j，k，lの赤枠で囲まれた領域）に病巣が確認された場合は，病巣とは対側に麻痺と感覚障害が合併する可能性が高いので注意が必要です．

　前大脳動脈近位部のHeubner（ヘブナー）の反回動脈や穿通枝が閉塞した場合，内包前脚の後方にある内包膝部（図1-5f，gの小さい赤丸領域）が損傷された場合は，病巣とは対側に顔面麻痺，対側上肢に麻痺が出るので合わせて注意が必要です．

⑨前頭葉性運動失調（frontal ataxia）

　前頭葉性平衡障害（frontal disequilibrium）ともいわれ，座位から立位への移行時に上半身の重心を足部上に移動できないため立位に移れなかったり，立位の際に後方に倒れやすい症状が予想されます．小脳性運動失調との違いは，踵膝試験（仰臥位で一側の踵で反対の膝に触れ，そのまま脛に沿って足首まで滑らせる）が正常なことと，把握反射・探索反射・口尖らし反射・手掌オトガイ反射・眉間反射がみられることです．前大脳動脈領域の脳梗塞で前頭葉内側面（傍側脳室白質）では注意が必要です．

⑩前頭葉性歩行障害（frontal gait disorder）

　前頭葉内側面は他の領域，特に大脳基底核，小脳，脳幹と連絡しているため，前頭葉性運動失調，自発性の低下による運動減少，動作緩慢，歩行開始などの多くの要因が関与し歩行障害が出現することが予想されます．理学療法などでは，立位時の姿勢の不安定性や転倒（特に後方によろめく傾向；toppling falls）に十分注意が必要です．

⑪他人の手徴候

　左手に生じ，自分の意志とは無関係に無目的（アモルファス，amorphous）な完成度が低い動きがみられます．右前頭葉内側面の病巣では念のため注意が必要です．

⑫尿失禁（便失禁を含む）

　尿失禁や便失禁が予想されます．特に前頭前野内側部，帯状回前部には排尿の随意的制御の

中枢があり，膀胱括約筋をコントロールしています．排尿中枢が損傷すると自ら排尿を訴えたり，我慢（抑制）したりすることができないため注意が必要です[2]．

補足

図 1-10 に左前大脳動脈領域の脳梗塞（前頭葉病巣）の MRI FLAIR 画像を，図 1-11 には MRI FLAIR 画像に対応した血管支配領域のイラストを示します．なお，図 1-10 の MRI FLAIR 画像では右側下に R の文字がありますので向かって右側が右半球，左側が左半球となります．

図 1-10 の MRI FLAIR 画像では，赤矢印で示すように梗塞巣が白い高信号域となり，MRI 画像の読影としては「左前大脳動脈領域，前頭葉の上前頭回皮質・皮質下，一部帯状回，傍側脳室白質」に，図 1-10c の「脳梁膝部」を加えた「4 スライスにわたる高信号域を認める」となります．

そこで，左前大脳動脈領域の脳梗塞（前頭葉病巣）の脳画像からどのような症状が考えられるでしょうか．特に注意すべき症状を整理すると，①左前頭葉内側面（帯状回を含む）や補足運動野の機能低下を反映した言語障害が予想され，特徴としては，自発言語の減少，発語開始困難になり，言語理解，復唱，音読が比較的保たれ，場合によっては反響言語や同語反復などを伴う超皮質性運動失語の分類に属する症状がみられる可能性があります．また，②病巣が脳梁膝部に及ぶ場合では，左手の失行，失書，触覚性呼称障害の離断症状の他，③右手が目の前

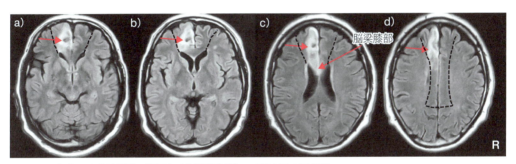

図 1-10 左前大脳動脈領域の脳梗塞（前頭葉病巣）の MRI FLAIR 画像

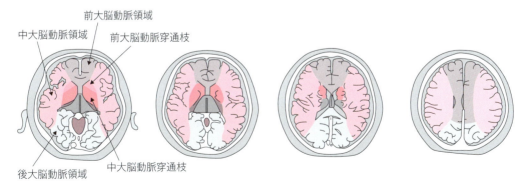

図 1-11 図 1-10 の MRI FLAIR 画像に対応した血管支配領域

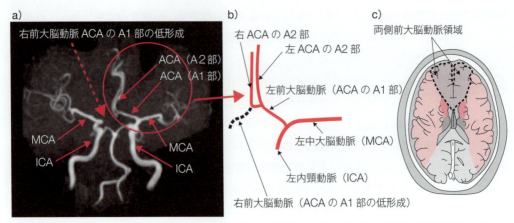

図1-12 前大脳動脈（亜型）のMRA（a），前大脳動脈（亜型）の血管走行（b），両側前大脳動脈領域病巣（血管支配）（c）

にあるものを自分の意思に反して使用し，左手がそれを阻止する道具の強迫的使用などの症状が生じる可能性があります．道具の強迫的使用では，病巣とは対側の右手に強い把握現象がみられるので注意が必要です．

　最後に，一側ではなく両側前大脳動脈領域の脳梗塞（前頭葉病巣）が生じた場合も考えてみたいと思います．図1-12aに通常の前大脳動脈の血管走行とは異なるタイプ（亜型）のMRAの脳画像，bとcに前大脳動脈の血管走行（亜型）と血管支配領域のイラストを示します．なお，MRA画像は，向かって左側が右半球，右側が左半球を示します．

　aのMRA画像では，左前大脳動脈の近位部（A1部の矢印）に血管は映っているが，右前大脳動脈のA1部（点線矢印）の血管が映っていないのがわかります．つまり，右前大脳動脈のA1部は完全に欠損あるいは低形成（不十分な発達）になっています．したがって，もし右前大脳動脈のA1部が欠損したり低形成の場合は，右前大脳動脈のA2部より先の血管は，bからわかるように，主として左の前大脳動脈から血液を供給され，左のA1部で脳梗塞が生じた場合は，cの両側前大脳動脈領域（点線黒枠部分）の病巣による特殊な意識障害，つまり開眼や物を追視することはあるが手足の運動や発語がない無動無言症（akinestic mutism）を呈することになります．

　なお，非常に稀ですが，前大脳動脈の亜型には上記以外に左右の前大脳動脈が前交通動脈の部位で合流し，一本の動脈となって走行し，末梢部で再び左右の前大脳動脈に分岐する奇前大脳動脈（azygos anterior cerebral artery）もみられます．この場合でも，前大脳動脈の一本となって走行する起始部で脳梗塞が発生すると両側前大脳動脈領域が病巣となるので注意が必要です．

4. リハビリテーション介入のポイント（認知面を中心に）

　前大脳動脈領域の病巣は，左右どちらも前頭葉内側面の領域が中心となるので，リハを行う場合は自発性の低下が問題となります．

　したがって，自発性を改善するためのリハ介入のポイントは，大脳辺縁系の情動機能をうまく活用し，前頭葉障害による抑制機能に打ち勝つための情動的エネルギーを外部から刺激として与えることで発話を含めた運動機能の改善につなげることが重要となります．具体的には，患者自身の過去の情動体験（楽しかった体験や好きだった音楽など）を音声・写真・映像などを通じて繰り返し提示することで，情動系が抑制系に打ち勝つ強めの自発的な活動を引き出します．Luria[3]はこの方法を「外的刺激の内在化」として，自発性の低下に対する外的制御の重要性を指摘しているので押さえておきましょう．

　なお，左前大脳動脈領域の病巣では，自発話と復唱の解離を特徴とし，発語運動行為と発語衝動が障害される超皮質性運動失語の分類に属する言語障害がみられます．この失語症状に対するリハにおいても内言語へのアプローチ以上に自発性の改善が鍵となるので注意が必要です．

　次に判断力の指標である動作性知能（非言語性知能）を高めます．ポイントとしては知覚推理能力として物と物との関係を把握する課題，物を分解し，分解した断片を統合する課題などを行い，また可能であればこれらの課題に時間的要素を加え，処理速度をあげることができればさらによいと思います．

　自己意識を高めるには，自己像をモニタリングすることで自分自身を客観的に見直し，今の自己像を再認識することが重要です．具体的には訓練場面をビデオに録画し，即時のフィードバックを行うことで「自分が今何をしたか」を確認することです．Rizzolattiら[4]が他者の行動をみたときにその行動を実際に行ったときのように活動するミラーニューロンをサルで発見し，動作の認識の糸口を呈示しましたが，ビデオ録画による即時のフィードバックは自己意識のリハに役立つ可能性があります．

　遂行機能を高めるには，Prigatanoら[6]が提唱するさまざまな認知リハを参考に行います．特に言語性および視覚性作業記憶や注意の制御に関して配慮することが重要です．

　運動維持困難については，患者自身がそれを自ら訴えない点に注意してください．たとえばリハでポジショニングを行う際，ある一定の肢位をとらせることを無理にさせない配慮が必要です．ときどき，理学療法や作業療法時にこのような患者に対して上肢や下肢を使ってある一定の肢位を取らせることを要求してしまい，患者自身が困っている場面をみかけます．このようなことは患者に負担をかけるだけではなく，訓練意欲の減退につながります．言語訓練の際にある口形を維持させる場面も同様です．また，症状が改善してきたときには同時に2つの行為を行うことが困難なことも特徴であり，その場合は1つの動作に対して1つの指示を行うよう注意してください．

　把握現象では，患者が左手に触れた衣類やシーツなどをいつも握っていたり，理学療法・作業療法・言語聴覚療法の際に手掌に触った手を固く握ってしまい離さないなどが想定されます．その場合は，握っている手と反対の手に触覚刺激を与えると把握反射が軽減されるので活用してください．筋緊張の異常は，患者に対しできるだけ意図的にならないようにすることが必要

です．つまり，リハ場面では，言語指示はできるだけ少なくすることで前頭葉皮質系の抑制を抑え，できるだけゆっくりと丁寧に他動的に動かすことが重要です．

　前頭葉性運動失調や前頭葉性歩行障害の運動療法では，言語指示を多くするとかえって立位時のバランスや歩行開始を困難にします．患者自らが動くための動機づけを十分行い，動くための環境づくりに配慮しながら，運動のトリガーポイントを探り，何らかの動きが出たところで患者本人の動き出しに合わせながら誘導することが重要です．

　尿失禁については，前頭葉の排尿中枢機能が低下するために自発的な排尿コントロール，つまり自ら排尿を訴えたり，排尿を我慢したりができないため，個々の患者の排尿リズム（水分摂取から排尿までの時間）を把握し，事前に排尿を誘導することが必要です．

5. リハビリテーション介入のポイント（運動面を中心に）

　発症から早期の段階での運動麻痺は，上肢に比べ下肢に優位の症状を有することが多くみられます．しかし，時間の経過とともにdiaschisis（機能解離）からの改善と思われる麻痺の回復がみられ，特に移動手段に必要な下肢機能の回復は高頻度で確認されます．

　動作や行為のなかでは，車いすのブレーキのかけ忘れや下肢を車いすのフットレストに乗せたまま立ち上がろうとするなど動作の順序に一貫性がなく，さらに危険予測が困難になるなど，安全面での問題が生じます．また，筋緊張は体幹を中心に上下肢を含めて同時収縮を伴う過剰な筋収縮が確認されることが多く，上肢には把握反射異常である強制把握も確認されることがあります．このように，前大脳動脈領域の損傷では，外部環境から必要な情報を取捨選択し，目的志向的な日常的課題を成立させる能力が欠落する傾向にある反面，動作開始時になかなか動き出せない運動の減退や動作開始の遅延など自発性の低下を生じることがあるので注意してください．

　なお，リハの進行を妨げる要素として，感情のコントロールが困難で不意に感情を爆発させ，反対に何事にも興味を示さなくなるなどの人格変化を呈することもあるので押さえておきましょう．

　前大脳動脈領域のリハ介入では，全般的に複雑な言語指示を避けることが重要です．特に随意運動が良好で，安全を確認しないまま突然動きだすタイプでは，視野に入るものや周りの雑音にすぐに気がとられてしまう傾向があります．したがって，リハを行う場合は，環境設定に特に配慮することが重要なポイントとなります．具体例をあげると，患者を療法室の隅，できれば壁側の向きに位置させ，外部環境からの情報を整理しやすくしたうえで介入します．このような配慮をしながら，行為のプログラムを成立させやすい患者の慣れ親しんだ系列動作（お茶やコーヒーを入れるなど）の課題設定することも有用です．しかし，このような環境設定が許されない場合は，セラピストが患者の前方に位置することで患者の視覚・聴覚情報を調整し，支持面との適切な関係性を保ちながら体幹回旋の運動を誘導すると，次の動作へ比較的誘導しやすいので，特に注意してください．

　自発性の低下を示す場合は，力任せに誘導すると相手はさらに力を入れて動かなくなるため，相手が動きだすための動機づけ（患者の興味を惹くものを前に置いておくなど）を行いながら，

麻痺側の側方か後方から誘導するのが好ましいです．また，体幹を積極的に過剰固定させ，易怒的で外部との接触を拒んでいるような場合は，視線を合わせるだけで拒否的となり，その後のかかわりが難しくなることがあります．そのためセラピストは，介入開始時に患者と視線を合わせないように注意しながら後方から二人羽織をするように位置し，ライトタッチな接触情報による誘導を行うことでスムーズにやり取りができることがあります．

　いずれにせよ，前大脳動脈領域の損傷を呈する患者の誘導で重要なのは身体への他動的なかかわりではなく，患者の動き出す能動的な身体の反応を待つことです．近年，強制把握を呈する患者への介入では，手掌への強い振動刺激による感受性低下や筋紡錘を含む固有感覚入力の増加を介した補足運動野の賦活の有効性も示唆されています．

文献

1) 北条 敬・他：神経心理症状とリハビリテーション　前頭葉症状. 総合リハ **21**(8)：643-647, 1983.
2) Andrew J et al：Lesions of the anterior frontal lobes and disturbances of micturition and defaecation. *Brain* **87**：233-262, 1964.
3) Luria AR：Restration of function after Brain Injury, Macmillan, NewYork, 1963.
4) Rizzolatti G et al：Premotor cortex and the recognition of motor actions. *Brain Res Cogn* **3**：131-141, 1996.
5) Sakai Y et al：Right frontal areas 6 and 8 are associated with simultanapraxia, a subset of motor impersistence. *Neurology* **54**(2)：522-524, 2000.
6) Prigatano GP et al：Neuropsychological Rehabilitation after brain injury, The Johns Hopkins University Press, Baltimore, 1986.
　（八田 武（訳）：脳損傷のリハビリテーション 神経心理学的療法, 医歯薬出版, 1988.）

参考図書

1) 山鳥 重：神経心理学入門, 医学書院, 1985.
2) 平山惠造, 田川皓一（編）：脳卒中と神経心理学, 医学書院, 1995.
3) 小宮桂治（編）：よくわかる脳の障害とケア, 南江堂, 2013.
4) 町田 徹（監訳）：CT/MRI 画像解剖ポケットアトラス 第1巻 頭部・頸部, 第3版, メディカル・サイエンス・インターナショナル, 2008.
5) 杉浦和郎：イラストによる中枢神経系の理解, 第3版, 医歯薬出版, 1988.
6) 平山惠造, 河村 満：MRI 脳部位診断, 医学書院, 1993.

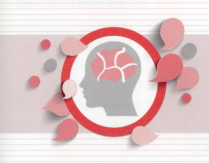

2. 中大脳動脈領域病巣の脳画像読影

1. 基礎的事項の確認

　中大脳動脈（middle cerebral artery；MCA）領域病巣の脳画像所見を読影するためには，最低でもこの動脈が灌流する4つの脳領域について確認することが必要です．

> **演習問題①**
> 中大脳動脈の血管の走行（図2-1〜2-4）と血管支配領域（図2-5, 2-6）を参考に灌流する4つの領域を答えなさい．

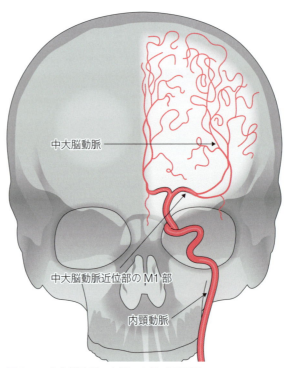

図2-1　中大脳動脈の血管の走行（正面像）

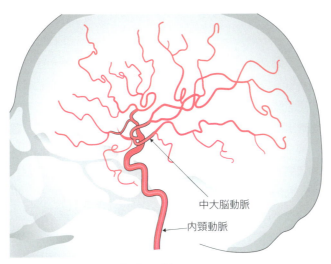

図 2-2 中大脳動脈の血管（側面像）

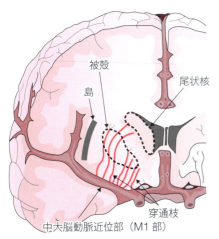

図 2-3 中大脳動脈穿通枝（前額断）

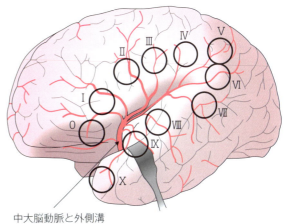

図 2-4 中大脳動脈分枝（外側面）

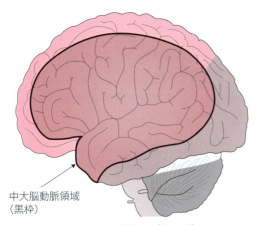

図 2-5 中大脳動脈の血管支配（外側面）

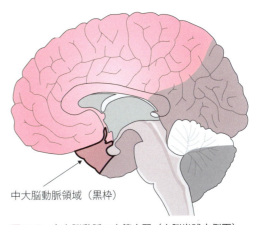

図 2-6 中大脳動脈の血管支配（大脳半球内側面）

💡 ヒント

　まず，中大脳動脈は，図 2-1 の正面像と図 2-2 の側面像の血管走行からわかるように，上方に伸びた内頸動脈から分岐し，大脳半球の外側水平に向かってほぼ血管の枝を伸ばしながら（M1 部），図 2-3 の正面像からの輪切りの図（前額断）にみられるように途中で上方に穿通枝とよばれる細い血管を出し，大脳半球深部の黒点線で示す大脳基底核（被殻・淡蒼球・尾状核）領域を灌流します（図 2-3）．そして，図 2-4 のように外側溝に向かって枝を出すが，その前に外側溝の内側にある島（insula）という領域付近で 2～4 本の枝に分かれ，島を覆いながら外側溝を抜け出し，外側溝に沿って主要血管を斜め上方（0, Ⅰ, Ⅱ, Ⅲ, Ⅳ, Ⅴ）と下方（Ⅵ, Ⅶ, Ⅷ, Ⅸ, Ⅹ）に枝を伸ばしながら，大脳半球の表面の大部分を灌流しています．つまり，中大脳動脈領域は図 2-5 のように大脳半球の外側面では前頭・側頭・頭頂葉のかなり広範な領域を占め，逆に図 2-6 のように大脳半球の内側面では非常に小さな領域を占めていることが理解できます．

> **解答①**
> 中大脳動脈の灌流領域
> ①前頭葉外側の皮質と皮質下白質
> ②頭頂葉の皮質と皮質下白質
> ③側頭葉の上部皮質と皮質下白質および島
> ④穿通枝の支配領域である被殻，淡蒼球（外節），内包後脚の上部，放線冠，尾状核

　どうでしたか．少し難しかったでしょうか．①前頭葉外側の皮質と皮質下白質，②頭頂葉の皮質と皮質下白質，③側頭葉の上部皮質と皮質下白質および島が答えられれば問題ありません．しかし，一歩踏み込んで中大脳動脈領域の病巣を理解するには，最後の④穿通枝領域はぜひ理解しておいてほしいので再度復習しておきましょう．
　それではここから先は少し踏み込んで，外側溝に沿って伸びる中大脳動脈から枝分かれする 0～Ⅹ の血管を整理してみましょう．0～Ⅹ の血管名は答えられるでしょうか？
　まず，外側溝に沿って走行する中大脳動脈からの分枝には，変異（variant）が多く個人差があるといわれているが，基本的には前方枝および後方枝とよばれるいくつかの分枝から成り立っています．また，前方枝は上向枝ともよばれ，前頭葉の外側面を灌流し，後方枝はさらに中間枝とよばれる頭頂葉外側面を灌流する血管と下向枝とよばれる側頭葉外側面を灌流する血管に分けられます．
　それでは中大脳動脈の分枝の動脈名の問題に挑戦してみましょう．

> **✏️ 演習問題②**
>
> 図 2-4 に示す 0～Xの血管名を答えなさい．

> **解答②**
> 中大脳動脈の分枝動脈
> ①前枝の血管（主に前頭葉皮質・皮質下白質）
>   0：眼窩前頭動脈，Ⅰ：前前頭動脈，Ⅱ：前中心動脈（前 Roland 枝），
>   Ⅲ：中心動脈枝（Roland 枝）
> ②後枝の血管
>   中間枝（主に頭頂葉皮質・皮質下）
>   Ⅳ：前頭頂動脈（後 Roland 枝），Ⅴ：後頭頂動脈枝，Ⅵ：角回動脈
>   下向枝（主に側頭葉皮質・皮質下）
>   Ⅶ：後頭側頭動脈，Ⅷ：中側頭動脈　Ⅸ：前側頭動脈　Ⅹ：側頭極動脈

どうでしたか．少し難しかったでしょうか．一つぐらいは答えることができましたか．この演習問題では中級程度の力が必要だが，焦らず時間をかけてゆっくりと理解していくことが大切です．これらの分枝を理解すると，中大脳動脈領域の病巣による症状が出た場合，中大脳動脈領域のどの血管支配が損傷されたかを推測することが可能となります．

➕ 補足

中大脳動脈の穿通枝は外側線条体動脈（lateral striate arteries；LSA）とよばれ，図 2-3 のように中大脳動脈近位部（M1 部）から細い数本の血管を出しながら，外側線条体動脈は被殻淡蒼球（外節）内包後脚の上部，放線冠の近位部，尾状核の領域を灌流します．

これらの領域で特に重要な解剖学的部位について，図 2-7 の実際の脳画像（MRI FLAIR 画像：FLAIR 画像では脳室が黒）に置き換えて確認してみましょう．中大脳動脈領域を大まかに画像上で確認すると，①前頭葉皮質と皮質下白質の領域では眼窩回（e），中前頭回（g），下前頭回（f・g），中心前回（h・i），②側頭葉皮質と皮質下白質の領域では上側頭回，中側頭回，下側頭回（d・e・f），上側頭回，中側頭回（g），③頭頂葉皮質と皮質下白質の領域では下頭頂小葉の角回（h・i）と縁上回（i），上頭頂小葉（j・k・l）となります．また，放線冠（h），半卵円中心（j・k），尾状核（f, g），淡蒼球，被殻および内包後脚（f・g），視放線（f）の領域が相当します．

それでは，基礎的事項の確認はこのくらいにして，中大脳動脈領域の脳画像読影の演習に入ります．これまでの知識は頭に入っているでしょうか．できればもう一度，図 2-5 の大まかな灌流領域を復習しておきましょう．

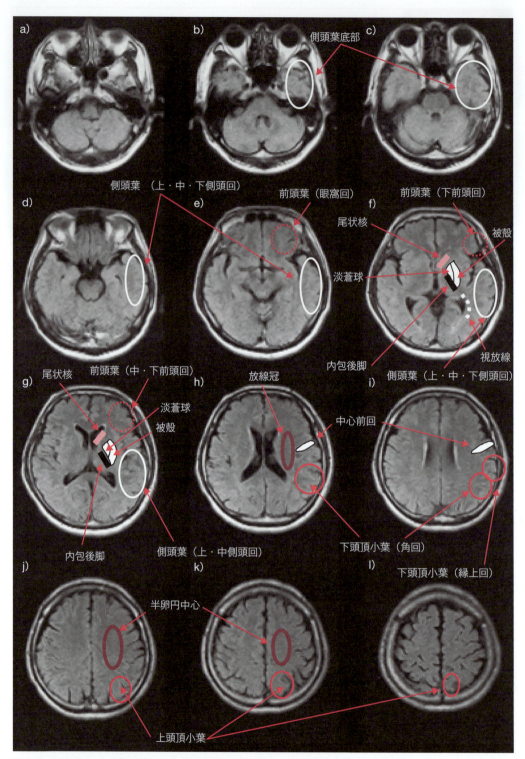

図 2-7　MRI FLAIR 画像における中大脳動脈領域と関連する解剖学的部位

2. 画像読影（演習）

Case2　65歳男性　出血性脳梗塞の症例

演習問題③

図2-8の脳画像をじっくりとみてみましょう．この脳画像は，12枚のCT画像から構成されています．これらの脳画像から病巣が確認できるのはどれでしょうか．a~lまでの記号を選択しなさい．（複数選択可）

ヒント

脳画像を読影する場合は，画像の左上側（脳の低いレベル）から右上側に向かって，ポイントとなる脳の構造（特に脳室の形）をみながら，明らかに左右対称でない黒い信号（低吸収域）を注意深く観察していくことが重要です．図2-9の上段の3枚（b・c・d）では左右非対称な淡い低吸収域があり，その領域は中段の4枚（e・f・g・h）と下段の3枚（i・j・k）まで広がっていることがわかります．つまり，10枚の脳画像が読影の対象画像となります．選択できた

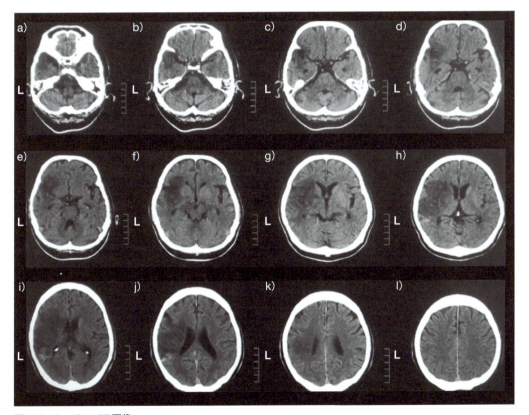

図2-8　Case2のCT画像

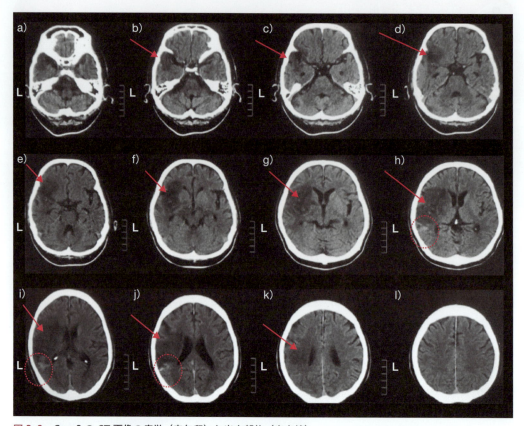

図 2-9 Case2 の CT 画像の病巣（赤矢印）と出血部位（赤点線）

でしょうか．

> **解答③**
>
> b, c, d, e, f, g, h, i, j, k

> **演習問題④**
>
> 問題③で選択した CT 画像について，具体的な病巣を考えながら以下のカッコ内から正しいと思う用語を選択して読影を完成しなさい．（複数選択可）
>
> CT にて，（前大脳動脈領域・中大脳動脈領域・後大脳動脈領域），（左・右），（前頭葉・側頭葉・頭頂葉・後頭葉）皮質・皮質下白質に（限局した・広範な）10 スライスにわたる（高吸収域・低吸収域）を認める．なお，左側脳室（前核・後角）の分水嶺領域に出血と思われる高吸収域を認める．

ヒント

脳画像の読影では，左右の指示が特にない場合は右側が左半球，左側が右半球となります．ここでは，各画像の左に小さくLの文字があるので，左側が左半球です．読影では最初から細かく病巣を示す前に血管支配を考えながらできるだけ大きな領域（たとえば，前頭葉，側頭葉，頭頂葉，後頭葉など）をみることが大切です．次に出血性脳梗塞の病態生理を考えながら，脳の内側の解剖学的細部の領域（基底核・脳室）について解説します．

出血性脳梗塞は基本的に心疾患や動脈硬化などで生じた血栓が流れて動脈を閉塞し，脳梗塞を起こした後，血管に詰まった血栓が溶けたり砕けたりして，血管の弱った部分から血液が漏れるなどにより起こります．症例では，中大脳動脈の主幹動脈が詰まった後，図2-9の赤点線の遠位部の末梢血管（中大脳動脈と後大脳動脈の境界領域：分水嶺領域）から出血したものと思われます．

解答④

CTにて，中大脳動脈領域，左前頭葉・側頭葉・頭頂葉皮質・皮質下白質に広範な10スライスにわたる低吸収域を認める．なお，左側脳室後角の分水嶺領域に出血と思われる高吸収域を認める．

3. 予想される症状

今回読影した左中大脳動脈領域の出血性梗塞血の脳画像からどのような症状が考えられるでしょうか．予想される症状について整理してみましょう．

①失語症（重度）

左中大脳動脈の前頭葉（ブローカ中枢を含む下前頭回）・側頭葉（ウェルニッケ中枢を含む上側頭回）・頭頂葉（読み書きの中枢を含む下頭頂小葉角回）に至る広範な病巣により，理解（聴覚的理解・視覚的理解）・発語（自発話・呼称・復唱）・音読（漢字・仮名）・書字などに重度の低下を認め，全失語の症状が予想されます[2]．

理解は通常の絵カードのポインティング課題（たとえば6枚の絵カードの中から1枚を選択するレベルからさらに難易度を下げた2枚の絵の中から1枚を選択するレベルなどが困難な場合）でも，言語以外の非言語的な情報（相手の表情，しぐさ，患者を取り巻く状況）を巧みに使って理解する能力は残存しているので注意が必要です．また，発語も「バイバイ」「さくら」「やあ」など個人によってさまざまな残語とよばれる症状があり，これらの発語は必ずしも状況と結びつかずに発話されることがあります．なお，言葉の表出で繰り返し出現する場合，たとえば「バイバイバイバイ」は「再帰性発話」，常に同じ表現がさまざまな場面で出現するという意味では「常同言語」といわれ，稀に1語を発話するが再度言うことができないような発話は「偶発的発話」といわれます[1]．

②発語失行

　症例のような左中大脳動脈領域の広範な病巣による重度の失語症では，本症状が失語症状に隠され純粋に把握することは難しいです．しかし，左中大脳動脈前枝の前中心動脈の限局性病変で中心前回下部領域が損傷された場合は，発話（構音）の異常として語音の歪み（たとえば「か」という音が「か」か「が」か判別できないあいまいな語音）や，言葉のある音節から次の音節へのスムーズなつながりがうまくいかず，発話行動全体として非流暢で一貫性がない症状がみられます．

③口部顔面失行

　症例のような左中大脳動脈領域の広範な病巣による重度の失語症では，日常生活の自然な状態では，舌を出す行為や口を開閉することができるにもかかわらず，意図的な言語による命令や模倣でこのような行為を行おうとしてもできなくなる症状がみられます．一般に口部顔面失行は，種々の失語症（ブローカ失語，ウェルニッケ失語，全失語など）に合併するが，Alajouanineが「自動性と意図性の解離」として説明しているように，日常生活に直接支障をきたすことはありません[3]．しかし，構音訓練などで随意的に口型を模倣させる場合は影響が出るので注意が必要です．責任病巣は多くの見解（たとえば前頭葉下部の前運動野，中心前回弁蓋部，縁上回，島，弓状束，これらを含む連合線維など）があるが，左半球の病巣が重要視されています．

④観念運動失行

　左中大脳動脈領域の広範な病巣では，上肢を使った社会的習慣的動作である「バイバイ」「おいでおいで」，実物品（くし，歯ブラシなど）を使用しないでくしで髪の毛をとかす動作や歯を磨く動作を口頭命令や模倣で行うことができなくなる観念運動失行の症状がみられます．責任病巣は左半球の側頭頭頂葉から前頭葉運動前野にかけての広範な領域が重要視されています．

⑤観念失行

　左中大脳動脈領域の広範な病巣では，切手を封筒に貼って手紙を入れて封をしたり，ローソクに火をつけるなどの実際の日常生活場面での一連の動作の手順が分からなかったり，順序が入れ替わったりする観念失行の症状がみられます．これらの症状については各立場での議論がありますが，少なくとも日常生活に支障が出てしまう重要な症状であり，特に日常のさまざまな作業活動では，空間軸と時間軸のなかで生じる行為のエラーであると考えることができます．責任病巣は優位半球である左頭頂葉後部や前頭葉内側面の補足運動野などの領域が重要視されています．

⑥構成障害

　左中大脳動脈領域の広範な病巣では，視覚的にとらえた形態を空間的に構成することができない構成障害の症状がみられます．臨床場面では，立方体のキューブの透視絵を模写させると躊躇したり，全体の形態は概ね描けるが細部まで描けず大まかになってしまったり，場合によってはモデルの図形の上をなぞってしまうクローシングイン現象（closing-in phenomenon）がみられたりします．構成障害は左右のどちらの半球の病巣でもみられ，責任病巣は左半球では企画・遂行機能，右半球では視空間情報の統合機能の低下が関係しているといわれています．

⑦**運動麻痺と感覚障害**

　左中大脳動脈の広範な脳梗塞で錐体路線維を含む放線冠領域に病巣が及ぶと，皮質脊髄路の障害による右上下肢（上肢優位）の強い麻痺に加え，皮質延髄路の障害による右の顔面筋や舌筋の麻痺がみられます．また，病巣が内包後脚に及ぶ場合は，上行性の上下肢からの種々の感覚神経が通っているため，右上下肢の表在・深部感覚が強く障害されることが予想されます．

⑧**右同名性半盲**

　左中大脳動脈の広範な脳梗塞で側脳室後角の外側に病巣が及んだ場合，視放線の障害により右側の視野障害が生じる可能性があるので注意が必要です．

⑨**動作性知能（PIQ）の低下**

　左中大脳動脈の広範な脳梗塞では重度の失語症に加え，動作性知能（PIQ；知覚統合や処理速度）の低下が予想されます．つまり，広範な脳梗塞では血管性認知症（vascular dementia；VaD）を視野に入れて考えることが重要です．

➕ 補足

　図 2-10 に，右中大脳動脈領域の脳梗塞の CT 画像を示します．画像の左に L の文字があるので左側が左半球となります．

　CT 画像上の赤点線の円で示したように梗塞巣は低吸収域となるので，CT 画像の読影は「中大脳動脈領域，右前頭・側頭・頭頂葉皮質・皮質下白質に広範な 10 スライスにわたる低吸収域を認める．また，右大脳基底核には脳室穿破をともなう脳出血後と思われるスリット状の低吸収域を認める．なお，右側脳室前角・体部・後角，第 3 脳室は拡大している」となります．

　そこで，右中大脳動脈領域の広範な脳梗塞の脳画像からどのような症状が考えられるでしょうか．特に注意すべき症状を整理すると，①左半側空間無視，②病態失認，③着衣失行，④構成障害，⑤メタファーの障害や non-aphasic misnaming などの非失語性言語障害，⑥非言語的（顔の表情）あるいは言語的な情動コミュニケーションにおける理解と表出の障害，⑦動作性知能の低下です．症例のように穿通枝である外側線条体動脈（LSA）からの出血で，錐体路線維が通る内包後脚領域に病巣が広がった場合は，皮質脊髄路の障害による右上下肢（上肢優位）の強い麻痺に加え，皮質延髄路の障害による右顔面筋や舌筋の麻痺がみられます．また，内包後脚には上行性の上下肢からの種々の感覚神経が通っているため，右上下肢の表在・深部感覚も強く障害される可能性があります．

　また，左半側空間無視に左片麻痺を合併する場合では，麻痺側に傾いた患者の姿勢を正中に戻す際に非麻痺側の手や足で床面や座面を押して抵抗する Pusher 現象（Pusher sign）がみられるので注意が必要です．

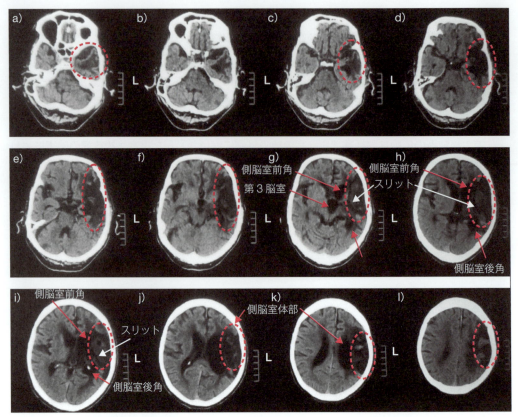

図 2-10　右中大脳動脈領域の脳梗塞の CT 画像
脳梗塞病巣（赤点線），出血後のスリット（白矢印）．

4. リハビリテーション介入のポイント（左中大脳動脈領域病巣：失語，失行症状）

　左中大脳動脈起始部の脳梗塞による前頭・側頭・頭頂葉の皮質・皮質下にわたる広範な病巣を有する失語症（重度）に対するリハは，古典的な Stachowiak らの指摘では回復が難しいとされているが，Smania らの指摘では 20 年に渡って長期の回復がみられるとしています[4]．

　このような重度失語症例ではリハに困難を極め，理解・発話・音読・書字のすべてのモダリティが重篤に障害されます．まずは残された言語機能のなかで，たとえば自己同定能力（自分の名前が大学太郎であれば，大学太郎である）と視覚（文字）や音声の刺激に対し，Yes（うなずき），No（うなずかない）の行為レベルで一貫した反応が得られるかがポイントになります．なぜなら，言語機能とは自己同定された「私」を中心に外界のあらゆる物を概念化し，分割していく作業だからです．訓練を行う際は患者の自己意識（self-awareness）をできるだけ高める工夫を行うよう注意しましょう．

　言語の理解力を伸ばす訓練では，一般的な訓練用の絵カードを使用する場合でも，視覚刺激以外の味覚，嗅覚，体性感覚などの活用や患者にとって身近で使い慣れた物品や家族（ペット

も含む）の写真なども使い，患者とのラポール（相互理解）を中心に心理的距離を整えながらマッチングや分類課題へと進めていきます．そして，タイミングをみながら必要に応じて，無理をしない程度に復唱（同時発話）や音読（同時音読）などを活用した訓練に誘導していきましょう．患者とのポジティブな情動的な意思疎通は，必ずよい訓練効果をもたらします．ただし，このような課題を行う際は，常に患者の自尊心に配慮することを頭の片隅に置くことを忘れないでください．

非言語性知能（動作性知能：PIQ）に関しては，言語機能にとらわれることなく，作業療法を中心に知覚統合機能を伸ばすアプローチを行うことが重要です．具体的には患者の興味・関心を押さえたうえで図柄を合わせて模様を完成させ，ブロックを使って立体モデルをつくるなど，積極的に目と手の共同作業を行うことで，言語の基礎となる動作性知能や状況判断能力を向上させることが可能となります．

発話を含めた伝達手段については，言語以外のコミュニケーション手段としてジェスチャー，表情，感情，視線，うなずき，身体接触，描画，音楽（楽器・歌）など，さまざまなコミュニケーションチャンネルを使ってアプローチを試みることは価値があります．

失行のリハは基本的に作業療法を中心として創意工夫，ケースバイケースで行うが，現在のところ効果的な訓練方法はいまだ確立されたものはありません．口部顔面失行，観念運動失行，観念失行が生じた場合は，日常生活の道具の使用に関係し，日常生活に最も影響を与える観念失行の訓練を最優先の課題としてリハを行いましょう．

観念失行のリハは，大きく分けて2つの水準，観念失行の前段階としての「概念の水準」と観念失行の本質である「行為の水準」で考えると整理できます．第1は道具の概念の水準での障害としての概念失行（はさみは紙を切るものであるが，釘を選択して叩くものとして使ってしまうなど）であり，この場合ははさみの概念である「切る」という機能を訓練する必要があります[13]．第2は道具の使用行為の系列的水準としての観念失行（お茶を入れる際に湯のみに直接お茶の葉を入れてお湯を注いでしまうなど）であり，この場合は時間的・空間的な機能を重視した行為の系列動作の訓練を行う必要があります[6]．

いずれにせよ訓練内容は，その患者の日常生活のなかで最も使用頻度が高い道具を選択し，できるだけ言語指示は最小に止め，ジェスチャーを使って指示を理解させます．また，鏡を活用した模倣や使用方法はできるだけスモールステップに分解して訓練を進め，繰り返し丁寧に手続き記憶として定着するまで行うことが重要です．

5. リハビリテーション介入のポイント（右中大脳動脈領域病巣：右半球症状）

右中大脳動脈領域起始部の脳梗塞による脳画像上の前頭・側頭・頭頂葉の皮質・皮質下にわたる広範な病巣では，種々の右半球症状が生じます．なかでもリハ介入のポイントとしては左半側空間無視，病態失認，右半球損傷によるコミュニケーション障害に対して，どのようなアプローチを行うかが重要となります．

左半側空間無視には無視の重症度や内容について把握し，後述するトップダウンアプローチ

やボトムアップアプローチを行います．具体的には，重症度の把握は必ずしも確立したものではないが，少なくとも神経心理検査（BIT など）と日常生活や訓練場面（患者を取り巻く環境）での行動観察を組み合わせて判定します．その際，右側への頸部・体幹・眼球運動の回旋などの症状は，重症度の指標となるので参考にしてください．また，無視の内容の把握として，表象・身体内・身体外空間などの視点，つまりどのような空間で無視が起こるかを考えます．たとえば，頭の中の患者の表象空間，身体空間，リーチ範囲の近位の空間，リーチ範囲を超える遠位の空間ごとに整理する考え方や，患者にとっての空間座標軸から考える視点，つまり患者からみた視点を中心とした枠組み（患者の姿勢や位置により変化する），物と物との位置関係や変化のない環境を中心とした枠組み（患者の姿勢や位置により変化しない），物そのものを中心とした枠組みなどの参照枠（reference frame）の考えが活用できます[7-9]．

さらに気づき（self-awareness）や自己監視能力の視点も重要です．トップダウンアプローチとしては，意識的に視覚，聴覚，体性感覚情報を与えてフィードバックを行い，自己の身体や半側無視空間への注意を改善する方法があります．ボトムアップアプローチとしては，視覚と運動の再編成を利用したプリズムアダプテーション，固有感覚へ働きかける後頭部筋振動刺激，経頭蓋磁気刺激（TMS），経頭蓋直流電気刺激（tDCS），前庭刺激，視覚運動性刺激など，無意識下で行う方法をうまく組み合わせることが重要です．

右中大脳動脈の広範な病巣では，左半側空間無視に病態失認（Babinski 型の左片麻痺の否認や無関心の症状）が合併することが多いです．この場合，患者は麻痺の存在に気づかずに自分勝手に移乗するなど，行動面の問題がリハの阻害要因となります．病態失認のリハは確立したものはないが，自己監視能力の視点から考えると自己の状態をビデオなどで視聴させてフィードバックさせるなどの工夫が必要です．しかし，消極的かもしれないが，一歩下がって自己の状態を意識化できない状態ではリハを行う以前に起こり得るリスクを予想し，予防対応を行うこともリハの役割であると考えます．

最後に，臨床場面ではあまり注目されないが，実際の右中大脳動脈領域の広範な病巣では右半球損傷に伴うコミュニケーション障害がみられます．それは言語の抑揚やリズムから相手の内的な心的状態を推察し，自己の感情をうまく表現するのが難しいなど，社会的認知に関連するコミュニケーションがうまく機能しないなどの症状です．しかし，これらは積極的に扱われることはなく，リハの対象とならずに埋もれてしまう場合が少なからずあります．Myers らは注意障害，左半側空間無視，プロソディーや感情的コミュニケーションの障害，談話障害にわけて治療戦略を展開し，発達的視点である対人関係や他者の状態を推測する「心の理論」などとの関連にも言及しています．詳細については，Myers の著書に譲りますが[10]，ここでは右中大脳動脈領域の広範な病巣では，右半球損傷によるコミュニケーション障害が生じる可能性があることの重要性を指摘するとともに，この領域の積極的なリハの展開を期待したいと思います．

6. リハビリテーション介入のポイント（中大脳動脈領域病巣：運動障害）

　中大脳動脈領域の損傷では，動脈の本管が閉塞したにもかかわらず側副血行路の状態がよいためにさほどの症状を呈さない場合もあるが，基本的に非常に広範囲にわたる脳の障害になりやすく，さまざまな症状を呈する可能性があります．まず，主幹部の閉塞では強い運動麻痺や感覚障害，そして失語や失行・失認などの高次脳機能障害を呈することがあります．また，分枝である外側線条体動脈の閉塞では，下肢に比べ上肢に優位な麻痺の症状を呈し，感覚障害や構音障害が確認されたときに顔面神経麻痺が生じることがあります．同じく分枝である左側の後頭頂動脈や角回動脈付近では，ゲルストマン症候群などの特異的な症状を呈することがあります．

　患者の姿勢や運動の特徴は，早期から姿勢の不安定性を代償するための方略として非麻痺側体幹を屈曲させ，非麻痺側上肢の強い引き込みを利用し姿勢を保とうとします．非麻痺側の代償固定は，四肢の随意運動を補償すべき体幹の姿勢制御の作用（Anticipatory Postural Adjustments；APA`S，予測的姿勢制御）を減弱させ，結果的に連合反応の増強や痙縮の増悪を招き姿勢異常の構築化に関与します．また，筋緊張の分布をみると，麻痺側の下部体幹部を中心に重度の弛緩が目立ち（ときに非麻痺側の体幹にも弛緩が残存する），股関節周囲筋や肩甲帯周囲筋の筋緊張も長期にわたり弛緩状態を呈す傾向にあります．一方で手指や足趾などの末梢部の筋緊張は先ほど述べた APA`S が適切に働かない問題から連合反応に起因した屈筋優位の過緊張を呈することが多く，患者の日常生活動作をより困難にさせます．

　このように，さまざまな症状を呈する中大脳動脈領域のリハ介入では，失語や失行などの高次脳機能障害を伴う場合は，端的で明確な言語指示とともにジェスチャーなどを交えて患者の混乱を避ける配慮を行います．前述したとおり中枢部の重度弛緩を示すことが少なくないため，介入では姿勢の安定を強調したかかわりがとても重要です．かかわり方の一つとして，まず非麻痺側体幹の抗重力伸展活動を促すため，非麻痺側股関節屈筋群の過剰固定を解放しながら両側体幹の伸展を促します．麻痺側体幹と麻痺側殿筋群の弛緩により骨盤の偏位が生じている場合は，殿部の下にタオルなどを重ねて左右の骨盤の高さを水平に保つ配慮をすると，より容易に体幹を誘導できることがあります．座位姿勢で非麻痺側の抗重力伸展活動が適切に引き出されることで麻痺側体幹の APA'S は誘発されると考えられ，本来の姿勢制御に対応すべき網様体システムの活性化に寄与するものと思われます．さらに，立ち上がり動作や座り込み動作を誘導することで，体幹や股関節の抗重力活動をさらに促通する介入が有益であると思われます．

　まとめると，中大脳動脈領域における患者とのやり取りでは，姿勢制御の改善のために，言語による指示よりも前に体性感覚情報を強調したセラピストによる徒手誘導が必要です．患者は随意運動以前に必要な姿勢制御の調整が困難な状態から努力的に動き出そうとするため，運動の効率性を失い，その後の運動学習に影響を及ぼします．介入当初，セラピストは患者に対し，運動や動作を意識させることなく，姿勢の安定化を促すような介入を最優先すべきです．

文献

1) Blanken G et al：Dissociations of language functions in aphasics with speech automatisms (recurring utterances). *Cortex* **26**：41-63, 1990.
2) Stachowiak FJ et al：Die globasle Aphasie. Klinisches Bild und Uberlegungen Zur neurolingistischen Structur. *J Neurol* **214**：75-87, 1977.
3) Alajouanine T：Baillarger and Jackson：The principle of Baillarger and Jackson in aphasia. *J Neural Neurosurg Psychiat* **23**：191-193, 1960.
4) Smania N et al：How long is the recovery of grobal aphasia ? Twenty-five years of follow-up in a patient with left hemisphere stroke. *Neurorehabili Neural Repair* **24**(9)：871-875, 2010.
5) Rothi LJG et al：Apraxia：The Neuropsychology of Action. Psychology Press, Hove, 1997.
6) 原 寛美・他：観念失行患者におけるADLの問題点―「実行しているADL」について．総合リハ **22**：111-119, 1994.
7) Bisiach E et al：Unilateral neglect of representational space. *Cortex* **11**：129-133, 1978.
8) Arguin M et al：Evidence for an independent stimulus-centered special reference frame from a case of visual hemineglect. *Cortex* **29**：349-357, 1993.
9) Fara M et al：Frames of reference for allocating attention to space：Evidence from the neglect syndrome. *Neuropsychologia* **28**：335-347.1990.
10) Myeys PS et al：Right hemisphere Damage：Disorders communication and cognition. Thompson Learning, London, 1999（宮守孝史監訳：右半球損傷；認知とコミュニケーションの障害，協同医書出版社，2007.）

参考図書

1) 山鳥 重：神経心理学入門，医学書院，1985.
2) 平山惠造，田川皓一（編）：脳卒中と神経心理学，医学書院，1995.
3) 小宮桂治（編）：よくわかる脳の障害とケア，南江堂，2013.
4) 町田 徹：CT/MRI画像解剖ポケットアトラス1 頭部・頸部，第3版，メディカル・サイエンス・インターナショナル，2008.
5) 杉浦和郎：イラストによる中枢神経系の理解，第3版，医歯薬出版，1988.
6) 平山惠造，河村 満：MRI脳部位診断，医学書院，1993.
7) 石合純夫：高次脳機能障害学，医歯薬出版，2003.
8) 波多野和夫・他：言語聴覚士のための失語症学，医歯薬出版，2007.

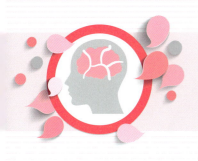

3. 後大脳動脈領域病巣の脳画像読影

1. 基礎的事項の確認

　後大脳動脈（posterior cerebral artery；PCA）領域病巣の脳画像所見を読影するためには，最低でもこの動脈が灌流する5つの脳領域，つまり3つの皮質枝領域と2つの穿通枝領域について確認することが必要です．

> **演習問題①**
>
> 　後大脳動脈の血管走行（図3-1, 3-2）と血管支配領域（図3-3, 3-4）を参考に灌流する6つの脳領域を答えなさい．

ヒント

　まず，後大脳動脈は図3-1のように脳幹レベルの橋腹側下端で左右の椎骨動脈が合流した脳底動脈から分かれ，図3-3, 3-4に示すように後頭葉の外側面と内側面を中心に側頭葉の下面

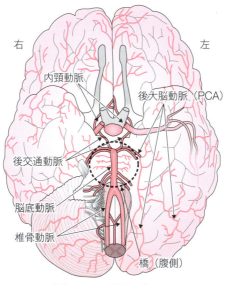

図3-1　脳底部からみた後大脳動脈

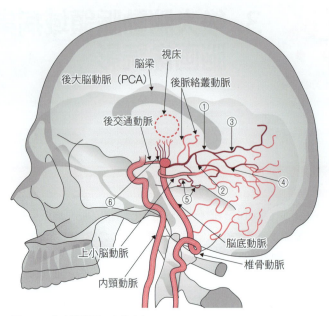

図3-2 後大脳動脈の血管走行
①内側後頭動脈（内後頭動脈），②外側後頭動脈（後頭側頭動脈），
③頭頂後頭動脈，④鳥距動脈，⑤側頭動脈群，⑥視床穿通動脈群.

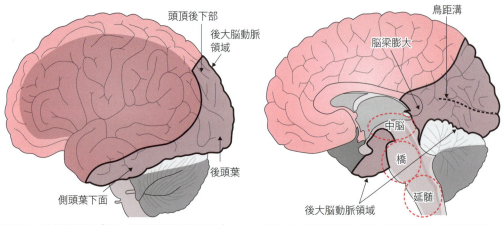

図3-3 左脳外側面（後大脳動脈領域：囲み部分）　　図3-4 左脳内側面（後大脳動脈領域：囲み部分）

や脳梁膨大を灌流しています．そして，ここからは少し難しくなりますが図3-2 をよくみてください．側面からみた後大脳動脈の血管はまず上方の視床に向かう細かい血管，つまり⑥視床穿通動脈群と第3脳室と側脳室の脈絡叢に血液を供給する後脈絡叢動脈を分枝して，下方の⑤側頭動脈群を出しながら，大きく内側系の分枝である①内側後頭動脈と外側系の分枝である②外側後頭動脈の2つの枝に分かれ，さらに①内側後頭動脈は，③頭頂後頭動脈と④鳥距動脈に分かれています．この辺りは非常に複雑ですので，最初はあまり気にしなくても大丈夫です．

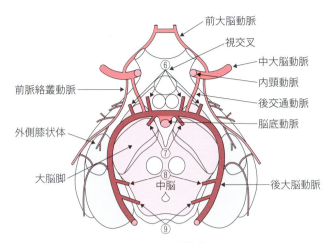

図 3-5 中脳レベルの後大脳動脈の血管走行
⑥視床穿通動脈群,⑦傍正中動脈群,⑧短周辺動脈群,⑨長周辺動脈群.

次に,図 3-5 は中脳レベルの後大脳動脈の走行を示したもので上が腹側,下が背側を表しています.後大脳動脈は中脳(蝶が羽を広げた形)を取り囲むように後方に向かって伸びながら,中脳に向かって⑦傍正中動脈群,⑧短周辺動脈群,⑨長周辺動脈群の 3 つの血管を出していることが確認できます.

それでは,答えはできたでしょうか.5 つの領域について確認してみましょう.

> **解答①**
>
> 後大脳動脈の灌流領域
> ①後頭葉皮質・皮質下白質(舌状回,紡錘状回,楔部などを含む)
> ②側頭葉内側下面(海馬,海馬傍回を含む)
> ③頭頂葉後下部
> ④中脳
> ⑤脳梁膨大
> ⑥視床

どうでしたか.難しかったでしょうか.①後頭葉皮質・皮質下白質,②側頭葉内側下面,③頭頂葉後下部,④中脳,⑤脳梁膨大,⑥視床は答えられたでしょうか.しかし,一歩踏み込んで考えるなら,後大脳動脈領域の病巣を理解するためにもう少し後大脳動脈の血管について整理する必要があるのでここにまとめておきましょう.

> **後大脳動脈（PCA）の血管**
> ①内側後頭動脈（内後頭動脈），②外側後頭動脈（後頭側頭動脈），③頭頂後頭動脈，④鳥距動脈，⑤側頭動脈群，⑥視床穿通動脈群，⑦傍正中動脈群，⑧短周辺動脈群，⑨長周辺動脈群，⑩内側および外側後脈絡叢動脈
> （①，③，④は内側系の分枝，②は外側系の分枝，⑦，⑧，⑨は，中脳への分枝）

補足

　後大脳動脈から内頸動脈に向かって左右の後交通動脈が分枝します．図 3-6 の MRA 画像に示したが，脳底動脈から後大脳動脈が分枝した後の後交通動脈の分枝までの非常に短い間の血管を脳底交通動脈とよぶので注意してください．後大脳動脈の血管支配領域として側頭葉内側下面，後頭葉皮質・皮質下白質，頭頂葉後下部，脳梁膨大，視床，中脳が重要だが，側副血行路の発達の良し悪しでは，内側後頭動脈が灌流している中大脳動脈との分水領域（頭頂後頭葉移行領域）も重要な部位になるので合わせて頭の片隅に置いてください．

　これらの領域の重要な解剖学的部位を実際の脳画像（MRI FLAIR 強調画像：FLAIR 強調画像では脳室が黒）に置き換えて確認してみましょう．図 3-7 をみてください．まず，後大脳動脈領域を大まかに確認し，d をみてください．中脳（すこし蝶が羽を広げた形）がみえますね．このレベルでは側頭葉内側の海馬を押さえておきましょう．e では中脳（しっかりと蝶が羽を広げた形）とその下にある小脳を確認しながら，側方にみえる側頭葉内側の海馬傍回，側頭葉から後頭葉内側の点線で囲まれた内側の舌状回と外側の紡錘状回を確認してください．

　次に，f と g をみてください．この画像では第 3 脳室の側方と側脳室前角と後角の間に視床がみえます．また，もう一つ大切な部位として，左右の後頭葉を連絡する脳梁膨大についても押さえておきましょう．なお，脳梁膨大は画像のスライスの角度によっては g より h の画像

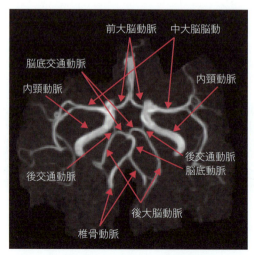

図 3-6　MRA 画像における後大脳動脈領域

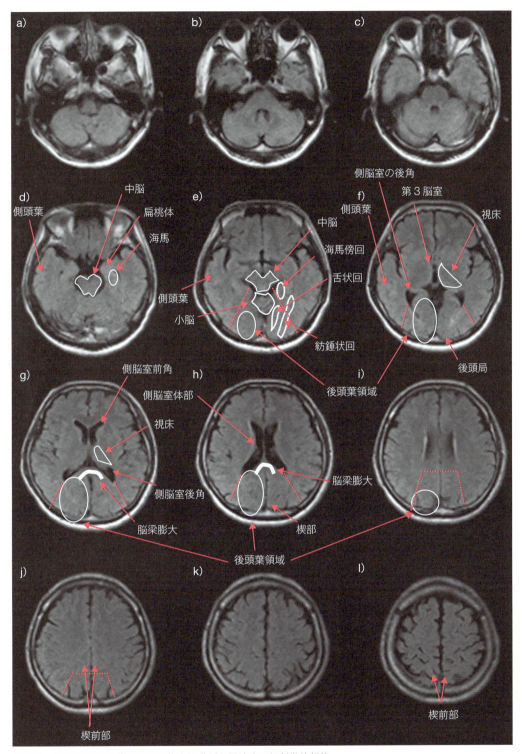

図3-7 MRI FLAIR画像における後大脳動脈と関連する解剖学的部位
後大脳動脈領域(赤点線内側).

にみられる側脳室体部（そら豆の形）の下方に現れることがあるので注意が必要です．

基礎的事項の確認はこのくらいにして，次は後大脳動脈領域の脳画像の演習に入ります．

2. 画像読影（演習）

Case3　68歳女性 陳旧性脳梗塞の症例

> **演習問題②**
>
> 図3-8の脳画像をじっくりみてみましょう．16枚のMRI FLAIR画像で構成されています．病巣が確認できるのはどれでしょうか．a〜pまでの記号を選択しなさい．（複数選択可）

> **ヒント**

　MRI FLAIR画像で慢性期の脳梗塞を読影すると梗塞巣は通常高信号域ですが，necrosis（壊死）を起こすと脳室の髄液と同じように黒い信号で描出されます．したがって，画像の左上側（脳の低いレベル）から右上側に，ポイントとなる脳の構造（特に脳室の形）をみながら明らかに左右対称でない黒い信号を注意深く探していくことが重要です．

　まず5枚（a〜e）の画像では，細かい点は省いて明らかな左右非対称な病巣はありません．しかし，fの右側頭葉の内側面あたりから黒い低信号域があり，g, hの中脳（蝶の形）の右下側からiの右側脳室の後角後方に黒い低信号域がみえるのが確認できます．また，気がついた方がいるかもしれませんが，f, g, hの左側頭葉と後頭葉の内側にも黒い低信号域があるので注意が必要です．

　なお，側脳室周囲には白い高信号域があるが，これは脳の白質構造の粗くなった状態であり，非特異的な白質病変，慢性虚血性変化（leukoaraiosis）とよばれます．病理学的には虚血性変化や髄鞘が少ない状態が考えられているが，実際のところははっきりしないのが現状で，ここではあまり深く考えないことにします．また，陳旧性脳出血でもMRI FLAIR画像で低信号域となることがあります．この場合はMRI T2強調でも低信号域ですが，陳旧性脳梗塞は高信号域なので区別できます．

> **解答②**
>
> f, g, h, i

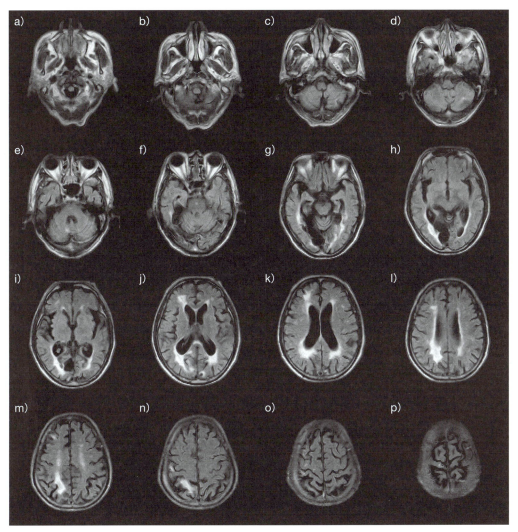

図3-8　Case3のMRI FLAIR画像

演習問題③

問題②で，選択したMRI FLAIR画像について具体的な病巣を考えながらカッコ内から正しいと思う用語を選択して読影を完成しなさい．（複数選択可）

MRI FLAIR画像（図3-8 f, g, h, i）にて，（前大脳動脈領域・中大脳動脈領域・後大脳動脈領域），右（前頭葉・側頭葉・頭頂葉・後頭葉）（外側・内側・底部），（被殻・視床・舌状回・紡錘状回・海馬傍回・楔部）を中心に，4スライスにわたる（高信号域・低信号域）を認める．また，左後頭葉・側頭葉内側領域にも限局した低信号域を認める．

ヒント

今回は少し難しい画像なので選択したf, g, h, iの画像とその下に後大脳動脈の血管支配のイラストを図3-9に用意しました．何も指示はないので右側が左半球，左側が右半球になります．

まず，4枚の画像の病巣が後大脳動脈の領域内に入っていることを確認してください．次に，fをみてください．脳幹の橋（団子状の形）がみえます．このレベルでは，右の側頭葉の内側（海馬傍回）に低信号域があることが確認できます．

次にgとhをみてください．中脳（蝶の羽の形）がみえます．このレベルでは右の側頭葉・後頭葉底部内側（舌状回・紡錘状回・海馬傍回）に低信号域が確認できます．注意しないと見落とすかもしれないが，左の側頭葉内側下面（海馬傍回）にも限局した低信号域が確認できます．

最後にiをみてください．右後頭葉内側（楔部を含む）領域に低信号域を認めます．いかがでしょうか．理解できたでしょうか．それでは，もう一度図3-8に戻り画像を読影してみましょう．

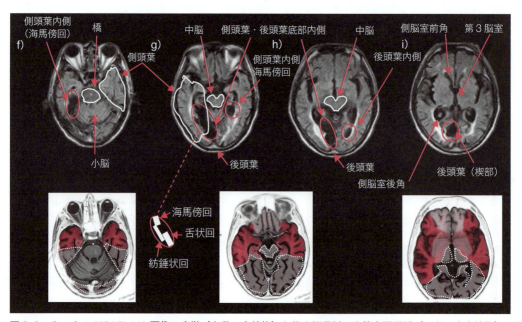

図3-9 Case3のMRI FLAIR画像の病巣（上段：赤線枠）と後大脳動脈の血管支配領域（下段：白点線枠）

解答③

MRI FLAIR画像にて，<u>後大脳動脈領域，右側頭葉・後頭葉</u>（後頭側頭あるいは側頭後頭葉）<u>内側・底部，舌状回・紡錘状回・海馬傍回・楔部</u>を中心に，4スライスにわたる<u>低信号域</u>を認める．また，左後頭葉・側頭葉内側領域にも限局した低信号域を認める．

> **補足**
>
> 図 3-8 の画像の解答には，g～n にみられる脳室周囲の白い高信号域も含めて読影したい場合は，「なお，両側側脳室周囲白質に leukoaraiosis を認める．」を付け加えてもよいと思います．

3. 予想される症状

それでは，読影した脳画像からどのような症状が考えられるでしょうか．予想される症状について，神経学的・神経心理学的な知識に基づいて考えてみましょう．

①相貌失認

症例のような両側の側頭葉・後頭葉内側（海馬傍回・舌状回・紡錘状回などを含む）領域の病巣では，自分がよく熟知した人の顔（熟知相貌）がわからなくなる相貌失認の症状が予想されます．相貌失認では視覚以外の情報，たとえば眼鏡，髪型，髭，服装，声，日常つけている香水などを手がかりにして同定は可能です．臨床的特徴として，患者自身は人の顔が「皆同じようにみえる」「霧の中でみているようだ」などと訴えるが，認知機能が低下している高齢者の患者などでは訴えないことがあるので注意が必要です．障害のメカニズムについては，De Renzi ら[1] の視知覚レベルと視知覚から記憶との照合レベルの 2 つの処理過程を分けて考える立場，Benson ら[2] の 2 つの処理過程を統合して考える立場，Bruyer ら[3] の意識（overt）レベルでは顔の認識ができないが無意識（covert）レベルでは顔の熟知感がある立場など，さまざまな議論がされています．病巣は両側側頭葉・後頭葉内側だけでなく，一側病変（特に右側頭葉・後頭葉内側病変）でも生じる可能性があるので注意が必要です．

②物体失認（狭義の視覚性失認）

両側性の後大脳動脈領域の病巣では，対象（物品など）の形態をみただけでは，それが何であるかわからない物体失認の症状が予想されます．もちろん，基礎的な視覚機能に問題はなく，視力や視野の障害によってもわからないのではありません．Lissauer ら[4] はこの症状を形態そのものがわからない（統覚型），形態はわかるが意味と結びつかない（連合型）に分け，Riddoch ら[5] は統覚型と連合型に中間型（統合型）を加え 3 つに分けています．統覚型は一酸化炭素中毒など後頭葉領域のびまん性病変で生じるので臨床上は稀な症状であり，むしろ後大脳動脈領域の脳血管障害では統合型や連合型が生じるので見逃さないようにしてください．特に連合型視覚性失認の病巣は両側の後大脳動脈領域，後頭側頭葉病変が多いです．なお，一側の左後頭葉を中心に側頭葉や頭頂葉との境界領域でもみられることがあるので注意が必要です．

③街並失認

右側の後大脳動脈領域の病巣では，よく知っている建物や風景がいままでみたことがない新しい建物や風景として感じられ，結果として目印として活用できないために道に迷ってしまう街並失認の症状が予想されます．一般に道に迷う症状は地誌的見当識障害といい，街並失認（新しい建物や風景として感じてしまう）と道順障害（街並はわかるが自分の置かれている位置や

方向がわからない）に分けて考えるので注意してください．責任病巣は右側頭葉・後頭葉内側部（海馬傍回・舌状回の後半部・紡錘状回）が指摘され，相貌失認との合併例もあるので頭に入れておいてください[6]．

④視野障害

後大脳動脈領域では必ずといってよいほど視床の外側膝状体から放射状に伸びる視放線や後頭葉皮質の障害がみられ，右後大脳動脈領域では左視野（左後大脳動脈領域では右視野）の障害がみられます．また，鳥距溝（図3-4）を中心に上方や視放線の上部では下四分の一半盲，下方や視放線の下部では上四分の一半盲がみられます．なお，両側後大脳動脈領域の病巣では視覚野の障害により皮質盲となり（中大脳動脈の側副血行路の発達がよい場合は症状が現れないこともあります），その場合はみえないのにみえるというような盲に対する否認（Anton症候群）を伴うこともあるので注意が必要です．

⑤大脳性色盲

右側の側頭葉・後頭葉（紡錘状回を含む）の病巣では，左の視野に色彩のない白黒の画面（モノトーン）になってしまうような色盲を生じることがあるので注意が必要です．なお，両側後頭葉の病変では，地誌的見当識障害や相貌失認との合併が多いといわれています[7]．

⑥記憶障害

症例のような両側性の後大脳動脈領域（側頭葉内側底面を含む）の病巣では，背景症状としての記憶障害は必ず確認することが大切です．なぜなら，後大脳動脈は海馬や側頭葉内側底面の多くを灌流するからです．一側性の左後大脳動脈の閉塞でも記憶障害が生じることもあり，高齢での発症では見当識障害，意欲の低下，confusionに加え，高い頻度で急性の血管性認知症（VaD）も生じる可能性があるので注意してください[8]．

⑦左半側空間無視

症例のような両側後大脳動脈領域，特に右側頭葉・後頭葉底部内側（海馬傍回を含む領域）では，Mortらが指摘する左半側空間無視の症状も考えておきましょう（右後大脳動脈領域で特に右後頭葉の病巣においては，左半側空間無視が生じる症例と広汎な病巣でも生じない症例が存在し結論が出ていないため）[9,10]．

⑧視床症候群

後大脳動脈の穿通枝は視床の大部分を灌流しているため，後大脳動脈の閉塞はさまざまな視床に関連した症状を生じさせることがあります．なお，詳細は視床の画像診断の項を参照してください．

⑨中脳症候群

後大脳動脈の穿通枝は中脳を灌流しているため，血管支配から考えると何らかの中脳の症状が混在して生じる可能性は否定できません．したがって，臨床的には念のため頭の片隅に留めておきましょう（詳細は中脳の画像読影の項p156～を参照）．

4. リハビリテーション介入のポイント（認知面を中心に）

　両側あるいは一側性の後大脳動脈領域（側頭葉・後頭葉底部内側）の脳梗塞に対するリハについては，残念ながら今のところ確立されたものはありません．したがって，この領域の脳梗塞では血管支配がさまざまな領域に及び，症状の表現型が多様な組み合わせとなって現れる可能性があるため，まずは適切な評価を行うことがリハの第一歩であると考えます．後大脳動脈領域の脳梗塞においては，側頭葉内側領域（海馬）では記憶障害，視床への穿通枝領域では注意障害や記憶障害，視放線や後頭葉視覚野では視野障害，両側性の後頭葉皮質領域では皮質盲やそれに合併する Anton 症候群，高齢での発症では血管性認知症による判断力の低下などがみられます．これらの背景症状の影響を常に考えながら，高次視知覚機能の障害（相貌失認，視覚性失認，街並失認，大脳性色盲など）の評価を正確に進め，テイラーメイドなリハにつなげられるように工夫することが重要です（注意障害，記憶障害，知的機能の低下が背景にある場合は，高次視知覚障害は非常に不鮮明となります）．

　そうはいっても，具体的なリハとなると現実的には難しいと思います．そこで，ある程度の羅針盤的内容を用意したので参考にしてください．

　相貌失認には，相貌以外の視覚特性（髪型，服装，歩行の特徴）や聴覚特性（人の声），臭覚特性（香水，コロン），触覚特性（顔，耳，鼻，頭，体）などの視覚以外のモダリティを用いた代償手段の活用があげられます．相貌失認の症状は個人によって微妙に異なり，なかには実際には認知できない家族の顔であっても，意識下のレベルでは親近性を感じている症例もあります．このような場合は，顔の認識以外に意識下の情動機能（親近性など）へ働きかける訓練も試してみる価値があります．

　視覚性失認には，2 次元で表記された線画や写真をみるのは難しいため，特別な症例を除きできるだけ実物品を用いて触覚（材質・形態），温度覚，重量覚などの体性感覚を活用した訓練を行うようにしてください．臨床的には少ないですが視覚性失認のあるタイプ（統覚型：視覚的形態把握ができない）では，行為の際に意識下で視覚情報を利用している場合もあります．たとえば，視覚失認のため金槌の形態がわからなくても，道具として金槌を使う場合は金槌に手を伸ばし，柄を握る前にすでに金槌の柄にあった手の形（シェイプ）が正確につくられる現象がみられます．つまり，物を単なる物品としてではなく積極的に道具として活用し，意識下での行為のための視覚機能に焦点を当てた訓練も考えてみる必要があります[11]．

　街並失認では，熟知した建物や風景が新しい見慣れない建物や風景に感じてしまい，自分の今いる位置がわからなくなってしまいます．熟知した場所であれば「ここから 3 番目の通りの郵便局のポストを左に曲がって」，院内であれば「この先を真っすぐ行って消火栓があるところを右に行って」など，道順を口述することで確認を行い，看板の文字や絵，指標となる物の特徴などの代償手段を活用します．また，視覚性記憶が低下している場合では，指標となる物（ポストや消火栓など）を実際に手で触るなど体制感覚の活用も試みる価値はあります．

　記憶障害には，坂爪[12] の①障害された機能を反復練習する，②障害機能と残存機能を統合して目標を達成する，③機器や道具などの何らかのデバイスを活用する，④実生活上の具体的な行動を形成・維持・変容・除去する，⑤生活環境内の情報を整理して適応を図る方法などがあります．特に後大脳動脈領域の記憶障害には視覚機能に何らかの問題が予想されるため，ア

ラーム機能がついたデバイスを活用し，一日の個々のスケジュールと時間を連動させ，音声表示で知らせるなどの工夫が役立つと考えます．

5. リハビリテーション介入のポイント（運動面を中心に）

　後大脳動脈の障害では，運動麻痺そのものの問題は少ないと考えられますが，視覚性失認や一側の障害による同名性半盲，両側の障害による皮質盲などの視覚系の障害が主な症状として確認されます．そのため臨床場面では，運動障害を伴わないリハをどのように遂行するかが非常に苦慮するところです．

　視覚性失認とは，視覚性に示された物品の認知障害であり，触覚などの感覚を通しての認知は保たれている障害のことを指します．Lissauerの古典的分類に従えば統覚型と連合型に大別されるといわれています．そのうち「統覚型視覚失認」は，視知覚情報からの物品としてのイメージを脳内に再現するまでの段階の処理障害と考えられており，「連合型視覚失認」は，形成された物品のイメージと意味に関する知識・記憶との連合障害と考えられています．いずれにせよ物品の認知に十分な視力・視野が保たれているにもかかわらず，物品をみて何であるかがわからない状態であり，呼称することも口頭や身振りで使用法を説明することもできない状態であるといえます．

　このような症例へのリハは統覚型，連合型いずれであっても，実物の視覚性認知が線画や写真よりも容易であるという報告があります．しかし，実際の臨床場面においては，実物の認知処理が困難なことも少なくなく，この場合，物品をさまざまな角度から観察したうえで，手にとって触覚性認知も加えて対象を認知するようにかかわることが重要だと思われます．以下に具体的なアプローチの一つを紹介します．

　前述のとおり，麻痺は軽度なことが多いので患者を立位にさせ積極的に体幹や麻痺側股関節周囲筋群の活動性を要求し，立位バランスと両上肢の参加が同時に練習できるよう環境設定を行います．さらに，前方にテーブルを置きテーブル上には硬貨を置きます．1円，5円，10円，500円など患者の記憶と照合でき，かつ大きさや触った感触が異なる物を置くようにします．初めは硬貨の場所をしっかり視覚的に確認させておき，実際に触れてもらい硬貨の名前を呼称してもらいます．次に硬貨の上にタオルをかけ，視覚的にはみえない状況にしてから麻痺側上肢にて触覚性認知のみで硬貨を探索させます．セラピストは，麻痺側上肢の麻痺の程度に合わせて肘関節や手関節部から麻痺側方向への重心移動を誘導しながら硬貨に対しての触圧覚情報を強調し，患者の記憶情報と照合させていきます．それでも患者が認識しにくい場合は，患者自らがタオルをまくり上げ視覚的に硬貨を確認しながら，対象物と視覚，触覚情報をマッチングさせていくようにかかわっていきます．セラピストは慌てず患者の反応をじっくり待ち，ゆったりとした雰囲気をつくり出すことが大切です．

　治療で選択する物品は，患者の慣れ親しんだ用途が互いに関連するものから始めていき，次第に物品同士が関連性のないものなど難易度を上げていくようにします．

文献

1) De Renzi E et al：Apperceptive and associative forms of prosopagnosia. *Cortex* **27**(2)：213-221, 1991.
2) Benson DF et al：Visual form agnosia. A specific defect in visual discrimination. *Arch Neurol* **20**：82-89, 1969.
3) Bruyer R et al：A case of prosopagnosia with some preserved covert remembrance of familiar faces. *Brain Cogn* **2**：257-284, 1983.
4) Lissauer H：Ein Fall von Seelenblindheit nebst einem Beitrage zur Theorie derselben. *Arch Psychiatr Nervenkr* **21**：222-270, 1890.（波多野和夫，浜中淑彦：H.Lissauer―精神盲の1症例とその理論的考察1～3．精神医学 **24**：93-106, 319-325, 433-444, 1982.）
5) Riddoch MJ et al：A case of integrative visual agnosia. *Brain* **110**：1431-1462, 1987.
6) 高橋伸佳：神経心理学コレクション 街を歩く神経心理学，医学書院，2009.
7) Zeki S：A century of cerebral acromatopsia. *Brain* **113**：1721-1777, 1990.
8) Benson DF et al：The amnestic syndrome of posterior cerebral artery occlusion. *Acta Neurol Scand* **50**：133-145, 1974.
9) 石合純夫：神経心理学コレクション 失われた空間，医学書院，2009.
10) Mort DJ et al：The anatomy of visual neglect. *Brain* **126**：1986-1997, 2003.
11) Goodale MA et al：A neurological dissociation between perceiving objects and grasping them. *Nature* **349**：154-156, 1991.
12) 坂爪一幸：代償手段（特集 記憶障害とリハビリテーション 何を評価し，どのように治療するか）．総合リハ **30**：321-327，2002.

参考図書

1) 山鳥 重：神経心理学入門，医学書院，1985.
2) 平山惠造，田川皓一（編）：脳卒中と神経心理学，医学書院，1995.
3) 小宮桂治（編）：よくわかる脳の障害とケア，南江堂，2013.
4) 町田 徹（監訳）：CT/MRI画像解剖ポケットアトラス 第1巻 頭部・頸部，第3版，メディカル・サイエンス・インターナショナル，2008.
5) 杉浦和郎：カラー版イラストによる中枢神経系の理解，医歯薬出版，1988.
6) 平山惠造，河村 満：MRI脳部位診断，医学書院，1993.
7) 石合純夫：高次脳機能障害学，医歯薬出版，2003.
8) 江藤文夫・他：臨床リハ別冊 高次機能障害のリハビリテーション Ver.2．医歯薬出版，2006.

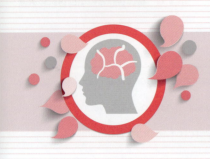

4. 視床動脈領域（視床）の脳画像読影

1. 基礎的事項の確認

　視床動脈領域（視床）病巣の脳画像所見を読影するためには，まず，複雑な視床の解剖学について確認する必要があります．つまり，脳幹の上部にある一対の卵の形をした視床を構成する視床核群と視床動脈をどの程度理解しているかが重要です．さて，どのような視床核群や視床動脈があるのでしょうか．

> **演習問題①**
>
> 　図4-1，4-2を参考にして，視床核群の解剖学的名称について答えなさい．

ヒント

　視床の解剖学は非常に複雑で理解しづらいですが，図4-1，4-2からわかるように，左右の視床は視床間橋で結合し，やや後下方に傾いた形態で，中身は神経核がぎっしり詰まり，長軸が約4cmの構造を呈しています．視床の周りには，視床の外側を覆うような鎧（視床網様核）があり，さらに視床はYの字の壁（内側髄板）によって，①前核群（anterior nucleus group；A），②内側核群（medial nucleus group；M），③外側核群（lateral nucleus group；L）の3つの領域に区別されています．①前核群と②内側核群は発生学的に順序づけられ古視床とよばれ，③外側核群は新視床とよばれています．

　少し細かいですが，Yの字の壁（内側髄板）のなかにはいくつかの細胞がギュッと詰め込まれた細胞集団（髄板内核，正中中心核）が2つあります．図4-1ではYの字の壁のなかにあるためみえませんが，図4-2をみると小さいですが髄板内核（intralaminar nucleus；IN）と黒点線で囲まれた楕円形の正中中心核（centromedian nucleus；CM）があるので注意してください．

　次に古視床のなかで，①前核群は構造上このまま覚えてよいですが，②内側核群は少し補足的な説明が必要です．つまり，内側核群には背内側核（mediodorsal nucleus；MD）とその他の内側核群がありますが，それに加え，さらに内側（左右の視床が結合する領域）にある正中核群（室傍核，菱形核，結合核：左右の視床を橋渡しする視床間橋）も含むので注意が必要です．

第 2 章　脳血管障害の脳画像読影演習

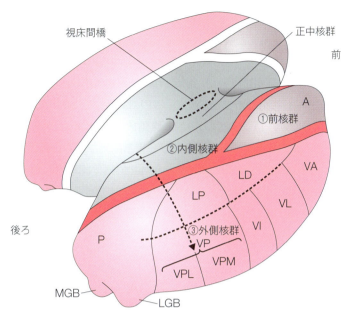

A：前核群，P：視床枕核，LP：後外側核，LD：背外側核，VP：後腹側核，VPL：後外側腹側核，VPM：後内側腹側核，VI：中間腹側核，VL：外側腹側核，VA：前腹側核，MGB：内側膝状体，LGB：外側膝状体．

図 4-1　一対の視床の模型図

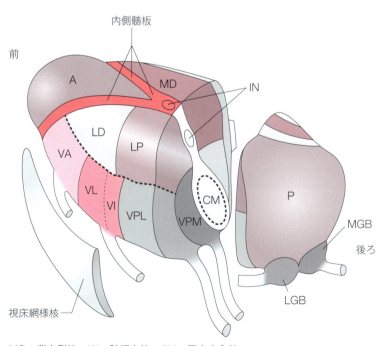

MD：背内側核，IN：髄板内核，CM：正中中心核．

図 4-2　左視床核群

新視床である③外側核群は，視床の核群のなかで最も細かく分かれ複雑だが，図4-1, 4-2のように点線によって上下（外側と腹側）の構造に分けることができます．下部（腹側）は前から後ろに向かって，前腹側核（ventral anterior nucleus；VA），外側腹側核（ventral lateral nucleus；VL），中間腹側核（ventral intermediate nucleus；VI），後腹側核（ventral posterior nucleus；VP）に分かれ，後腹側核（VP）はさらに外側の後外側腹側核（ventral posterolateral nucleus；VPL）と内側の後内側腹側核（ventral posteromedial nucleus；VPM）に分かれます．また，上部（外側）は前から後ろに向かって，背外側核（lateral dorsal nucleus；LD）と後外側核（lateral posterior nucleus；LP）に分かれます．

最後尾には視床枕核（pulvinal nucleus；P），視床枕核の後腹側部には視覚伝導路の中継核である外側膝状体（lateral geniculate body；LGB）と聴覚伝導路の中継核である内側膝状体（medial geniculate body；MGB）があるので再確認してください．以上，ここまでが視床の解剖学的基礎となります．

> **解答①**
> ①前核群：前核
> ②内側核群：背内側核，正中核群
> ③外側核群：腹側（前腹側核，外側腹側核，中間腹側核，後腹側核，後外側腹側核，後内側腹側核），外側（背外側核，後外側核）
> ④視床枕核，外側膝状体，内側膝状体
> ⑤視床網様核，内側髄板（髄板内核，中心正中核）

> **演習問題②**
> 図4-3, 4-4を参考にして，視床に流入する視床動脈群（主な穿通枝の動脈）を4つ答えなさい．

ヒント

図4-3は，左横から眺めた視床の主な核と血管の模式図です．①の血管は左の内頸動脈（internal carotid artery；ICA），②は脳底動脈（basilar artery；BA）で，視床を灌流する動脈は⑥～⑨の4つの穿通枝から成り立っているのが確認できます．

第1の穿通枝は後交通動脈（posterior communicating artery；Pcom A）から出た⑥視床灰白隆起動脈（thalamotuberal artery；TTA），第2の穿通枝は後大脳動脈（posterior cerebral artery；PCA）が後交通動脈で分かれる手前にある③脳底交通動脈（basilar communicating artery；BAcom）から出た⑦視床穿通動脈（thalamoperforate artery；TPA）

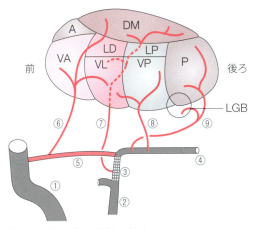

図4-3　左視床動脈群の血管走行
①内頸動脈, ②脳底動脈, ③脳底交通動脈, ④後大脳動脈, ⑤後交通動脈, ⑥視床灰白隆起動脈, ⑦視床穿通動脈（傍正中視床動脈）, ⑧視床膝状体動脈, ⑨後脈絡叢動脈.

図4-4　左視床核群と関連する大脳皮質領域

または，傍正中視床動脈（paramedian thalamic arteries；PTA），第3の穿通枝は後大脳動脈から出た⑧視床膝状体動脈（thalamogeniculate arteries；TGA）と同じく後大脳動脈から出た⑨後脈絡叢動脈（posterior choroidal arteries；PchA）から成り立っています．なお，後脈絡叢動脈はさらに内側と外側に分かれるが，ここではこのぐらいにしておきましょう．以上，ここまでが視床動脈群についての基礎となります．

> **解答②**
> ①視床灰白隆起動脈（TTA）
> ②視床穿通動脈（TPA），または，傍正中視床動脈（PTA）
> ③視床膝状体動脈（TGA）
> ④後脈絡叢動脈（PChA）（外側，内側）

➕ 補足

視床の解剖学と視床を灌流する視床動脈群の基礎を踏まえて，視床が大脳皮質のどの領域と密接な関係（線維連絡）があるのか押さえましょう．図4-3と図4-4を対比してみてください．
　前核群（A）には帯状回や海馬との線維連絡があることを確認してください．前核は海馬を含む記憶の回路と関連することが理解できると思います．内側核群（DM）では背内側核（DM）が前頭葉との線維連絡があることを確認してください．特に外側面（前頭前野）との線維連絡では作業記憶や遂行機能と関連し，眼窩面を含む内側面との線維連絡では情動活動や自律神経活動と関連しているのでしっかりと押さえておきましょう．
　前腹側核（VA），外側腹側核（VL）には，運動野や前運動野と線維連絡があり，中脳，大脳基底核，小脳とともに運動の制御と関連しています．残りの背外側核（LD），後外側核（LP），

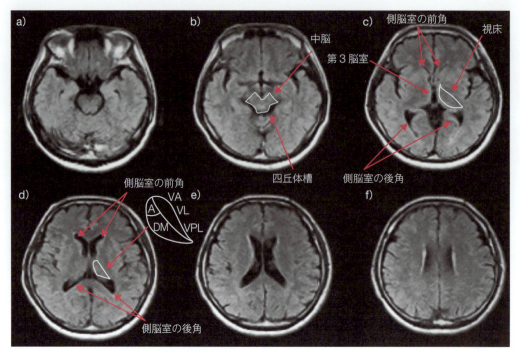

図4-5　MRI FLAIR画像における視床領域と関連する解剖学的部位

　視床枕核（P）は，高次の立体認知や感覚情報の統合に関連していることを確認しておきましょう．
　最後に，視床の外側を覆う視床網様核は視床本体との線維連絡を介して視床の興奮性の調節に関連し，視床の構造を隔てるYの字の内側髄板のなかにある髄板内核や中心正中核は中脳網様体や脊髄からの上行性の線維入力と大脳皮質からの下行性の線維入力を受け，大脳皮質の活動を調整する機能に関連しています．
　それでは，視床領域の画像読影を行ううえで，特に重要な解剖学的部位について実際の脳画像（MRI FLAIR画像：MRI FLAIR画像では脳室が黒）に置き換えて確認してみましょう．図4-5をみてください．視床を大まかに確認するとcでは非常に鮮明にみえる側脳室の後角と特に重要な第3脳室（縦長の鼻の形）が確認でき，視床がちょうど第3脳室の側方にベッタリとくっついた形がわかります．次に側脳室の前角と後角が分かれたdでは，側脳室の後角に乗るように視床が確認できます．確認できる主な視床核の大まかな位置を略語で示したので参照してください．
　最後に視床の画像読影にあたっては，画像のスライスの切り方（角度）によって第3脳室や側脳室の前角や後角のみえ方が若干変わることがあります．基本は第3脳室や側脳室の前角と後角が分離してみえるスライスが重要であり，定石として覚えておくとよいと思います．可能であれば視床がみえる1枚上と1枚下，つまり図4-5のd（蝶の羽根の形の中脳と四丘体槽がみえるスライス）とe（そら豆の形をした側脳室体部と放線冠がみえるスライス）も視床の病巣が上下に進展した際には役立つので合わせて覚えておいてください．

2. 画像読影（演習）

Case4　61歳女性 視床出血の急性期の症例

📝 演習問題③

図4-6の脳画像をじっくりとみてみましょう．4枚のCT画像から構成されていますが，これらの脳画像から，病巣が確認できるのはどれでしょうか．a〜dまでの記号を選択しなさい．（複数選択可）

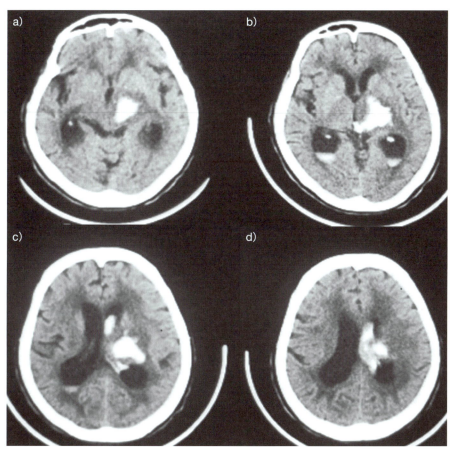

図4-6　Case4のCT画像

💡 ヒント

まず CT 画像をみると左右の指定がないので画像の右側が左半球，左側が右半球になります．急性期の脳出血の読影では，出血は白い高吸収域で表現されます．したがって，画像の左上側（脳の低いレベル）から右上側，そして左下側から右下側にポイントとなる脳の構造（脳室の形）をみながら，明らかに左右対称でない白い信号を注意深く探していくことが重要です．

そうすると，a（図 4-5b と c の中間のスライスに相当）と b（図 4-5c と d の中間のスライスに相当）では，細かい点はさておき，第 3 脳室（縦長の鼻の形）の横や左側脳室前角や後角の間にある視床に出血と思われる白い高吸収域があることがわかります．また，c（図 4-5d と e の中間のスライスに相当）と d（図 4-5 の e と f の中間のスライスに相当）では，出血を示す白い高吸収域が上方の左側脳室体部（そら豆の形）と一部放線冠に進展していることも確認できます．

さらに気がついた方もいるかもしれないが，b では出血の白い高吸収域が左視床から外側に進展し，真ん中にある第 3 脳室（細い縦長の鼻）と両側の側脳室の後角にも侵入していることがわかります．また，c や d では左側脳室体部（そら豆の形）に侵入していることが確認できます．ここからは少し難しいですが，もう一度 a を詳細にみると，左視床出血の白い高吸収域は内側下方の中脳（四丘体槽の前）に進展していることも確認できます．さて，病巣は選択できたでしょうか．これは非常に簡単ですね．

> **解答③**
>
> a, b, c, d

> **✏️ 演習問題④**
>
> 問題③で選択した CT 画像について，具体的な病巣を考えながらカッコ内から正しいと思う用語をすべて選択して読影を完成させなさい．
>
> CT 画像にて，（左視床・右視床）を中心に，外側は（内包前脚・内包後脚），上方は一部（放線冠・半卵円中心）に至る 4 スライスにわたる高吸収域を認める．なお，出血巣は（第 3 脳室，第 4 脳室，左側脳室後角，両側側脳室後角，左側脳室体部，両側側脳室体部）に穿破している．視床出血の分類は（Ⅰa，Ⅰb，Ⅱa，Ⅱb，Ⅲa，Ⅲb）である．

ヒント

視床の画像上の位置は，図 4-5 で再度確認するが，急性期の視床出血の画像を読影するにあたり，出血の大きさと出血の進展方向および周囲組織への影響について考えることが特に重要です[2]．

日本脳卒中学会の外科研究会による視床出血の分類では[1]，図 4-7 に示すように出血が視床に限局するタイプをⅠ型，内包に及ぶものをⅡ型，視床の下部の構造，つまり視床下部や中脳に及ぶものをⅢ型とし，各サブタイプで出血が脳室内に穿破しない場合を a，穿破した場合を b とし，Ⅰa，Ⅰb，Ⅱa，Ⅱb，Ⅲa，Ⅲb の 6 つのタイプに分類しています．なお，症例によっては一部上部の放線冠への進展もあるので注意が必要です．

臨床的には，Ⅱ型のように外側の内包後脚に進展すると神経学的に運動麻痺に加え感覚障害が強く出て，Ⅲ型のように下部中脳への進展では垂直性の眼球運動障害が出る可能性があるので注意してください．また，Ⅰb，Ⅱb，Ⅲb のように出血が脳室に穿破するタイプでは，比較的強い意識障害や場合によっては急性水頭症による認知機能の低下（血管性認知症）に十分注意する必要があります．

通常，視床出血では程度の差はあるが意識障害，注意障害，記憶障害を想定することは定石だが，Ⅱ型，Ⅲ型のように出血が視床の外側に進展した場合は，左視床出血では言語障害（失語様症状），右視床出血では左半側空間無視が出る可能性があり，これらの症状を視野に入れた対応

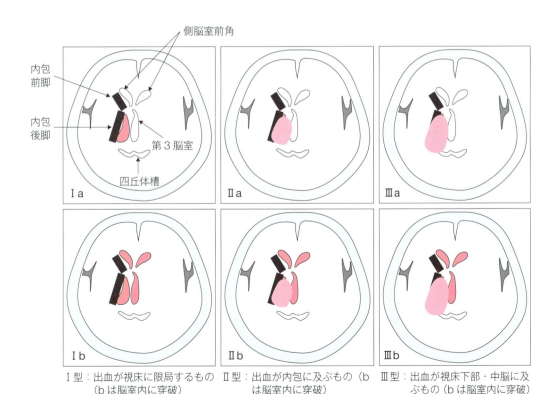

Ⅰ型：出血が視床に限局するもの（b は脳室内に穿破） Ⅱ型：出血が内包に及ぶもの（b は脳室内に穿破） Ⅲ型：出血が視床下部・中脳に及ぶもの（b は脳室内に穿破）

図 4-7 日本脳卒中の外科学会の視床出血の分類 (金谷，1978)[8]

を行うことが大切です．

> **解答④**
> CT画像にて，左視床を中心に，外側は内包後脚，上方は一部放線冠に至る4スライスにわたる高吸収域を認める．なお，出血巣は第3脳室，両側側脳室後角，左側脳室体部に穿破している．視床出血の分類はⅢbである．

3. 予想される症状

今回読影した脳画像からどのような症状が考えられるでしょうか．予想される症状について整理してみましょう．

①意識障害

視床の病巣（視床出血の急性期）では，意識障害が出る可能性が高いので注意が必要です．なぜなら，視床は覚醒水準ないし意識の維持に関与する上行性網様体賦活系の中継路として重要な役割があるからです．上行性網様体賦活系は主に中脳にある特殊な構造をした大細胞の網様体から，図4-2で説明した視床を分割するYの字の壁（内側髄板）のなかにある髄板内核を経由して，大脳皮質全体へ投射することで睡眠や覚醒を調節しています．そのため，視床病変（特に急性期）では，意識障害（睡眠覚醒リズムの異常を含む）が起こる可能性があります．病巣が中脳に進展するⅢa，Ⅲbタイプでは持続性の意識障害（睡眠覚醒のリズムの障害を含む）となることもあるので注意しましょう．

②注意障害

視床の病巣（視床出血の急性期から亜急性期）では，意識障害が改善しても注意障害が残存する可能性があります．つまり注意障害では，最初に多くの妨害刺激のなかから特定の刺激に反応する選択性注意（selective attention），ある一定の時間注意を傾ける持続性注意（sustained attention），一つの活動を中断し，より重要な他の活動に注意を向ける注意の変換（switching attention）や一度に2つ以上のことに同時に注意を向ける分配性注意（devided attention）などに分けて整理し，障害の程度を把握することが大切です．選択性注意は日常行動の一貫性に，持続性注意は覚醒状態の持続や覚醒の強さに，注意の転換や分配性注意は高次の注意機能として前頭葉機能（認知機能の制御）に関連するので合わせて確認しておいてください．

③記憶障害

視床出血では，記憶障害（特にエピソード記憶）が起こる可能性があります[4]．なぜなら，視床は2つの記憶回路であるPapez（パペッツ）の回路（海馬―脳弓―乳頭体―乳頭体視床路―視床前核―前・下視床脚―帯状回―海馬）とYakovlev（ヤコブレフ）の回路（扁桃体―腹側扁桃体遠心路―視床背内側核―前視床脚―前頭葉眼窩面―鉤状束―側頭葉前部皮質―扁桃体）の一部だからです．

最近では，視床前核と海馬，視床背内側核と周嗅領皮質（側頭葉海馬傍回の前方領域）の2つの回路を重視する立場もあるが，視床が記憶回路の重要な役割の一部を担っていることはしっかりと確認しておいてください．

　今回の視床出血とは異なるが，視床前部を灌流する左視床灰白隆起動脈（TTA）領域の脳梗塞では言語性優位の記憶障害が生じ，右視床灰白隆起動脈（TTA）領域の脳梗塞では視覚性優位の記憶障害（記憶の再認は保たれるが想起が障害される）の傾向がみられるので念のため確認しておいてください．また，内側の両側視床傍正中部の脳梗塞では，非常に強い前向性健忘（anterograde amnesia：発症時以降の新しい事柄を覚える能力の障害）に加え，逆行性健忘（retrograde amnesia：発症時以前の古い記憶に基づく経験の再生の障害）を生じることもあります．

④言語障害

　左視床出血では，出血が視床から外側や上方へ進展した場合に，脳浮腫やmass effect（出血により周辺の構造物，たとえば脳室の形などが押されて変形すること）により周辺組織が影響を受け，失語様症状が生じる可能性があります[2,5,6]．基本的に失語様症状そのものは血腫の吸収に伴い改善するが，モダリティ別には理解，発話に比べ書字障害が残る症例があるので気をつけましょう．

　臨床的特徴としては，急性期の意識障害や注意障害からの回復がみられる経過のなかで程度の差はあるが自発語の減少，声量の減少，易疲労性，呼吸抑制や発語停止，語尾の不明瞭化，語や文の不明瞭化と省略，錯語，喚語困難，保続などがみられます．また，理解障害を伴い，復唱や音読が比較的保たれた超皮質性失語様症状を認めるので注意が必要です．

　視床そのものが言語機能に直接かかわるかについては，言語機能の活動の一定の維持に関する注意機能の役割や意味記憶からの語彙の回収に関与するなどの立場があり，まだ多くの議論が必要なため今後の臨床的な課題です．補足として，症例の画像と対象的な右視床出血では，比較的改善が期待される左半側空間無視が出現する可能性があるので，頭の片隅に記憶しておいてください．

⑤前頭葉機能障害

　視床出血では，臨床的に遂行機能障害，情動障害，発動性の障害などの前頭葉機能障害によく似た症状が出ることがあります[8]．特に視床の前腹側核（VA）や背内側核（DM）は，前頭葉（背外側前頭前野，前頭葉眼窩皮質，前部帯状回）—線条体—視床という皮質下回路を形成しているため，視床の障害では念のため前頭葉機能の確認をすることを忘れないでください．

⑥運動障害

　視床出血では図4-7の視床出血分類のⅡaやⅡbのように出血が外側に進展し，内包後脚や上方の放線冠を損傷すると錐体路症状として運動麻痺が生じます[2]．また，血腫の吸収に伴い麻痺症状は改善傾向を示すが，麻痺が軽くなっても随意運動の際に後方や病巣とは反対側への転倒，筋緊張がすっと抜ける脱力症状，運動失調が生じることがあります[3]．その他，手指の特徴として中手指節間関節は軽度に屈曲し，遠位指節間関節は伸展ないし過伸展する視床手やピアノを引くような指の動きをする不随意運動（piano playing finger）にも注意しましょう．

　右視床出血では対側に麻痺がないか，あっても軽度であるにもかかわらず麻痺があるかのよ

うに上肢を使用しなかったり，ある動作を取るように指示をしても動作が不十分なままの状態を示すという運動無視（motor neglect）を呈することがあるので，頭の片隅に留めておいてください．

⑦感覚障害

視床出血では，必ず押さえなくてはならない症状として感覚障害があり[2]，病巣と対側の上下肢に触覚，温度覚，痛覚，位置覚，立体覚など表在覚や深部覚の障害がみられます．視床痛といわれる強い痛みやしびれ感なども合併することがあります．視床出血の分類のⅡやⅢで外側に進展し，一部が淡蒼球から被殻に及ぶ広範な病巣ではDejerine-Roussy（デジュリン-ルーシー）症候群という病巣と対側の上下肢の感覚障害（表在覚は保たれ，深部覚が強い障害）と視床痛とよばれる発作性と持続性の自発痛を特徴とする症状が出るので注意してください．

⑧視野障害

視床出血で，外側膝状体（LGB）が損傷を受けると，同名性半盲などの視野障害が生じる可能性があります．

4. リハビリテーション介入のポイント（認知面を中心に）

視床出血のリハ戦略には3つのポイントがあります．まず1つ目は，意識障害に対するリハです．上行性網様体賦活系の中継点である視床が脳出血で損傷されると，強い意識障害が生じるので，可能な限り可及的にあらゆる感覚モダリティを活用した刺激を与えることで，早期に覚醒を促します．具体的な方法は，柑橘系のアロマオイルを活用した嗅覚刺激（嗅神経の活用），レモングリセリンを耳かき用の綿棒にほんの少量しみこませ，舌縁に付着させる味覚刺激（顔面神経の活用），眼輪筋周囲，オトガイ，顎関節，手，足への冷刺激（三叉神経の活用）などを行います．筋膜リリースや関節運動による固有受容器への働きかけ，あるいは臥位から立位への抗重力位の活用なども試みる価値はあります．いずれにせよ視床出血では，意識障害からの早期の脱出がリハの鍵を握るので最優先で実施してください．

2つ目は意識障害が改善し，開眼できる時間が保てるようになったら，意識障害への働きかけと並行して注意障害へのアプローチを行うことです．注意障害に対しては，選択性注意，持続性注意を中心に聴覚課題，視覚課題，体性感覚課題を工夫したテーラーメードの訓練を行います．特に持続性の注意には課題遂行時の時間経過の影響，つまり疲労によるtime-on task effect（時間が経つと成績が低下する）やlapses of attention（課題の遂行中，突然中断し再開する）の症状には注意が必要です．可能であれば素早い注意の転換や分配性の注意課題を行うことも試みましょう．

注意障害の訓練は認知リハの観点から，Sohlbergら[10]のゲームやパズルなどを活用した認知機能全体を刺激・賦活するアプローチ（general stimulating approach）やattention process training（APT）のような認知障害の特異的な改善を目的とするアプローチ（process specific approach）があるので参考にしてください．

3つ目は注意障害がある程度改善したら，左視床出血では言語機能（失語様症状）や記憶障害，さらに前頭葉機能（遂行機能）障害，意欲・情動の調節機能の障害などを予想したリハを

行うことです．参考までに右視床出血では記憶障害，前頭葉機能（遂行機能）障害，意欲・情動の調節機能の障害に加え，半側空間無視や運動無視，病態失認などの劣位半球症状を予想したリハを行います[2,7,9]．

左視床出血の失語様症状は，程度の差はあるが理解障害に対して復唱や音読が保たれる超皮質性感覚失語の特徴を示します．そのため，純粋な失語症への訓練というよりは，背景症状としての注意障害や記憶障害を意識しつつ，早期から意味理解を中心に復唱や音読，書字へとつなげるよう訓練を組み立てることが重要です．

記憶障害には誤りをさせない学習法（errorless learning）を基本として，外的補助手段のタイマーやアラーム，メモリーノートを活用することは当然だが，病棟や訓練室など患者を取り巻く環境調整を行い，日付，訓練スケジュール，一日の予定など学習すべき情報をわかりやすく提示する工夫を試みてください．

左視床出血により，失語症や記憶障害が改善したとしても，出血の大きさによっては前頭葉機能が残存することがあるので注意が必要です．Alexanderら[11,12]，Cummingsら[8]，Bonelliら[13]によると，視床と前頭葉との間には線条体を介した3つの回路（認知や情動系に関連）があることが指摘され，視床と前頭葉背外側面との回路は遂行機能や作業記憶，視床と前頭葉眼窩面は情動の抑制機能，視床と大脳辺縁系の前部帯状回の回路は発動性と関連しているといわれます．したがって，家庭復帰や社会復帰をめざす患者には，明らかな記憶や失語などの症状がみられなくなっても，念のため遂行機能，作業記憶，情動の制御，発動性の適切な評価を行います．また，社会復帰に障害となる前頭葉機能の低下に対しては，スムーズな職場復帰をめざすために必要な認知リハなどを行うようにしてください．

5. リハビリテーション介入のポイント（運動面を中心に）

視床線条体動脈領域（視床）は，大脳半球と脳幹を中継する間脳の大部分を占め，いくつかの神経核から構成されています．これらの神経核は大脳皮質と相互に連絡し，感覚や運動だけでなく，注意，記憶，言語や情動など大脳皮質が担う機能の多くに関与するといわれています．そのため視床の病巣は多様な臨床症状を引き起こすと考えられます．特に視床は嗅覚以外の感覚神経の中継点であり，外部環境からの情報を選別するフィルターの役割があります．臨床的には特に後外側腹側核（VPL）の障害では，主に四肢の感覚障害を呈し，時折視床痛とよばれる疼痛，しびれ感と表在感覚・深部知覚の低下を生じることがあります．

運動面に関しては，基本的に重度の運動麻痺は少ないと考えられるが，視床は大脳基底核および小脳から大脳皮質へ投射する中継核として働いており，損傷が後腹側核（VP）や内包後脚まで及んでいる場合は，感覚障害を伴った運動失調性片麻痺を呈することがあります．また，視床出血では視床性失語が生じることがあり，両側の外側腹側核（VL）の損傷では構音障害を呈する可能性もあります．

さまざまな症状を呈する視床損傷のリハでは，運動麻痺自体は軽度なため，感覚障害が主要な問題となることが推測されます．感覚障害は強い疼痛を伴ったものからわずかなしびれを伴う程度のものなど千差万別です．重度な感覚鈍麻を有する患者のリハでは元来，視覚による代

償が有効であると奨励されてきました．患者によりその有効性は認められると思われますが，臨床的には体性感覚情報に基づいた知覚運動経験が最も重要であると考えます．

　視覚情報は，姿勢や運動のための身体図式を更新するために重要な感覚であることは否定できないが，過剰に取り入れ視覚に依存する傾向がある場合は，どうしても大脳皮質をオーバードライブさせてしまう傾向になります．身体図式が適切に更新され姿勢や運動に貢献するためには，視覚以外にも皮膚感覚，体性感覚，重量覚などが必要です．

　視床損傷者は，これらの多重感覚情報を有効かつ適切に取り入れることが困難なため，表出される運動は麻痺側，非麻痺側ともに特異的な同時収縮を用いた活動となりやすい傾向にあります．特に中間関節といわれる肘関節や膝関節のスムーズな運動が阻害されるため，歩行運動など全身活動にぎこちなさが認められます．

　治療では，支持面との適応関係を構築し床面からの知覚情報を取り入れるためにまず足部治療が必要と思われます．足部は，手部同様に知覚探索機関としての重要な役割があります．また，神経学的にも意識されない下肢の感覚情報（背側脊髄小脳路）を取り入れる重要な役割をもっています．

　セラピストは，まず非麻痺側（股関節や肩甲帯周囲）の代償固定を軽減させながら麻痺側足部の内在筋の活性化を図り，立位にて体重負荷を積極的に進めます．立位では，前方にテーブルを設置し，その上に両上肢の手掌をライトタッチで乗せます．そこから，骨盤の選択的な運動（前後傾）を引き出しながら着座の動作を練習していきます．着座動作と立ち上がりを繰り返しながら，足部の前後方向への重心移動と膝の滑らかな運動を引き出していきます．

　重要なのは患者が，常に動的に動いているなかで感覚情報を探索してもらうことです．立位の安定性が増してくるにしたがい上肢の治療に入ります．治療肢位は座位でも立位でも構わないが，最初は患者の視覚を遮断した状態でさまざまな感覚入力を行い，識別課題を繰り返すことで感覚の正答性を高めていきます．用いる感覚の種類や物品，課題の難易度の設定は繊細に行う必要があります．また，上肢治療は患者に多大な集中力を要するため，適宜休憩が必要です．視床痛に関しては内服薬やガンマナイフ下垂体照射術，反復経頭蓋磁気刺激療法（rTMS）や鍼治療を行うこともあります．また，ミラーセラピーは視床痛にも効果があり，視覚による運動イメージが大脳皮質感覚運動野の機能再編成に関与し除痛効果が図られたとの報告もあります．

　他に感覚障害とともに失調症状を有する患者には，上記に記載した着座動作をじっくり行い体幹の同時活動を高めていく必要があります．はじめは四肢の末端が対象物に接触した状態で行い，しだいに四肢の末端を接触させず，末端が自由に動く状態での運動へと段階づけていくと効果が表れやすいと思います．四肢の末端が対象物に接触した状態で行う運動の利点としては，関節の圧迫力，筋肉の共同収縮によって求心性受容器の活動が増加して，筋肉だけでなく，関連する神経の賦活も促すことができます．

文献

1) 金谷春之:高血圧性脳出血における新しい Neurological Grading および CT による血腫分類とその予後について.高血圧性脳出血の外科 **3**:265-270,1978.
2) Chung CS et al:Thalamic haemorrhage. *Brain* **119**:1873-1886, 1996.
3) Dobato JL et al:Sensory ataxic hemiparesis in thalamic hemorrhage. *Stroke* **21**(12):1749-1753, 1990.
4) 西尾慶之・他:エピソード記憶と視床. *Clin Neurosci* **24**(10):1112-1113, 2006.
5) 鈴木則宏・他:thalamic aphasia の一例.脳卒中 **3**:356-362, 1981.
6) Cappa SF, Vignolo LA:"Transcortical" features of aphasia following left thalamic hemorrhage. *Cortex* **15**(1):121-130, 1979.
7) Watson RT et al:Thalamic neglect. *Neurology* **29**:690-694, 1979.
8) Cummings JL:Frontal-subcortical circuits and human behavior. *Arch Neurol* **50**:873-880, 1993.
9) 岩田 誠:運動無視(negligence mortice).神経進歩 **30**:905-917, 1986.
10) Sohlberg MM:Attention Process Training for Neuropycholoical Research and Development, Watson DC, 1986.
11) Alexander GE et al:Functional architecture of basal ganglia circuits:neural substrates of parallel processing. *Trends Neurosci* **13**:266-271, 1990.
12) Alexander GE et al:Basal ganglia-thalamocortical circuits:parallel substrates for motor, oculomotor, "prefrontal" and "limbic" functions. *Prog Brain Res* **85**:119-146, 1990.
13) Bonelli RM et al:Frontal-subcortical circuitry and behavior. *Dialogues Clin Neurosci* **9**(2):141-151, 2007.

参考図書

1) 山鳥 重:神経心理学入門,医学書院,1985.
2) 平山惠造,田川皓一(編):脳卒中と神経心理学,医学書院,1995.
3) 酒井保治郎(監修):よくわかる脳の障害とケア,南江堂,2013.
4) 町田 徹(監訳):CT/MRI 画像解剖ポケットアトラス 第1巻 頭部・頸部,第3版,メディカル・サイエンス・インターナショナル,2008.
5) 平山惠造,河村 満:MRI 脳部位診断,医学書院,1993.
6) 高橋昭喜:脳 MRI 1.正常解剖,第2版,秀潤社,2005.
7) 江藤文夫・他:臨床リハ別冊 高次機能障害のリハビリテーション Ver.2,医歯薬出版,2006.

5. 外側線条体動脈領域（被殻）の脳画像読影

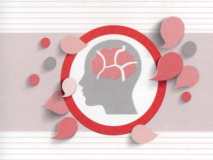

1. 基礎的事項の確認

　外側線条体動脈領域（被殻）病巣の脳画像所見を読影するには，まず，前項で学習した脳の深部構造で脳幹の上部にある視床の外側を構成する大脳基底核の解剖と血管支配について確認する必要があります．さて，被殻の位置と被殻が属する大脳基底核の構造はどのようになっているのでしょうか．

> **✎ 演習問題①**
>
> 　図 5-1 を参考にして，大脳基底核の解剖学的名称を答えなさい．

💡ヒント

　大脳基底核は脳の深部にあり，図 5-1 のように，逆さまになったオタマジャクシの頭の部分

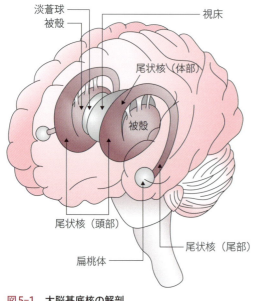

図 5-1　大脳基底核の解剖

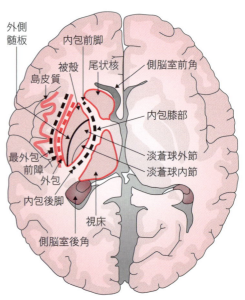

図 5-2　大脳基底核の水平断

に相当する被殻（putamen）と被殻の前下部で結合して前後方に弯曲して伸びるオタマジャクシの胴体から尾に相当する尾状核（caudate nucleus）で構成され，これらを線条体（striatum）といいます．図 5-2 の大脳基底核の水平断をみると，側脳室が前角と後角に分かれ，大脳基底核がみえるスライスで確認すると，被殻の内側には一枚の壁のような外側髄板（lateral medullary lamina）を挟んで淡蒼球（globus pallidus）があり，淡蒼球は外節，内節の 2 層構造で構成されています．

被殻と淡蒼球を合わせてレンズ核（lentiform nucleus）あるいは旧線条体といい，被殻と尾状核を合わせて線条体あるいは新線条体といいます．また，被殻前下部と尾状核の移行部を側坐核（中隔側坐核）といいます．

次に被殻の外側の構造は，図 5-2 で確認すると被殻外側には赤点線で示したように外包（external capsule）という白質の線維層を挟み，前障（claustrum）とよばれる壁状の核があり，その外側には黒点線で示した最外包（extreme capsule）という白質の線維層が，さらに外側には島皮質（insula cortex）があるので確認してください．また，被殻と尾状核，被殻と視床の間には内包（internal capsule）とよばれる線維群があり，前から内包前脚，内包膝部，内包後脚とよばれています．

補足として図 5-1 の尾状核末端の扁桃体（amygdala）は，解剖学的には大脳基底核に含まれることが多いが，機能的には大脳辺縁系に含まれるので注意が必要です．また，図 5-1, 5-2 では確認できないが，大脳基底核の下部にある視床下核と脳幹の中脳黒質は解剖学的に大脳基底核には含まれないが，機能的には大脳基底核に含まれるので混乱しないようにしましょう．

> **解答①**
> ①線条体（新線条体）：被殻，尾状核
> ②レンズ核（旧線条体）：被殻，淡蒼球（外節・内節）
> ③前障
> ④扁桃体（解剖学的には大脳基底核，機能的には大脳辺縁系）

演習問題②

大脳基底核の血管支配を領域ごとに整理して答えなさい．

💡ヒント

次に被殻領域の血管支配についてみていきましょう．図 5-3, 5-4 をみてください．図 5-3 は，脳の中大脳動脈がみえるように前額断でスライスしたイラストです．被殻，尾状核，淡蒼球外節の一部への血管は，主に中大脳動脈の水平部の M1 部より分枝した，数本の細い穿通枝と

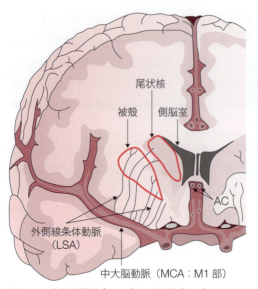

図 5-3 中大脳動脈（MCA）と穿通枝（LSA）

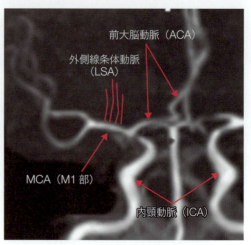

図 5-4 中大脳動脈と穿通枝の MRA 画像

よばれる外側線条体動脈（LSA）によって灌流されていることが確認できます．

しかし，図 5-4 の磁気共鳴血管造影（MRA）による実際の脳血管撮影では，外側線条体動脈ははっきりとは確認できません．そこで，図 5-4 に外側線条体動脈のおおまかな位置を書き入れたので参考にしてください．図 5-4 ではわかりにくいですが，外側線条体動脈の末梢は，上方の側脳室体部（そら豆の形をした脳室）レベルの一部外側白質まで灌流しているので，この点も併せて覚えておいてください．

補足として尾状核，被殻，淡蒼球外節の前下部の領域には，前大脳動脈近位部の A1 部から出る内側線条体動脈（MSA）が灌流します．また，前交通動脈分岐部近くから分岐する Heubner（ヘブナー）の反回動脈（RHA）は，尾状核，被殻の前下部だけではなく，内包前脚や淡蒼球外節の一部を灌流します．内頸動脈から分岐した前脈絡叢動脈（anterior choroidal artery；AchA）は，淡蒼球内節，内包後脚，尾状核尾部を灌流しているので，しっかり復習してください．

> **解答②**
> ①尾状核，被殻，淡蒼球外節の一部：主として外側線条体動脈（LSA）
> ②尾状核，被殻，淡蒼球外節の前下部：内側線条体動脈（MSA）
> ③淡蒼球内節，内包後脚，尾状核尾部：前脈絡叢動脈（AchA）

それでは被殻領域の脳画像読影を行ううえで重要な解剖学的部位について，実際の脳画像（MRI FLAIR 画像：FLAIR 画像では脳室が黒）に置き換えて確認してみましょう．ここでは，特に重要な 2 枚のスライスを呈示します．

まず，図 5-5a をみてください．被殻の位置を大まかに確認すると側脳室後角と特に重要な

第 2 章 脳血管障害の脳画像読影演習

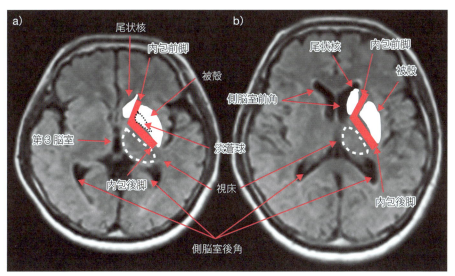

図 5-5 MRI FLAIR 画像における被殻周辺領域の解剖学的部位

　第 3 脳室（縦長の鼻の形）がみえ，第 3 脳室の側方に点線で示した視床がベッタリくっついているのが確認できます．また，被殻はくの字の内包を挟んで視床の斜め上外側に位置することがわかります．

　次に図 5-5b をみてください．側脳室前角と後角が分かれたスライスで，被殻は側脳室後角の上部にある視床を挟み，内包の外側に位置するので注意しましょう．

　尾状核は，図 5-5 の 2 枚の画像では内包の前部（前脚）付近の内側に位置するので確認してください．淡蒼球は画像上ははっきり確認できないが，図 5-5a では被殻の内側に位置するので押さえておきましょう．また，内包の後部（後脚）の部分は，脳の運動野からの運動線維が下降し，体からの感覚線維が上行しているので併せて確認してください．

2. 画像読影（演習）

Case5　68 歳男性 被殻出血の急性期の症例

　図 5-6 の MRA 画像をみてください．向かって右側が左半球，左側が右半球になります．左の中大脳動脈（M1 部）の上方に大きなラグビーボールの形をした白い信号（出血）がみえるでしょうか．本項では，ここに示した M1 部からの穿通枝である外側線条体動脈の出血画像について読影を行いたいと思います．それでは問題です．

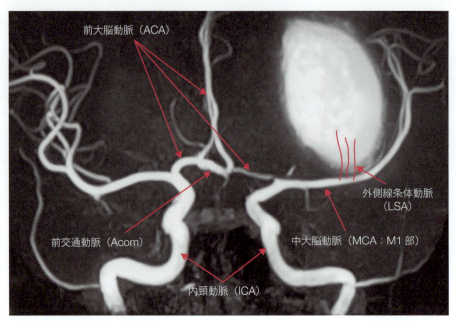

図5-6 被殻出血のMRA画像

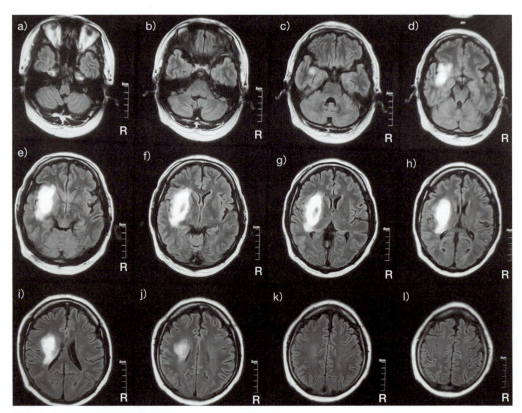

図5-7 Case5のMRI FLAIR画像

第 2 章 脳血管障害の脳画像読影演習

> **✏️ 演習問題③**
>
> 図 5-7 の画像をしっかりみてください．ここに示したのは MRI FLAIR 画像で，12 枚で構成されています．これらの脳画像から，病巣が確認できるのはどれでしょうか．a～l までの記号を選択しなさい．（複数選択可）

💡 ヒント

　画像の右下に R の指定があるので，右側が右半球，左半球が左脳となります．急性期の MRI FLAIR 画像の読影では，CT と同じように出血は白い信号（高信号域）で表現されます（ただし，MRI 装置によっては等信号，またはわずかに高信号程度のこともあります）．したがって，脳画像読影は上段の左上側（脳の低いレベル）から右上側，それから中段の左側から右側，下段の左側から右側にポイントとなる脳の構造（脳室の形）をみながら，明らかに左右対称でない白い信号を注意深く探していくことが重要です．

　そうすると，少し小さくて見難いですが上段の c では，左の側頭葉の内側に小さい白い信号（高信号域）が確認できます．d では病巣はさらに大きくなり，前頭葉から側頭葉の内側に広がっています．

　e～h では左被殻領域を中心に前後径および外側に進展する楕円形の大きな白い信号（高信号域）がみられ，出血により左側脳室前角が圧排され右側に偏位し，一部内包後脚にも及んでいるのが確認できます．i では出血はやや縮小しながらも側脳室体部（そら豆の形をした脳室）横の放線冠に進展して左側脳室を右に圧排し，さらに上部の半卵円中心の白質にも高信号域がみられるので注意してください．さて，病巣は選択できたでしょうか．

> **解答③**
>
> c, d, e, f, g, h, i, j

演習問題④

問題③で選択した MRI FLAIR 画像について具体的な病巣を考えながら，カッコ内から正しいと思う用語をすべて選択して読影を完成させなさい．

MRI FLAIR 画像にて，（左被殻・右被殻・両側被殻）を中心に，下方は一部側頭葉（内側・外側）底部，前方は（側脳室前角，側脳室後角），後方は（側脳室前角・側脳室後角），内側は一部内包（前脚・後脚），外側は（外包・前障・最外包・島），上方は放線冠・一部半卵円中心に至る 8 スライスにわたる（高信号域・低信号域）を認める．なお，（左側脳室，右側脳室）は圧排され，midline shift（ミッドラインシフト）を認める．
被殻出血の分類は（Ⅰa，Ⅰb，Ⅱa，Ⅱb，Ⅲa，Ⅲb，Ⅳa，Ⅳb）である．

ヒント

　被殻の画像上の位置は図 5-5 で再度確認してください．急性期の被殻出血の脳画像の読影では，出血の大きさと進展方向および周囲組織への影響について考えることが重要です．図 5-8 は図 5-7f～h から抜粋した被殻が確認できる画像です．被殻，側脳室前角，側脳室後角の 3 つの関係と出血の大きさ，進展方向に注意して読影を行いましょう．

　被殻出血の画像読影で参考になるのが，日本脳卒中学会の外科研究会による被殻出血の分類です[1]．図 5-9 の 1 段目の白の楕円で示すように，出血の前後への進展方向によって，被殻に限局するタイプをⅠ型，内包前脚に進展するものをⅡ型，内包後脚に進展するものをⅢ型，内包前・後脚に進展するものをⅣ型と分類し，さらにⅡ～Ⅳ型のタイプで出血が脳室内に穿破しない場合を a，穿破した場合を b として，Ⅰ，Ⅱa，Ⅱb，Ⅲa，Ⅲb，Ⅳa，Ⅳb の 7 つのタイプに分類しています．被殻出血では，この分類を頭に入れながら読影をすると，機能予後との関係を考えるうえで非常に役立ちます．

　図 5-7 の症例のように，大きな被殻出血症例では出血の前後への進展に加え，内側の内包から視床や上方の放線冠，さらに上方の半卵円中心へ進展することもあり，その場合は図 5-9 の 2 段目から 3 段目のように上方への病巣の進展も注意する必要があります．

　次に臨床的観点から被殻出血分類（Ⅰ～Ⅳ型）と予想される症状および予後の関係を説明します．

　まず，本症例のような左被殻出血の画像読影では，被殻出血の分類を頭に浮かべながら大まかに失語症状について予測をすることが重要です．Ⅰ型の被殻限局型やⅡ型の内包前脚進展型の画像が確認された場合，失語症はないか，あるいは失語症が出た場合でも発症 1～3 カ月までには，ほぼ多くの症例で日常コミュニケーションが可能なレベルに改善するなど，予後良好タイプの特徴を示す可能性があります．しかし，非常に稀ですが出血が外側に向かって横長の楕円タイプを示す場合は，程度の差はあるが構音を含む発話障害を示すことがあるので押さ

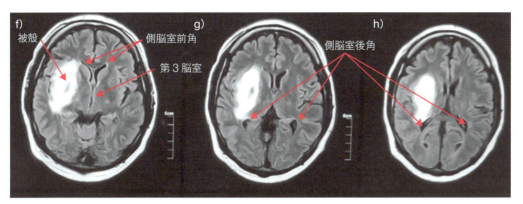

図5-8 Case5のMRI FLAIR画像による被殻出血の病巣と周辺領域の解剖的部位

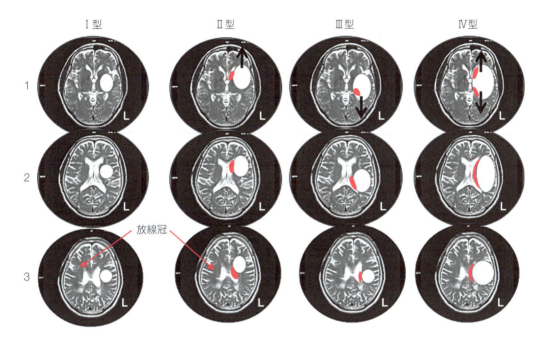

図5-9 MRI T2強調画像による日本脳卒中の外科学会による被殻出血の分類
Ⅱ～Ⅳ型では脳室内に出血が入らない場合をa（白色部），入り込んだ場合（白色部＋赤色部）をbとする．

えておきましょう．

　Ⅲ型のような内包後脚進展型では，多くの症例で急性期から失語症が出現するが，出血の吸収に伴い発症1～3カ月までは改善が認められます．しかし，理解や発話について，何らかの障害が残存する症例もあるので注意が必要です．最後に，Ⅳ型のような内包前・後脚進展型では，発症1カ月時点でほぼすべての言語モダリティ（理解，発話，読み，書字）で重度の障害を認め，特に出血が上方の放線冠や外側の中心前回へ進展した例では，発話に関して意図的な構音操作が不良な発語失行を合併することがあり，3～6カ月経過しても中～重度の理解や発話の障害が残存する傾向があるので注意が必要です．

　補足として出血が脳室内に穿破するb型では，意識障害や注意障害への影響，高齢の発症

では血管性認知症（VaD）への移行も考えられるので，押さえておく必要があります．また，被殻は前頭葉―基底核回路の重要な拠点であり，失語症が出現しない場合や失語症が改善した場合でも，念のため前頭葉機能（遂行機能や作業記憶など）の確認を忘れないでください．

> **解答④**
> MRI FLAIR 画像にて，左被殻を中心に，下方は一部側頭葉内側底部，前方は側脳室前角，後方は側脳室後角，内側は一部内包前脚・後脚，外側は外包・前障・最外包・島，上方は放線冠・一部半卵円中心に至る 8 スライスにわたる高信号域を認める．なお，左側脳室は圧排され，midline shift（ミッドラインシフト）を認める．
> 被殻出血の分類はⅣaである．

3. 予想される症状

それでは，読影した脳画像からどのような症状が考えられるでしょうか．予想される症状について，神経学的・神経心理学的な知識に基づいて整理しましょう．

①意識障害

被殻出血の急性期では，特にⅣ型のような大きな病巣はもちろん，Ⅱb，Ⅲbのように出血が側脳室に穿破するタイプでは，意識障害が生じる可能性が高いので注意してください（視床出血の項を参照）．

②注意障害

被殻の病巣（被殻出血の急性期から亜急性期）では，視床出血の場合と同じように意識障害が改善しても注意障害が残存する可能性があります（視床出血の項を参照）．

③失語症

左被殻出血では，被殻出血の分類にみられるように，出血が被殻に限局する場合を除いて周囲白質への進展の程度により従来の失語症の分類（古典型の失語症）とは異なるタイプ（非古典型の失語症）[2]，つまり Benson[4] らの線条体失語（striatal aphasia）や Cappa ら[3] の皮質下性失語（subcortical apahasia）が生じる可能性があります．

失語の特徴としては，理論上，出血の前方進展型は運動性優位の失語，後方進展型は感覚性優位の失語，前後方進展型は感覚運動性の混合型失語症が出現しそうだが，実際の臨床ではこのようなきれいな分類は難しく，前方進展型で感覚性優位の超皮質性感覚失語が出現するなど多様な症状を呈します．しかし，一般的に左被殻出血の失語の特徴を要約すると，理解については比較的良好だが統語が複雑な内容で低下を認め，発話は流暢性と非流暢性に明確に区分できない中間のような特徴で，比較的流暢の発話のなかに喚語困難やためらいがあり，復唱や音読は比較的保たれる傾向があります．

症例はⅣa型で出血の前方および後方の進展に加え，外側および上方進展の特徴を有するため，少なくとも中等度以上の失語症が生じる可能性があります．参考として図 5-10 に Naes-

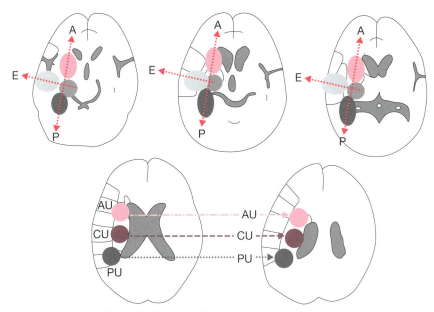

図 5-10　CT 病変部位分析と被殻出血の進展方向
A：前方，P：後方，E：外側，AU：前上方，CU：中上方，PU：後上方．

er らの CT 病変部位分析のイラストに，被殻出血の進展方向（A：前方，P：後方，E：外側，AU：前上方，CU：中上方，PU：後上方）を筆者が重ね書きしたものを示します．この図を活用すると多様な症状を呈する被殻出血の失語症候群を出血の進展タイプに従って分類が可能となり，臨床的に活用可能な新しい分類ができると思います（もちろん，運動や感覚障害の重症度や予後などの分類も可能です）．

ちなみに，Naeser ら[5,6]が行った 3 つの皮質下性失語症候群の分類を図 5-10 に当てはめると，① A + AU タイプ（前方＋前上方進展タイプ），② P タイプ（後方進展タイプ：被殻出血の分類Ⅲに相当），③ A + P タイプ（前方＋後方進展タイプ：被殻出血の分類Ⅳに相当）となります．今後は E（外側）や CU（中上方）などの進展方向を加えることで，この領域の失語症群についての詳細な臨床上の特徴が明らかにされることを期待したいと思います．

④前頭葉機能障害

一般に左被殻出血では，失語症や知的機能に問題がない場合でも念のため前頭葉機能について確認する必要があります[7]．それは，被殻を含む線条体は大脳皮質との間に神経回路（大脳皮質―基底核回路）を形成し，前頭葉皮質から線条体に入力された認知情報は大脳基底核で処理され，淡蒼球内節，中脳黒質網様部から視床を介して大脳皮質に戻る処理回路が存在するからです[10-12]．

具体的には遂行機能，作業記憶，セットの転換障害，注意の転導性などの前頭葉機能の評価を行い，日常生活への影響が出ないかどうかを確認することが重要です．特に家庭復帰や職場復帰の際は，見過ごされることがないように注意してください．なお，前頭葉機能の確認は右被殻出血でも同様なので併せて覚えておきましょう．

⑤運動・感覚障害

　左右の病巣に関係なく出血が被殻から内包膝部や後脚，上方の放線冠へ進展した場合，内包膝部では皮質延髄路損傷による対側の頭部，顔面，舌の運動障害や，錐体外路線維の損傷による筋緊張の異常を生じます．出血が内包後脚の前方 3/4 領域を損傷した場合は，錐体路障害により上下肢に重度の運動麻痺が生じると同時に，内包後脚後方 1/4 領域が損傷された場合は，視床の後視床腹側核から頭頂葉の第 1 次体性感覚野に向かう視床皮質路が障害されるため，重度の感覚障害が生じる可能性があります．

　特に被殻出血の分類のⅢ～Ⅳでは，重度の上肢優位の片麻痺に重度の表在，深部感覚障害が合併し，安静時と動作時での筋緊張の変化がみられるので注意が必要です．

⑥その他

　非常に少ないですが左被殻出血では河原ら[13]やKarnathら[14]が指摘するように，右半側空間無視を呈することがあります．特に被殻出血の分類のⅣaやⅣbなどの前後，外側，上方進展タイプでは注意してください．また，口部顔面失行，観念運動失行，構成障害なども生じるので併せて確認しておきましょう．

　参考までに症例は左被殻出血のⅣaタイプですが，同じⅣaタイプの右被殻出血では左半側空間無視，運動無視[8]，病態失認に加え，着衣失行や構成障害，特別な症状として医療に関する医師，看護師，点滴などある範疇に関する選択的な品物の呼称障害（非失語性命名異常；non-aphasic misnaming）などがみられます．

4. リハビリテーション介入のポイント（認知面を中心に）

　被殻出血のリハ戦略にあたり左被殻出血では失語症，右被殻出血では左半側空間無視や病態失認の有無が重要となります．いずれにせよこの領域では，臨床的に画像診断での被殻出血の分類が役立つので積極的な活用が望まれます．ぜひ，リハを進めるにあたり参考にしてください．

　第 1 のポイントは，左被殻出血や右被殻出血でもⅠ型ではあまり問題はないが，Ⅱb型やⅢb型などの出血が脳室に穿破するタイプや出血が前後あるいは上方に進展するⅣ型（ⅣaとⅣb）などでは意識障害が出る可能性が高いので，そのリハを行うことです．つまり，可能な限り速やかにあらゆる感覚モダリティを活用した刺激を与えることで早期に覚醒を促します．具体的な方法は，視床出血のリハの項をもう一度復習してください．意識障害が出ない場合はこのプロセスは省略してください．

　第 2 のポイントは，意識障害が改善し，開眼できる時間が保てるようになったら注意障害へのアプローチを行うことです[9]．具体的方法は，視床出血のリハの項（p104～）を参照してください．

　さて，ここからが重要です．左被殻出血があれば，注意障害がある程度改善すれば早急に被殻出血の分類を参考にして失語症のリハを展開します[14,15]（もちろん，右被殻出血では半側空間無視や病態失認などの劣位半球症状のリハを展開するが，ここでは，症例の被殻出血の失語症に絞って説明を行います）．

被殻出血のⅠ型（被殻限局型）では，急性期に失語症が出た場合でも心配はありません．出血の吸収に伴い良好な回復を示すので，特別な訓練をしなくても大丈夫です．しかし，非常に稀だがⅠ型であっても出血が被殻に限局すると同時に，出血が上方に進展するタイプがみられる場合では，発症初期に構音障害を呈することがあるので，初期から構音訓練を行う必要があります．

　また，非常に珍しいですが2カ所の出血，つまりⅠ型（被殻限局型）の出血に尾状核からの出血を合併したcombine型では，中軽度の発話・書字障害が残存し，さらにⅠ型であっても出血が上方の放線冠から一部半卵円中心に達する円錐状のタイプの場合も，発話・書字障害を残すことがあるので，早期からの発話や書字機能を意識したリハが重要です．

　被殻出血のⅡ型（内包前脚進展型）では，発症初期に軽度の書字障害を呈する以外，すべて良好な改善を示します．しかし，脳室穿破のⅡb型では発話・書字障害が残存するケースもみられ，構音プログラムと音韻操作能力に加え，書字機能に配慮したリハ戦略が重要となります．

　さらに，被殻出血Ⅲ型（内包後脚進展型）では，発症初期に理解障害に加え発話に中等度の障害を呈し，最初に語音認知，意味理解，聴覚的把持力を中心としたリハを行いながら，比較的良好な復唱・音読ルートを活用することで発話能力の改善につなげるようにします．なお，出血が脳室穿破するⅢb型は，重度の書字障害が残存することがあるので注意が必要です．

　被殻出血Ⅳ型（内包前・後脚進展型）では，発症初期にすべての言語モダリティ（理解，発話，読み，書字）で重度の障害を認め，予後は理解障害についてはごく簡単な会話の内容をなんとか理解することができる程度には改善するものの，発話は意図的な構音操作が不良な重度の発語失行を合併し，実用コミュニケーションが困難な症例が多くみられます．したがって，被殻出血Ⅳ型の失語症では，発症初期から語音認知，意味理解を中心とした集中的なリハを行うと同時に，意図的な構音運動の障害（発語失行）に対しては，ジェスチャーによるYes-No反応の早期獲得，メロディックイントネーションセラピーやPACE（promoting aphasics communicative effectiveness），コミュニケーションボードなどの代替コミュニケーション手段を活用した表出手段の確保を行うことが重要です．

5. リハビリテーション介入のポイント（運動面を中心に）

　外側線条体動脈領域（被殻）は，大脳皮質と相互に連絡し，感覚や運動だけでなく注意，記憶，言語や情動など大脳皮質が担う機能の多くに関与するといわれています．特に被殻は錐体外路の神経系なので，純粋に被殻だけが障害された場合には運動がぎこちなくなるだけですが多くの場合，隣接する内包も破壊してしまうため，重篤な運動・知覚障害が生じます．運動麻痺，知覚障害は必発で，損傷が大きくなれば意識障害，病巣方向へ向く共同偏視，視野障害などもみられます．左半球では失語症，右半球では失認を認めることがあります．このように内包を含む障害は，被殻損傷において最も多くみられるもので，一般に上肢の麻痺は下肢の麻痺より高度に障害される傾向にあります．なお，片麻痺が軽度で回復傾向が良好なときは，内包前脚または後脚の前2/3の障害によるものが多いと思われます．

　臨床的症状としては，体幹などの中枢部の弛緩に加え，上肢や下肢の遠位部（手指や手関節

部・足指）は痙縮が生じ巧緻性に欠ける様相を呈します．特に中枢部と末梢部の筋緊張の乖離が目立つ症例がよく確認されます．このような現象の神経科学的な背景としては，大脳基底核による大脳皮質と脳幹の協調的活動を考える必要があります．大脳基底核からの"脱抑制"により6野の姿勢制御プログラムは脳幹へ，そして精緻運動プログラムは4野へ伝達されます．基底核の抑制解除と6野からの皮質—網様体投射の働きにより，網様体脊髄路（内側運動制御系）が活動し，上下肢の巧緻運動を可能にする体幹・上下肢のアライメントや筋緊張が設定されると考えられます．脳幹に対する"基底核からの脱抑制"と"大脳皮質からの興奮"の協調的作用によって姿勢は制御されることになります．つまり，随意運動の実現には複数の神経機構が動員されることが必要で，この破綻が基底核（線条体）における運動障害につながると考えられます．

　まとめると，体幹と両上下肢近位筋の協調的な運動や姿勢を制御する網様体脊髄路系の機能不良により随意運動に先行する姿勢保持が困難となり，本来残存しているはずの外側皮質脊髄路系の機能表出がうまくいかないため，随意運動を発揮できないのではないかと推測されます．これらの問題は，損傷を受けていない対側の外側皮質脊髄路の代償作用，つまり非麻痺側上下肢での代償をより強固なものにしてしまうと考えられます．この代償は連合反応を生じさせ末梢の痙縮増悪に影響を及ぼすと考えられます．

　リハにおいては，いかに姿勢制御を活性化し残存している皮質脊髄路の機能を引き出すかが重要であると考えます．セラピストは姿勢の安定性に十分配慮したうえで，麻痺側上下肢の末梢部（手掌・足底部）のアライメントを修正し，支持面に対して適切に設置します．そのうえで非麻痺側の上肢を頭部よりも高位に誘導していくなかで体幹の抗重力伸展活動を促します．その際，患者には麻痺側上下肢が設置した位置から離れないよう注意をしてもらいます．このように麻痺側の荷重感覚を強調したなかで体幹の抗重力活動を積極的に促した後，次に末梢の随意性を要求していきます．足部ではタオルなどを用いて内在筋の活性化と探索活動を促し，手部においても内在筋を活性化したうえで，ペットボトルなどの保持や操作など具体的な手の操作を要求していきます．セラピストは常に患者の姿勢コントロールを保障しながら対象物に対する構えを整えたうえで，効率的な運動パターンを誘導していくことが重要です．

文献

1) 金谷春之：高血圧性脳出血における新しいNeurological GradingおよびCTによる血腫分類とその予後について．高血圧性脳出血の外科 **3**：265-270, 1978.
2) Alexander MP et al：Aphasia after left hemispheric intracerebral hemorrhage. *Neulorogy* **30**：1193-1202, 1980.
3) Cappa SF et al：Neuropsychological disorders after subcortical lesions. In：Neuropsychological Disorders Associated with Subcortical Lesions, Wallesch CW (ed), Oxford Univ Press, New York, 1992, pp7-14.
4) Benson DF et al：Aphasia, Alexia and Agraphia. Churchill Livingstone, New York, 1980.
5) Naeser MA et al：Lesion localization in aphasia with cranial computed tomography and Boston diagnostic aphasia. *Neulorogy* **28**：545-551, 1978.
6) Naeser MA et al：Aphasia with predominantly subcortical lesion sites：discription of three capsular/putaminal aphasia syndromes. *Arc Neurol* **39**：2-14, 1982.
7) Cummings JL：Frontal-subcortical circuits and human behavior. *Arch Neurol* **50**：873-880, 1993.
8) 岩田 誠：運動無視（negligence mortice）．神経進歩 **30**：905-917, 1986.
9) Sohlberg MM：Attention Process Training for Neuropycholoical Research and Development,

Watson DC, 1986.
10) Alexander GE et al：Functional architecture of basal ganglia circuits：neural substrates of parallel processing. *Trends Neurosci* **13**：266-271, 1990.
11) Alexander GE et al：Basal ganglia-thalamocortical circuits：parallel substrates for motor, oculomotor, "prefrontal" and "limbic" functions. *Prog Brain Res* **85**：119-146, 1990.
12) Bonelli RM et al：Frontal-subcortical circuitry and behavior. *Dialogues Clin Neurosci* **9**(2)：141-151, 2007.
13) 川原信隆・他：左右半球外側型脳出血100例に於ける半側空間失認の出現頻度及び回復過程について―脳の lateralization の関係から―．失語症研 **4**：507-601, 1984.
14) Karnath HO et al：The subcortical anatomy of human spacial neglect：putamen, caudate, nucleus and pulvinar. *Brain* **125**(Pt 2)：350-360, 2002.
15) Open Forum 第3号編集委員会：放送大学大学院教育研究成果報告．Open Forum 編集委員会：70-71, 2007.
16) Komiya K et al：Recovery process and prognosis of aphasic patients with left putaminal hemorrhage：relationship between hematoma type and language modalities. *J Stroke Cerebrovasc Dis* **22**(2)：132-142, 2013.

参考図書

1) 山鳥 重：神経心理学入門，医学書院，1985．
2) 平山惠造，田川皓一（編）：脳卒中と神経心理学，医学書院，1995．
3) 小宮桂治（編）：よくわかる脳の障害とケア，南江堂，2013．
4) 町田 徹（監訳）：CT/MRI 画像解剖ポケットアトラス 第1巻 頭部・頸部，第3版，メディカル・サイエンス・インターナショナル，2008．
5) 平山惠造，河村 満：MRI 脳部位診断，医学書院，1993．
6) 高橋昭喜：脳 MRI 1．正常解剖，第2版，秀潤社，2005．
7) 森 惟明：ガイドライン脳神経外科学，改訂第3版，南江堂，1995．
8) 江藤文夫・他：臨床リハ別冊 高次機能障害のリハビリテーション Ver.2，医歯薬出版，2003．

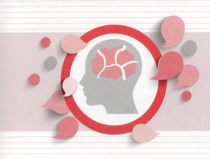

6. 前交通動脈領域病巣の脳画像読影

1. 基礎的事項の確認

　前交通動脈（anterior communicating artery；Acom A）領域病巣の脳画像所見を読影するには，まず前交通動脈の解剖学について確認する必要があります．つまり，前交通動脈は図6-1aのCT画像のように五角形の鞍上槽（ペンタゴンの形）の前方に位置し，図6-1bのMRA画像のようにウィリス動脈輪の前方に位置しています．この領域は解剖学的に前頭葉底面の後方にある前脳基底部とよばれ，機能的にも重要な部位に属しています．前交通動脈は左右の内頸動脈から分枝した前大脳動脈を結ぶ長さ3mmの血管だが，前交通動脈からはいくつかの穿通枝である視床下部動脈（hypothalamic artery）が出て，前脳基底部を灌流しているため，これらの細い血管の損傷は前交通動脈領域である前脳基底部の機能低下に何らかの影響を与える可能性があるので注意が必要です．

> **演習問題①**
> 前交通動脈がある前脳基底部は，どのような解剖学的部位から構成され，どのような機能を担っているか答えなさい．

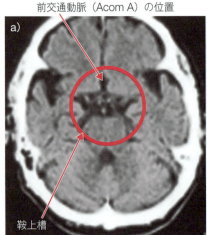
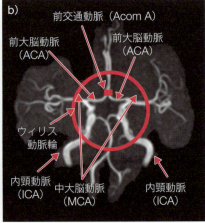

図6-1　ウィリス動脈輪が位置するCT画像（a）とMRA画像（b）

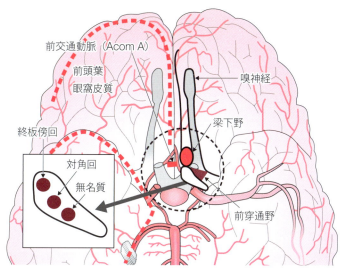

図 6-2　前脳基底部の解剖学

💡ヒント

　まず，図 6-2 をじっくりみてください．これは前頭葉を真下からみた図で，前交通動脈がある前脳基底部は前頭葉眼窩皮質（orbitofrontal cortex；OFC）の後方に位置し，梁下野（subcallosal area），前穿通野（anterior perforated substance）に接する形で，無名質（innominate substance），対角回（diagonal gyrus），終板傍回（paraterminal gyrus）の 3 つの部位から成っています．これらはそれぞれコリン作動性ニューロンのマイネルト基底核（無名質内に散在），ブローカ対角帯核（対角回内に散在），中隔核（終板傍回内に散在）があり，コリンアセチルトランスフェラーゼの合成酵素を含み，アセチルコリン産生に関与しています．

　アセチルコリンは，アルツハイマー病（AD）やレビー小体型認知症（DLB）にみられるように，アセチルコリンの減少が情動活動や記憶の低下に影響することが知られています．コリン作動性ニューロンを含む前脳基底部は，脳幹部にある腹側被蓋野，縫線核，青斑核や辺縁系の海馬，扁桃体から入力を受けると同時に，海馬や海馬周辺領域，扁桃体，視床下部，中脳網様体，大脳皮質に幅広く出力し，睡眠や覚醒，注意の集中，視覚認知（現実と仮想現実の調節），記憶，学習など，さまざまな機能と関連しているといわれています．したがって，前交通動脈領域の画像読影では，これらの機能についても注意をしながら症状の予測を行うことが重要です．

> **解答①**
>
> 前脳基底部の解剖
> ①梁下野（subcallosal area；SbA）
> ②前穿通野（anterior perforated substance；APfS）
> ③終板傍回（paraterminal gyrus；PTG）：中隔核
> ④対角回（diagonal gyrus；DiG）：ブローカ対角帯核
> ⑤無名質（innominate substance；IS）：マイネルト基底核
>
> 前脳基底部の機能
> ①コリン作動性ニューロンによる脳全般の活動の調整．たとえば生体にとって好ましい刺激，嫌な刺激，真新しい刺激を受容したとき，それらの刺激を情報として出力部位に伝達し，出力としての行動に対して覚醒と注意の集中を促す．
> ②脳幹にある縫線核と大脳皮質を結ぶ中継機能として睡眠・覚醒に関与する．
> ③視覚認知における現実と仮想現実の割合を調節する．
> ④記憶や学習を促進する機能に関与する．
> ⑤陽性感情（楽しい感覚）に関与する．損傷すると怒りの感情が抑制困難となる．
>
> 　なお，前脳基底部の重要な神経核の線維連絡については下記のとおり．
> ・ブローカ対角帯核：海馬に神経線維を投射する．
> ・マイネルト基底核：海馬，扁桃体，大脳皮質，視床に神経線維を投射する．
> ・中隔核：海馬に神経線維を投射し，視床下部とは神経線維を相互に連絡する．
> 　なお，扁桃体，帯状回から神経線維の投射を受ける．

➕ 補足

　少し細かくなるが，前脳基底部は脳画像上では確認できない前交通動脈の穿通枝である視床下部動脈と両側の前大脳動脈（A2部）の血管支配を受けています．特に重要視されている視床下部動脈は，脳梁下動脈枝（subcallosal artery branch；SAB），狭義の視床下部動脈（hypothalamic artery branch；HAB），視交叉動脈枝（chiasmatic artery branch；CAB）の3つの穿通枝に区別され，なかでも脳梁下部動脈の損傷が前脳基底部と関係が深い記憶機能に影響を与えるといわれています．

2. 画像読影（演習）

Case6　65歳男性　前交通動脈瘤破裂によるクモ膜下出血の症例

　まず前交通動脈領域で頭に浮かぶのは，前交通動脈瘤破裂によるクモ膜下出血です．この前交通動脈瘤が位置するレベルが脳底部の前脳基底部を含んだ重要な領域であり，画像読影の際には常に意識する必要があります．図6-3aのMRA画像とbの3D-CT画像をみてください．向かって左側が右半球，右側が左半球になります．少しみにくいかもしれませんが，両画像のちょうど真ん中の付近につき出したコブのような前交通動脈瘤が確認できると思います．

　本項ではここに示したような前交通動脈瘤破裂によるクモ膜下出血の画像について読影を行いたいと思います．

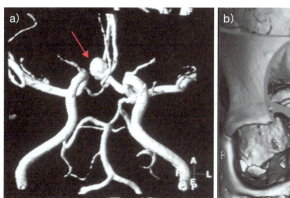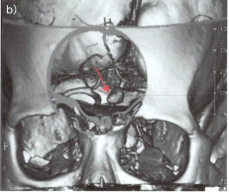

図6-3　MRA画像（a）と3D-CT画像（b）による前交通動脈瘤（矢印）

演習問題②

図6-4のCT画像をしっかりみてください．ここに示したのは前交通動脈瘤破裂によるクモ膜下出血のCT画像です．さて，4枚のCT画像の病巣は，解剖学的に脳のどの部位を表しているでしょうか．CT画像上の基礎的な解剖学的部位の名称を押さえながら，具体的な病巣について（　）内の数字に正しいと思う解剖学的用語を記入し，選択肢の問題では正しい用語を選び読影を完成させなさい．なお，症例の意識状態は傾眠状態，錯乱状態，または軽度の巣症状を示すものとします．

CTにて（　①　）を中心に（　②　），（　③　）にクモ膜下出血と思われる（低吸収域・低信号域・高吸収域・高信号域）を認める．なお，出血巣は（　④　）や（　⑤　）にもみられるが，（　⑥　）には認められない．Hunt & Hessの分類はGrade（Ⅰ・Ⅱ・Ⅲ・Ⅳ・Ⅴ），Fisher分類は，Group（Ⅰ・Ⅱ・Ⅲ・Ⅳ）である．

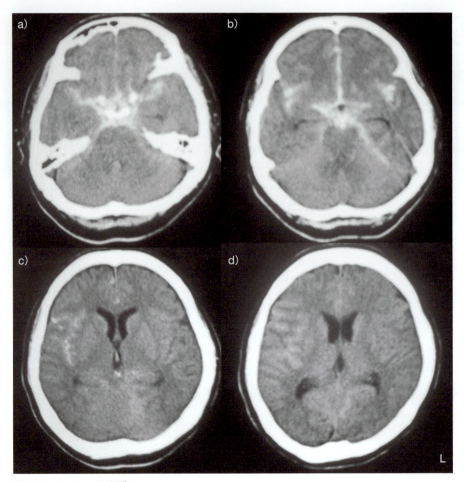

図 6-4 Case6 の CT 画像

💡ヒント

まず，図 6-5a の CT 画像をみてください．①の解剖学的部位は鞍上槽（ペンタゴンの形）で前交通動脈瘤が位置するウィリス動脈輪が含まれ，本来は髄液（黒）で満たされているがこの画像では出血のため白い高吸収域の五角形をしています．前方は前頭葉，側方は側頭葉，後方は橋の領域で囲まれています．橋の左右の後方には小脳半球があり，本来は髄液（黒の低吸収域）で満たされている④第4脳室は，出血により白い高吸収域となっています．さらに，図 6-5b をみてください．⑦の解剖学的部位は鞍上槽（ダビデの星の形）で，こちらも本来は髄液（黒の低吸収域）で満たされているが出血で白い星形の高吸収域となっています．

出血の白い領域は星形の両側斜め上方の②シルビウス槽や前方の③大脳半球間槽，⑤小脳橋角槽の領域に及んでいます．また，⑥の黒いスリットは側脳室下角だが出血はみられず，髄液の黒い低吸収域を認めます．

次にクモ膜下出血の画像読影では，クモ膜下出血の重症度分類である Hunt & Hess の分類

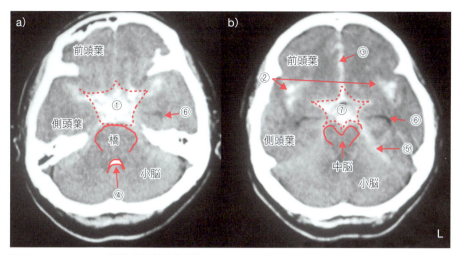

図 6-5 Case6 の CT 画像と解剖学的部位

(1968)[3] (表 6-1), Hunt & Kosnik の分類 (1974)[4] の (表 6-2), 世界脳神経外科連合会分類 (WFNS 分類：1983)[5] (表 6-3), クモ膜下出血の CT 分類 (Fisher 分類：1980) (表 6-4) の情報を加味することで, クモ膜下出血の術後に生じる機能障害やその予後, リハの方略などに参考となるので確認する習慣をつけましょう.

　Hunt & Hess の分類は最も広く普及しているが, 基本的には脳神経外科領域で手術のリスクを評価するために作成された分類です. また, Hunt & Kosnik の分類は Hunt & Hess の分類と基本的にほぼ同じだが, 新たに未破裂の動脈瘤である Grade 0 と, 固定した急性の髄膜あるいは脳症状をみないが固定した神経学的失調のある Grade Ia が追加されています. いずれにせよ Grade が上がるにつれて重症度が上がる分類となっているのは共通しています. なお, 両分類とも一般的に Grade Ⅲ以上の場合, 術後の QOL を含めたアウトカムに影響を及ぼす可能性があるので注意をしましょう.

　WFNS 分類は, 頭部外傷者の意識レベルの評価で使用される GCS (Glasgow Coma Scale) と主要な局所神経症状 (失語あるいは片麻痺) の有無を合わせて重症度を判定します. GCS では, 開眼 (E：4 〜 1) ＋最良言語反応 (V：5 〜 1) ＋最良運動反応 (M：6 〜 1) の合計点で意識障害を評価し, 合計点が 3 〜 8 (重症), 9 〜 13 (中等度), 14 〜 15 (軽症) と点数が少ないほど意識障害が重篤となります. なお, 局所神経症状の失語症は標準失語症検査 (SLTA) や WAB 失語症検査などで, 麻痺はブルンストロームステージ (Brunnstrom Stage) などで評価を行います.

　Fisher 分類は, CT 画像上のクモ膜下出血の重症度と予後を把握するうえで重要です[6]. 特に Group Ⅲ では脳血管攣縮 (vasospasm) による脳梗塞が発生し, 遅発性脳虚血症候群 (片麻痺や失語症など) が生じること, また, Group Ⅳ では脳内出血を伴うことにより優位半球の失語や失行, 非優位半球の半側空間無視などの高次脳機能障害や錐体路障害による麻痺の原因となる可能性があるので注意が必要です.

　なお, 少し余談になるが, Fisher 分類は Fisher が当時使用した CT と現在の CT では画像

表 6-1　クモ膜下出血の重症度分類（Hunt & Hess の分類：1968）

Grade	
Grade I	無症状か，最小限の頭痛および軽度の項部硬直
Grade II	中等度から強度の頭痛，項部硬直をみるが，脳神経麻痺以外の神経学的失調はみられない
Grade III	傾眠状態，錯乱状態，または軽度の巣症状を示すもの
Grade IV	混迷状態で，中等度から重篤な片麻痺があり，早期除脳硬直および自律神経障害を伴うこともある
Grade V	深昏睡状態で除脳硬直を示し，瀕死の様相を示すもの

表 6-2　クモ膜下出血の重症度分類（Hunt & Kosnik の分類：1974）

Grade	
Grade 0	未破裂の動脈瘤
Grade I	無症状か，最小限の頭痛および軽度の項部硬直
Grade Ia	急性の髄膜あるいは脳症状をみないが，固定した神経学的失調のあるもの
Grade II	中等度から強度の頭痛，項部硬直をみるが，脳神経麻痺以外の神経学的失調はみられない
Grade III	傾眠状態，錯乱状態，または軽度の巣症状を示すもの
Grade IV	混迷状態で，中等度から重篤な片麻痺があり，早期除脳硬直および自律神経障害を伴うこともある
Grade V	深昏睡状態で除脳硬直を示し，瀕死の様相を示すもの

表 6-3　クモ膜下出血の重症度分類（世界脳神経外科連合会のWFNS分類：1983）

Grade	GCS score	
Grade I	GCS score 15	失語あるいは片麻痺なし
Grade II	GCS score 14〜13	失語あるいは片麻痺なし
Grade III	GCS score 14〜13	失語あるいは片麻痺あり
Grade IV	GCS score 12〜7	失語あるいは片麻痺ありなしは不問
Grade V	GCS score 6〜3	失語あるいは片麻痺ありなしは不問

表 6-4　クモ膜下出血のCT分類（Fisher 分類：1980）

Group I	クモ膜下出血を思わせる所見なし
Group II	びまん性出血あるいは血腫の厚さが大脳半球間裂，島槽，迂回槽いずれも 1mm に満たないもの
Group III	局在する血腫，あるいは厚さが 1mm を超えるもの
Group IV	びまん性出血あるいはクモ膜下出血はないが，脳内あるいは脳室内出血が存在する

（発症後 48 時間後の単純 CT の所見で脳血管攣縮の危険性を予測）

の大きさや縮小倍率が異なるため，「1mm の出血」の意味が現在の CT に直接当てはまるとは限りません．そのため，Group II，III，IV については，なかなか判断あるいは理解が難しい点があります．しかし，クモ膜下出血の画像読影では，脳血管攣縮による脳梗塞の可能性が高い Group III や脳内出血がある Group IV が，少なくともクモ膜下出血が発症した場合，麻痺や高次脳機能障害が出る可能性の根拠となり，障害の予測やリハの対応を考えるうえでも有用な情報を提供するので臨床上活用してください．

解答②

CTにて（①鞍上槽）を中心に（②両側シルビウス槽），（③大脳半球間槽）にクモ膜下出血と思われる高吸収域を認める．なお，出血巣は（④第4脳室）や（⑤小脳橋角槽）にもみられるが，（⑥側脳室下角）には認められない．Hunt & Hessの分類はGrade Ⅲ，Fisher分類はGroup Ⅲである．

補足

図6-6にCase6の術後約1カ月後のCT画像を示します．a（赤矢印）に示すように前交通動脈瘤は術後のクリッピングにより点状の高吸収域を示し，周囲に放射線の散乱によるアーチファクトを認めます．dでは，右側脳室前角に水頭症に対する脳室ドレナージと思われる線状の高吸収域（赤矢印）のチュービング像を認めるので参考にしてください．

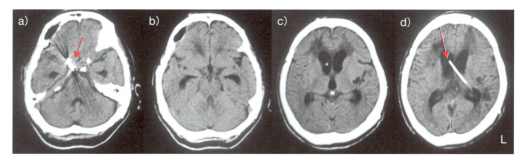

図6-6 Case6の術後約1カ月後のCT画像

3. 予想される症状

①コルサコフ症候群（Korsakoff syndrome）

前交通動脈破裂によるクモ膜下出血では，術後，前交通動脈からの穿通枝で前脳基底部を灌流している視床下部動脈の脳梁下動脈枝損傷により，コルサコフ症状といわれる健忘症（amnesia）を中心とした以下に示すさまざまな症状を生じます[1,7-9]．

a）前向性健忘
病気が発症した時点から，新しい出来事を覚えることができない症状です．

b）逆行性健忘
病気が発症した時点より以前の自己の体験した記憶が再生できない症状です．

c）見当識障害
時間や場所に対する認識が低下する症状です．特に自分の存在を時間的に位置づけることができないことを意味します．

d）作話

　事実とは異なる話をする症状です．その場の話の内容を埋めるような当惑作話（embrrassment confabulation）と現実とは異なる空想的な内容の空想的作話（fantastic confabulation）があります．前交通動脈瘤破裂によるクモ膜下出血では，病巣の広がりの影響にもよるが，時間的意識の障害により過去の時期が異なる体験を現実と確信し，時には確信した内容に従って行動してしまうなど，さまざまな体験が混合した自発的作話（spontaneous confabulation）の症状がみられます[10]．

e）病識欠如

　自己の記憶障害や病気に対し，自己意識や自己認知が低下する症状です．つまり，自分の今の状態に対する自己監視能力がうまく機能していない状態と考えることもできます．この症状は前向性健忘，逆行性健忘，見当識障害，作話などの症状と密接に関連しているため，予後に対する重要な要因となるので注意する必要があります．

f）その他

　一般に純粋なコルサコフ症状という場合は，上記の症状のような側面が強調されるが，逆に保存される症状としてWAIS-Ⅲなどの知能検査で測定される知的機能（言語性知能：言語理解，作動記憶や動作性知能：知覚統合・処理速度）や注意機能（7桁の数字の順唱程度）については，基本的には保たれていることが多いです．

②前頭葉機能障害

　前交通動脈瘤破裂によるクモ膜下出血術後7〜14日頃までに生じる脳血管攣縮（遅発性攣縮）により，前頭葉内に脳梗塞が発症する可能性があります（特にFisher分類のGroup Ⅲ）．その場合は遂行機能障害，作業記憶障害，能動的注意障害などの前頭葉機能障害が生じることがあります．なお，クモ膜下出血の程度によっては14日を過ぎても脳血管攣縮がみられることがあります．

③知能低下

　クモ膜下出血術後約1〜2カ月の時点で特に注意しなければならない症状として，遅発性水頭症（クモ膜下出血により血腫が脳室内に入ったり髄液の流れや吸収が障害され，脳室内に髄液が貯留し圧排する症状）があり，知的機能の低下の原因となります．

④人格変化

　前交通動脈瘤破裂によるクモ膜下出血では，前脳基底部をはじめ両側前頭葉眼窩皮質後部が損傷され，脱抑制的な怒りっぽさ，相手に対して遠慮をしない，相手の気持ちに寄り添えない，心配ごとを気にとめない，逆に自発性が低下するなど人格変化がみられることがあります．

⑤運動障害

　前交通動脈瘤破裂によるクモ膜下出血で出血量が多い場合は，術後の脳血管攣縮が前頭葉を中心に起こり，脳梗塞による片麻痺，歩行失行，強制把握などの運動障害を認めることがあります．特に屈曲性対麻痺や麻痺側下肢の屈曲肢位が高率に出現するので注意してください．

4. リハビリテーション介入のポイント

　前交通動脈瘤破裂によるクモ膜下出血による認知機能障害に対するリハ戦略は，残念ながら確立されたものはなく個々の症例に合わせた工夫が求められます．しかし，基本的にはクモ膜下出血の病態生理を理解したうえで，前頭葉を含む前脳基底部損傷に対する適切な評価と症状把握を行い，それに基づいたリハ介入を行うことが一番の近道といってよいでしょう．そこで，どのような点に注意してリハを進めたらよいか，順を追って説明していきます．

　まず第1に，クモ膜下出血の重症度であるHunt & KosnikあるいはHunt & Hessの分類を確認しましょう．つまり，臨床的にはHunt & KosnikあるいはHunt & Hessの分類はGrade Ⅲを一応の目安として，それ以上であれば中度から重度のクモ膜下出血の可能性があるのでリハにおいても比較的難しい患者と考えることができます．特にGrade ⅣやGrade Ⅴでは，動脈瘤破裂後に重篤な意識障害が出現し，入院時に死亡する（dead on arrival）こともあるので注意してください．

　第2に，CT画像のFisher分類の情報を念のため確認しましょう．Fisher分類ではGroup Ⅲを重要視し，もしクモ膜下出血でGroup Ⅲであれば，発症7～14日の間に脳血管攣縮の可能性があることを念頭におきましょう．脳血管攣縮が左右の前大脳動脈領域に起こった場合では，少なくとも前頭葉内側領域の機能低下による発動性の低下や下肢の麻痺などの症状がみられるので注意してください．もしおかしいと感じたら，速やかに医師に報告する習慣を身につけましょう．リハスタッフの臨床場面での詳細な観察と評価，そして早期対応こそが脳血管攣縮による脳梗塞の後遺症をできる限り最小限に食い止めるうえで大切です．

　第3に，術後の経過で忘れてはいけないことは，クモ膜下出血術後約1～2カ月に生じる続発性水頭症（secondary normal pressure hydrocephalus；sNPH）の徴候です．特に記憶，思考，行動障害などの認知症状，歩行障害，尿失禁などの症状がみられた場合は，速やかに医師に報告する習慣をつけましょう．水頭症に対するシャント手術により，これらの運動や認知機能の改善が期待でき，結果として予後に貢献できる場合があります．

　なお，図6-7はCase6の術後1カ月後のCT画像で，水頭症による両側側脳室の前角の拡大とその周囲に脳質周囲白質軟化症（periventricular lucency；PVL）とよばれる淡い低吸収域がみられます．図6-7bでは左側脳室に水頭症に対する白いドレナージチューブの陰影が確認できます．

　補足だが，水頭症のCT画像における脳室の計測方法として，脳室指数（ventricular index）＝a/b（両側側脳室前角間の最大幅÷aの同一線上の頭蓋内板間の最大幅），あるいは，エバンズ指数（Evans index）＝a/c（両側側脳室前角の最大幅÷aの同一平面における頭蓋内板間の最大幅）などがあります（図6-7a）．エバンズ指数は，水頭症の可能性があれば0.3を超えるので参考にしてください．

　第4に，前脳基底部の損傷ではコリン作動性ニューロンによる脳全般の活動の調整ができなくなり，行動に対する覚醒と注意の集中が障害されることがあります．この場合は，覚醒と注意の集中を適切に保つために，外部からの刺激が多く入らないよう適切に制御し，不必要な刺激が入らない環境調整を行うことが重要です．

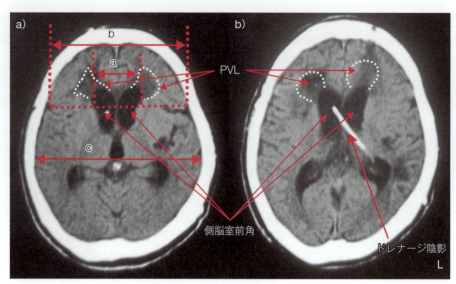

図6-7 Case6のCT画像（水頭症における脳室の計測）

　第5に，前脳基底部の損傷では脳幹にある縫線核と大脳皮質を結ぶ中継機能が損傷されるため，睡眠・覚醒リズムが障害されます．睡眠・覚醒リズムを整えるためには，日中不規則な睡眠を取らせないように，可能な限り活動を積極的に取り入れて日中の覚醒水準を保つよう注意してください．

　第6に，前交通動脈瘤破裂によるクモ膜下出血の軽症例は改善が期待されますが，中〜重症例では前脳基底部損傷に加え前頭葉眼窩面や腹内側面に損傷が及ぶため，記憶障害（前向性健忘と逆向性健忘），見当識障害，作話，病識欠如などのコルサコフ症候群のほか，注意障害，人格変化などがみられます[2]．以下，これらの症状のリハについて要約します．

　記憶障害のリハでは知的機能や注意機能が保たれていることが前提となるが，直接的に記憶そのものを改善させる訓練よりは外的な手がかりを与えることで前向性，逆向性健忘の内容を想起させる方法，日常生活で特に重要な日付，場所，人名記憶などある特定の領域に特化した技術や知識を獲得する方法が効果的といわれています．

　作話のリハでは種々の議論があるものの，エピソード記憶の時間的文脈の再生により，記憶した個々の内容を関連づけたり，統合したりすることができずに自発的作話となってしまうため，話の内容を繰り返してフィードバックを行いながら，今何を話しているかについての気づきを促すことが重要です．さらに，自己の病識欠如に関するリハでは，自分自身が置かれている時間的，空間的な場所での自己の存在を客観的に俯瞰することで，自己意識（self-awareness）を高めることが重要となります．具体的には可能な限りタイムラグを入れずにリアルタイムで今自分が置かれている状況を刻々とモニターできるビデオフィードバックシステムがあれば，病識欠如の改善に結びつくと考えます．

　なお，前交通動脈瘤破裂による前脳基底部の障害（見当識障害，病識欠如，前向性および逆行性健忘）に対しては，大森らの報告にある患者自身が自己の活動動画を視聴（自己フィード

バック）する認知リハがあるので参考にしてください[11].

　最後に，人格変化に対するリハは残念ながら効果的な訓練はありません．しかし，感情障害などの脱抑制症状に対しては，訓練場所の選択を行うなどの環境調整やCalm（穏やかに），Slowly（ゆっくり），Close（近づく），Quiet（静かに），Whisper（囁き声）のCSCQWで対応し，それでも難しい場合は必要に応じて向精神薬の鎮静作用を併用した薬物療法（リスペリドンなど）の活用も選択肢とします．

　そのほか，遂行機能障害や自発性低下，運動障害に対しては，第3章と重複するので参照してください（p205〜）．

文献

1) 木矢克造・他：前交通動脈瘤術後穿通枝障害の検討．脳卒中の外科 **30**：107-112，2002．
2) 菅 貞郎・他：破裂前交通動脈瘤の中期成績：社会復帰を妨げる記憶障害と原因．脳卒中の外科 **30**：258-263，2002．
3) Hunt WE, Hess RM：Surgical risk as related to time of intervention in the repair of intracranial aneurysms. *J Neurosurg* **28**：14-20, 1968.
4) Hunt WE, Kosnik EJ：Timing and perioperative care in intracranial aneurysm Surgery. *Clin Neurosurg* **21**：79-89, 1974.
5) Report of World Federation of Neurological Surgeons Committee on a Universal Subarachnoid Hemorrhage Grading Scale. *J Neurosurg* **68**：985-986, 1988.
6) Fisher CM et al：Relation of cerebral vasospasm to subarachnoid hemorrhage visualized by computerized tomographic scanning. *Neurosurgery* **6**(1)：1-9, 1980.
7) DeLuca J et al：Aneurysm of the anterior communicating artery：a review of neuroanatomical and neuropsychological. *J Clin Exp Neuropsycholo* **17**(1)：100-121, 1995.
8) Lindqvist et al：Korsakoff's syndrome after operation on ruptured aneurysm of the anterior communicating artery. *Acta Psychiatr Scand* **42**：24-34, 1966.
9) Damasio AR et al：Amnesia basal forebrain lesion. *Arch Neurol* **42**：263-271, 1985.
10) Stuss DT et al：An extraordinary form of confabulation. *Neurology* **28**：1166-1172, 1978.
11) 大森智裕・他：前脳基底部健忘症例に対する「reality orientation & self-awreness movie」を用いた認知リハビリテーション．認知リハ **18**(1)：50-59，2013．

参考図書

1) 山鳥 重：神経心理学入門，医学書院，1985．
2) 平山惠造，田川皓一（編）：脳卒中と神経心理学，医学書院，1995．
3) 小宮桂治（編）：よくわかる脳の障害とケア，南江堂，2013．
4) 町田 徹（監訳）：CT/MRI画像解剖ポケットアトラス 第1巻 頭部・頸部，第3版，メディカル・サイエンス・インターナショナル，2008．
5) 平山惠造，河村 満：MRI脳部位診断，医学書院，1993．
6) 高橋昭喜：脳MRI 1．正常解剖，第2版，秀潤社，2005．
7) 太田富雄（総編集）：NEUROSURGERY 脳神経外科学，改訂9版，金芳堂，2004．

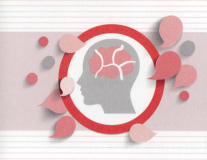

7. 後交通動脈領域病巣の脳画像読影

1. 基礎的事項の確認

　後交通動脈（Pcom A）領域の脳画像所見を読影するには，まず後交通動脈の血管走行を確認する必要があります．左右の後交通動脈は図 7-1b のように，左右の内頸動脈の後内側から分岐し，後方から内側に走行して左右の後大脳動脈と結合します．そして，図 7-2 のように，左右の後交通動脈は動眼神経の上を走行していることがわかります．

　したがって，後交通動脈領域の疾患では必ずこの動眼神経の障害（病巣側の眼瞼下垂，複視，瞳孔不同など）を意識して画像読影をすることが重要です．以上のことを押さえたうえで次の演習問題について考えてみましょう．

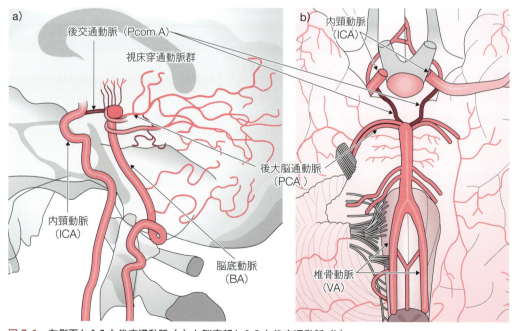

図 7-1　左側面からみた後交通動脈（a）と脳底部からみた後交通動脈（b）

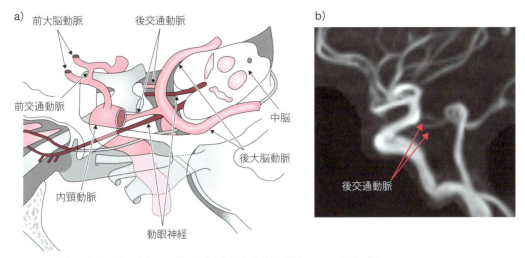

図7–2 後交通動脈と動眼神経との位置関係（a）と後交通動脈の MRA 画像（b）

> **演習問題①**
> ①後交通動脈からの穿通枝はどのような血管があるか挙げなさい．
> ②後交通動脈は，ウィリス動脈輪の主幹動脈である内頸動脈や後大脳動脈に対し，臨床上どのような役割をもっているか答えなさい．

ヒント

図 7–3 に後交通動脈と後大脳動脈の穿通枝を示します．後交通動脈は，ウィリス動脈輪の前方の内頸脳動脈系と後方の椎骨脳底動脈系から分岐する後大脳動脈を結ぶ重要な血管であり，側副血行路としての重要な機能をもっています．少し複雑になるが，後大脳動脈と連結する後交通動脈には解剖学的に細かい穿通枝があり，そのなかでも視床灰白隆起動脈（TTA）は，視床の前部および前外側にある前腹側核，外側腹側核，内側核前方，内包後脚前部（内包膝部）を灌流し，これらの穿通枝が障害されると意識障害，記憶障害，前頭葉機能障害，運動機能障害などを生じることがあります．

したがって，代表的な後交通動脈領域に関係する疾患である内頸–後大脳動脈瘤（IC-PC aneurysm）破裂によるクモ膜下出血では，常に後交通動脈から分枝する穿通枝である視床灰白隆起動脈や前脈絡叢動脈（anterior choroidal artery；AchA）への影響を考えながら，関連する領域の機能について評価を行うことが重要です．

なお，後交通動脈の穿通枝の数は 4〜14 本（平均 7.8 本）と個人差があり，この領域に関係する未破裂あるいは破裂動脈瘤によるクモ膜下出血に対するクリッピング手術では，可能な限り穿通枝へのダメージを減少させることが視床や視床下部など関連領域の機能障害を防ぐとされているので，画像読影する際は押さえておきましょう．

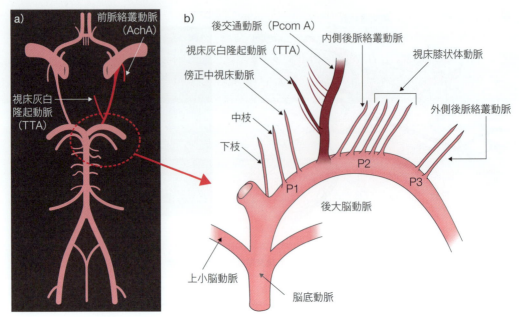

図 7-3 ウィリス動脈輪（a）と後交通動脈・後大脳動脈の穿通枝（b）

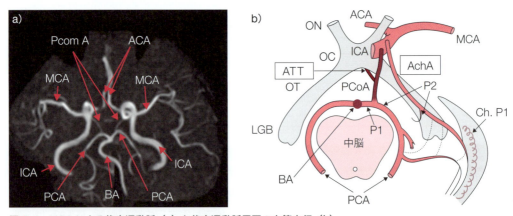

図 7-4 MRAによる後交通動脈（a）と後交通動脈周囲の血管走行（b）
Pcom A：後交通動脈，ACA：前大脳動脈，MCA：中大脳動脈，ICA：内頸動脈，PCA：後大脳動脈，BA：脳底動脈，AchA：前脈絡叢動脈，ON：視神経，OC：視交叉，OT：視索，LGB：外側膝状体，TA：灰白隆起動脈．

　次に図 7-4a をみてください．MRAによるウィリス動脈輪周囲の血管走行を示しています．後交通動脈は確認できるでしょうか．この画像では両側内頸動脈（ICA）と両側後大脳動脈（PCA）の間を 2 本の薄く細くて白い信号が連結し，なんとか後交通動脈（Pcom A）が確認できます．しかし，通常のMRAによる画像では，後交通動脈の血管は長さは 12 〜 13 mm と短く，外径は 1.3 〜 1.6 mm と非常に細いため，なかなか確認しにくいので注意しましょう．

　ここからは少し細かくなりますので，図 7-3b や図 7-4b の後交通動脈周囲の血管走行の図をみながら考えるとよいと思います．後交通動脈は奇形とバリエーションがあり[1]，その直径により，①正常型（normal type），②低形成型（hypoplastic type），③胎児型（fetal type），④欠損型（absence type）の4つに分類されます．

　①正常型は直径が1mm以上で，後大脳動脈近位部（P1）より細いもの，②低形成型は直径1mm以下のもの，③胎児型は直径がP1より太く，内頸動脈から後大脳動脈が直接分岐しているようにみえるもの，④欠損型は後交通動脈そのものがないものです．特に低形成型での視床灰白隆起動脈（TTA）は，本来の後交通動脈からは分岐せずに前脈絡叢動脈（AchA）から出ることがあるため，後交通動脈領域や後大脳動脈領域の穿通枝に対してさまざまな影響を与え，障害のバリエーションとなって現れることがあるので注意する必要があります．

> **解答①**
> ①視床灰白隆起動脈（TTA）
> ②ウィリス動脈輪の前後部を結ぶ重要な側副血行路である．ちなみに側副血行路とは，血行障害により主要な血管に閉塞がみられると，血液循環を維持するために新たに形成される血管の迂回路を意味し，主に静脈系にみられるが，脳ではウィリス動脈輪の後交通動脈は内頸動脈系と椎骨脳底動脈系から分岐する後大脳動脈の間を結ぶ側副血行路の役割をもっている．

2. 画像読影（演習）

Case7　62歳男性 内頸-後大脳動脈瘤破裂によるクモ膜下出血の症例

ここでは後交通動脈領域の代表的な病態である内頸-後大脳動脈瘤（IC-PC aneurysm）破裂によるクモ膜下出血について考えていきましょう．

> **演習問題②**
>
> 図7-5のCT画像をしっかりみてください．ここに示したのは内頸-後大脳動脈瘤破裂によるクモ膜下出血です．
> さて，2枚のCT画像の病巣は解剖学的に脳のどの部位を表しているでしょうか．画像は向かって左側が右半球，右側が左半球です．CT画像上の基礎的な解剖学的部位の名称を押さえながら具体的な病巣について数字に正しいと思う解剖学的用語を記入し，選択肢の問題では正しい用語を選び読影を完成させましょう．なお，症例の意識状態は傾眠状態，錯乱状態，または軽度の巣症状を示すものとします．
>
> 発症当日のCTでは（　①　）を中心に，右側優位に（　②　），（　③　），両側（　④　）にクモ膜下出血と思われる（低吸収域・低信号域・高吸収域・高信号域）を認める．なお，出血巣は一部右側優位に（　⑤　）にも認められる．Hunt & Hessの分類は，Grade（Ⅰ・Ⅱ・Ⅲ・Ⅳ・Ⅴ），Fisher分類はGroup（Ⅰ・Ⅱ・Ⅲ・Ⅳ）である．

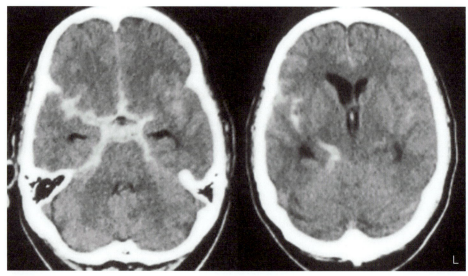

図7-5　Case7のCT画像

ヒント

クモ膜下出血の画像読影の注意点は，前交通動脈瘤破裂によるクモ膜下出血と同じで脳槽の基礎的な解剖学的知識を再度整理することです．つまり，①鞍上槽（suprasellar cistern），②シルビウス槽（sylvian cistern），③大脳半球間裂（interhemispheric fissure），④迂回槽（anbient cistern），⑤島回槽（insular cistern）などです（図 7-6）．なお，Hunt & Kosnik の分類や Fisher 分類は前交通動脈瘤破裂によるクモ膜下出血の画像読影（p128）を参照してください．

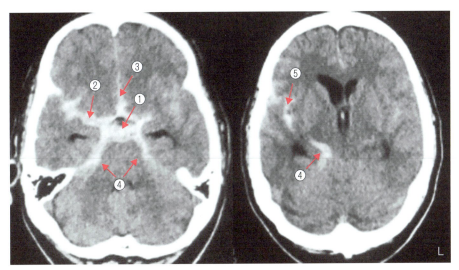

図 7-6　Case7 の CT 画像の出血病巣部位

解答②

発症当日の CT では（①鞍上槽）を中心に，右側優位に（②シルビウス槽），（③大脳半球間裂），両側（④迂回槽）にクモ膜下出血と思われる高吸収域を認める．なお，出血巣は一部右側優位に（⑤島回槽）にも認められる．Hunt & Hess の分類は Grade Ⅲ，Fisher 分類は Group Ⅲ である．

➕ 補足

　図 7-7 に右内頸-後大脳動脈瘤破裂によるクモ膜下出血術後の CT 画像を示します．右内頸-後大脳動脈瘤にクリッピングによるアーチファクトを認めます．なお，術後の経過は Hunt & Hess の分類 Grade Ⅲ，Fisher 分類 Group Ⅲ なので，脳血管攣縮や水頭症の経過を注意深く追うことはいうまでもありません．

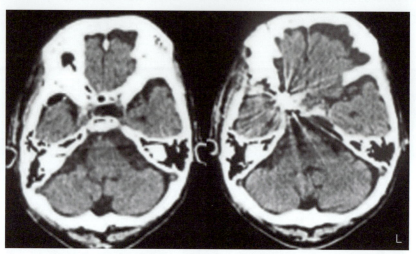

図 7-7　右内頸-後大脳動脈瘤破裂によるクモ膜下出血術後の CT 画像

3. 予想される症状

　内頸-後交通動脈破裂によるクモ膜下出血術後では，動眼神経の障害や後交通動脈と後交通動脈関連の穿通枝である視床灰白隆起動脈，あるいは後交通動脈に隣接する前脈絡叢動脈領域関連の障害について考えることが重要です．特に視床灰白隆起動脈は，視床前核（乳頭視床束－帯状回皮質の連絡），背内側核（下視床核－前頭葉眼窩皮質の連絡），前腹側核（視床束－運動前野の連絡），外側腹側核（上小脳脚－運動皮質の連絡）を灌流し，記憶，情動，前頭葉機能，運動の制御などに関連しています．

　その他，内頸動脈と後交通動脈の分岐点に隣接する前脈絡叢動脈関連の障害も可能性があり，症状を予測する際にはこの血管支配領域の機能障害を考えることが重要です．

①動眼神経麻痺

　内頸-後交通動脈瘤破裂によるクモ膜下出血では，動眼神経麻痺（病巣側の眼瞼下垂・複視・瞳孔不同，特に病巣側の瞳孔散大，対光反射消失など）が生じることがあるので注意が必要です．それは，後交通動脈は動眼神経の直上を通過しているからです．もう一度図 7-2a を確認しておきましょう．

　未破裂の内頸-後大脳動脈瘤では，動脈瘤の大きさが日々大きくなるにしたがって動眼神経が海綿静脈洞（図 7-2a の動眼神経の点線の部分）に入る手前で圧迫され，臨床上動脈瘤の存

在が気づかれることが多いため，未破裂症候性動脈瘤（non-rupture symptomatic aneurysm）ともいわれます．

②記憶障害

後交通動脈の穿通枝である視床灰白隆起動脈に関係する視床前部領域の症状として，見当識障害，言語性記憶障害，視覚性記憶障害が出ることがあります．特に視床前核の障害では，海馬–脳弓–乳頭体–乳頭視床束–帯状回–海馬を中心としたパペッツ回路内の線維の障害が影響します．急性期には記憶障害の背景症状としてconfusional stateのようなボーッとしていたり，過睡眠の状態となることもあるので注意しましょう[3,4]．

③前頭葉症状

後交通動脈の穿通枝である視床灰白隆起動脈に関する視床前部領域の症状として，遂行機能障害，保続，自発性の低下，無感情などの前頭葉機能障害が出ることがあります．視床背内側核と前頭葉眼窩皮質および前頭前野の線維連絡の障害が影響するので確認が必要です．

④その他

急性期に後交通動脈に隣接する前脈絡叢動脈領域に関する症状として運動麻痺や感覚障害が出ることがあります．特にこの血管支配領域である内包後脚や中脳大脳脚の損傷では，対側の感覚障害や顔面を含む上肢に優位な片麻痺（内包性片麻痺）が生じ，外側膝状体の外側部や視放線の損傷では同名半盲を生じることがあり，これらの対側の運動・感覚・半盲症状はAbbie症候群ないしMonakow症候群とよばれています[2,5,6]．

また，内頸–後交通動脈瘤破裂によるクモ膜下出血術後で，右の前脈絡叢動脈が血管攣縮を含め何らかの虚血が内包後脚に生じた場合は，左半側空間無視，病態失認，構成障害，運動維持困難などの症状が生じることがあるので注意が必要です[7]．

4. リハビリテーション介入のポイント

後交通動脈領域に関連する代表的疾患である内頸–後大脳動脈瘤破裂によるクモ膜下出血術後のリハについては，具体的に詳細に検討された報告は非常に少なく，エビデンスはないのが現状です．

したがって，動眼神経麻痺がある場合は，病巣側の複視などの眼症状に配慮することは当然ですが，前交通動脈瘤破裂によるクモ膜下出血で示したように，まずはクモ膜下出血の病態生理を基礎に術後経過で予想される脳血管攣縮や水頭症などの症状と，後交通動脈の穿通枝である視床灰白隆起動脈や後交通動脈と隣接する前脈絡叢動脈領域の症状を予測することが重要と考えます．以下にポイントを述べるので参考にしてください．

第1は，術後急性期に意識障害や注意障害が生じた場合は，これらの障害に対して速やかに，視床動脈領域のリハ介入のポイント（p104〜）で説明した意識障害や注意障害に対するリハを行うことで改善を図ります．

第2は，後交通動脈の穿通枝である視床灰白隆起動脈領域では術後の外科的侵襲による症状として，視床性記憶障害や前頭葉機能障害（自発性の低下，保続など）が生じることがあります．この場合は，視床動脈領域のリハ介入のポイントで述べた記憶障害や前頭葉症状に対す

る認知リハを行います．前脈絡叢動脈領域の症状として，顔面を含む上肢に優位な片麻痺や感覚障害が生じた場合は，同じく視床動脈領域のリハ介入のポイントで述べた運動面へのリハを行います．

　第3は，術後7日～2週間で脳血管攣縮による虚血により，動脈瘤の部位が左の場合は失語症が，右の場合は左半側空間無視，病態失認，構成障害，運動維持困難といった種々の高次脳機能障害を生じることがあります．術後7日～2週間は，念のためこれらの症状に対する注意深い観察と評価を行い，症状が現れた場合は脳血管攣縮のサインとして速やかに医師に報告し，適切な治療を行うとともに，必要に応じて症状に対する個別のリハを行います．

　第4は，術後7日～2週間で水頭症が生じることがあります．水頭症は認知症の原因となり得るため，必要に応じて知能検査を行い，言語性知能や動作性知能の低下が生じた場合は速やかに医師に報告し，脳室ドレナージなどの適切な治療を行うことが重要です．

文献

1) 佐伯直勝：顕微鏡下の脳神経外科手術における後交通動脈の解剖学的研究：特にその形態的バリエーションについて．千葉医誌 **67**：7-16, 1991.
2) 山口由太郎・他：IC-PC aneurysm クリッピング術における後交通動脈閉塞例の検討．脳卒中の外 **28**：362-366, 2000.
3) Endo H et al：Tuberothalamic artery infarctions following coil embolization of ruptured posterior communicating artery aneurysm with posterior communicating artery sacrifice. *AJNR AM J Neuroradiol* **33**(3)：500-506, 2012.
4) Maeshima S et al：Transient aphasia and persistent amnesia after surgery for Internal carotid artery-posterior communicating artery aneurysm. *J Clin Neurosci* **9**：710-713, 2002.
5) Abbie AA：The Clinical Significance of the Anterior Choroidal Artery. *Brain* **56**：233-246, 1933.
6) 後藤文男：Monakow 症候群（前脈絡叢動脈症候群）（症候群 1977-- 概念の変遷とその今日的意義 -- 脳・神経・筋系）．日臨 **35**：554-555, 1977.
7) Bogousslavsky J et al：Subcortical neglect：neuropsychological, SPECT, and neuropathological correlations with anterior choloidal artery territory infarction. *Ann Neurol* **23**：448-452, 1990.

参考図書

1) 山鳥 重：神経心理学入門．医学書院，1985.
2) 平山惠造，田川皓一（編）：脳卒中と神経心理学．医学書院，1995.
3) 小宮桂治（編）：よくわかる脳の障害とケア．南江堂，2013.
4) 町田 徹（監訳）：CT/MRI 画像解剖ポケットアトラス 第1巻 頭部・頸部，第3版．メディカル・サイエンス・インターナショナル，2008.
5) 平山惠造，河村 満：MRI 脳部位診断．医学書院，1993.
6) 高橋昭喜：脳MRI 1．正常解剖，第2版．秀潤社，2005.
7) 江藤文夫・他：臨床リハ別冊 高次機能障害のリハビリテーション Ver.2．医歯薬出版，2006.

8. 椎骨脳底動脈領域病巣の脳画像読影

1. 基礎的事項の確認

　椎骨脳底動脈領域病巣の脳画像所見を読影するには，まず椎骨動脈（vertebral artery；VA）と脳底動脈（BA）の血管走行を確認する必要があります．図 8-1 からわかるように，脳底動脈は左右の椎骨動脈が合流したところから始まり，上部で左右の後大脳動脈（PCA）が分枝します．

　椎骨脳底動脈系の血管から分枝する主要な血管は 3 つあり，①脳底動脈上部からは上小脳動脈（superior cerebellar artery；SCA），②脳底動脈下部からは前下小脳動脈（anterior inferior cerebellar artery；AICA），③左右の椎骨動脈の末梢からは後下小脳動脈（posterior inferior cerebellar artery；PICA）が主として脳幹（中脳下部・橋・延髄）や小脳を灌流する以外に，前脊髄動脈（anterior spinal artery；ASA）を分枝します．

　ここからは少し複雑になりますが，図 8-2b に示すように，前述した名称とは別に脳幹の動脈は脳幹のどの領域を灌流するかの分布により傍正中動脈（paramedian artery；PA），短

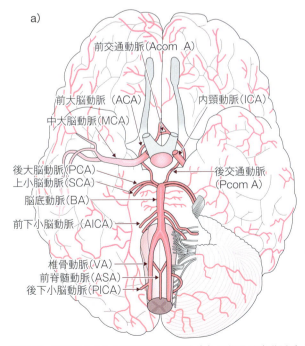
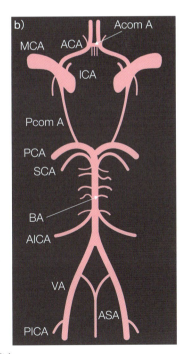

図 8-1　脳底部からみた椎骨脳底動脈系（a）と椎骨脳底動脈系（b）

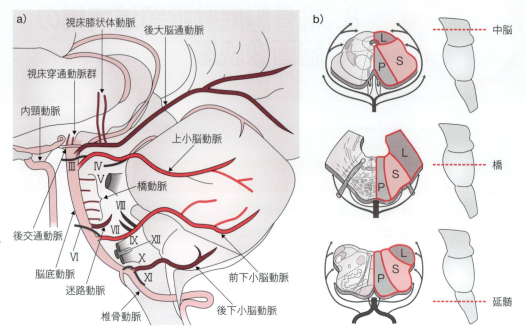

図 8-2　左側面からみた椎骨脳底動脈系（a），中脳・橋・延髄における傍正中動脈（P），短回旋動脈（S），長回旋動脈（L）（b）

回旋動脈（short circumferential artery；SCA），長回旋動脈（long circumferential artery；LCA）に分類されます．ちなみに上小脳動脈，前下小脳動脈，後下小脳動脈は長回旋動脈の一種に含まれます．また，上記以外の血管として図 8-2a からもわかるように，上小脳動脈と前下小脳動脈に挟まれた脳底動脈の領域には，上部から左右に多数の橋動脈（pontine arteries）が出ているので確認してください．

　これらの領域の病態は意識障害，眼球運動障害，運動・感覚障害，小脳症状などさまざまな症状に注意する必要があります．それ以外にも，椎骨脳底動脈系は脳底動脈の分枝である後大脳動脈や後大脳動脈の分枝である後交通動脈とも関連しているため，後交通動脈や後大脳動脈から出る穿通枝の支配領域である視床や後大脳動脈の支配領域である側頭葉・後頭葉内側への影響について考えることも重要です．

　図 8-2a のように脳幹には椎骨脳底動脈系以外に重要な 12 対の脳神経があり，概略として中脳には動眼神経（Ⅲ），橋上部には滑車神経（Ⅳ），橋中部には三叉神経（Ⅴ），橋下部には外転神経（Ⅵ），顔面神経（Ⅶ），内耳神経（Ⅷ），延髄外側には舌咽神経（Ⅸ），迷走神経（Ⅹ），一部が延髄から出る延髄根としての副神経（Ⅺ），延髄背側から腹側に向かってのびる舌下神経（Ⅻ）があるので確認しておきましょう．

　次に脳幹の解剖と血管支配領域を中脳，橋，延髄の 3 つのレベルに分けて，少し細かく整理してみたいと思います．

1）中脳領域の解剖と血管支配

図 8-3a, c のように中脳は間脳と橋に挟まれた領域にあり，下部は橋前溝で区分され，脚間窩を中心に腹側は大脳脚，中間部は中脳被蓋，背側部は中脳視蓋（四丘体：上丘と下丘）に大きく左右に区分されます．

次に図 8-3b をみてください．腹側の大脳脚は大脳から下行性の運動線維が収束する場所で，内側から外側に向かって，①前頭橋路（frontopontine tract），②皮質延髄路（corticobulbar tract），③皮質脊髄路（corticospinal tract），④頭頂・側頭・後頭橋路（parieto-temporo-occipitopontine tract）があります．①前頭橋路は前頭葉─内包前脚─中脳大脳脚内側─橋核─橋小脳路から対側小脳へ線維連絡があり，認知面では背外側前頭前野における遂行機能に，運動面では姿勢制御（postual control）に関与しています．また，②皮質延髄路と③皮質脊髄路は，随意運動を司る錐体路系に属しています（頭頂・側頭・後頭橋路については明確な機能はわかっていません）．

中間部の中脳被蓋は，大きな灰白質として，大脳皮質─大脳基底核回路の神経伝達物質（ドーパミン）による調節に関与する黒質（緻密部・網様部），運動制御に関係する赤核があり，中

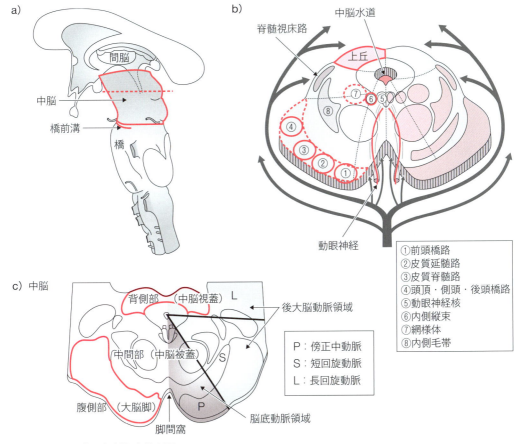

図 8-3　中脳上部の解剖と血管支配

脳水道を取り巻く中心灰白質の前方には，内側から順に，⑤動眼神経核（眼瞼挙上・眼球運動・縮瞳・対光反射・輻輳反射に関係），⑥内側縦束（側方注視，つまり左から右に動く物を目で追いかけるときの眼球の左右の協調運動に関係），⑦網様体（意識の系である脳幹網様体賦活系で大脳皮質に投射し覚醒に関係），⑧内側毛帯（末梢からの体性感覚，特に深部感覚の伝導路）があるので整理しておきましょう．

　なお，中脳の血管支配は中脳下部では上小脳動脈が灌流しているが，図 8-3c のように主として中脳上部の腹側正中面は脳底動脈（傍正中動脈）が，それ以外は後大脳動脈（短回旋動脈・長回旋動脈）が灌流しています．

2）橋領域の解剖と血管支配

　橋は図 8-4a のように中脳と延髄に挟まれた領域にあり，橋の後方には第 4 脳室底と小脳が連なり，後方の小脳とは中小脳脚で連絡しています．そして，図 8-4b のように橋腹側は橋底部とよばれ，背側の橋被蓋部とはおおよそ橋核と内側毛帯（台形体）の境界線で区分されています．

　また，橋底部には橋核が多数あり，錐体路である皮質脊髄路が下降し，錐体外路系である橋

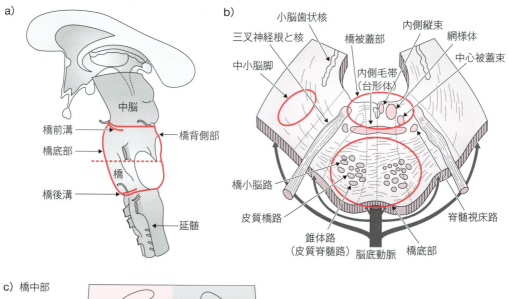

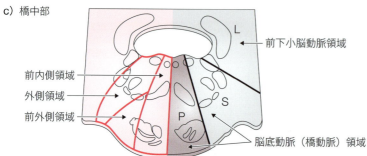

図 8-4　橋の解剖と血管支配（b, c は橋中部の断面）

小脳路は横方向に走行しつつ中小脳脚を経て小脳に伸びています．橋被蓋部には網様体，内側毛帯，内側縦束があります．その他多くの脳神経核があり，特に橋中部には三叉神経根と核が，橋下部には外転神経核，顔面神経核，内耳神経核があります（図8-2a）．

橋の血管支配は橋上部外側を上小脳動脈が灌流し，図8-4cのように橋中下部の橋底部は脳底動脈（BA）から分かれた橋動脈が，背側の橋被蓋部は前下小脳動脈（AICA）が灌流しています．また，橋動脈は橋底部内側を灌流する傍正中動脈，傍正中外側を灌流する短回旋動脈，後方の橋被蓋部と中小脳脚を灌流する長回旋動脈に分かれています．

3）延髄領域の解剖と血管支配

図8-5aのように延髄は橋と脊髄に挟まれた領域にあり，橋の下方に始まり脊髄に連なっています．橋と延髄の境界は，腹側では橋前溝が目安になるが，背側は不明確なため橋前溝の延長上の線を仮定して判断します．

次に図8-5cをみてください．延髄は正中縫線によって左右に分かれるとともに，左右の領域が前外側溝と後外側溝によって前部，外側部，後部の3領域に区分され，前外側溝には舌

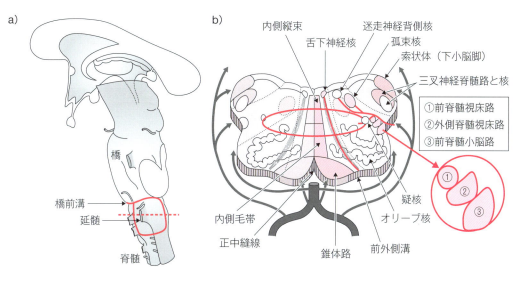

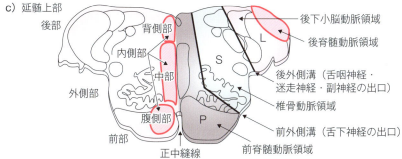

図8-5　延髄の解剖と血管支配（bとcは延髄上部の断面）

下神経（XII）の出口が，後外側溝には舌咽神経（IX）・迷走神経（X）・副神経（XI）の出口があります．

図 8-5b のように前部の腹内側には錐体路（外側皮質脊髄路）が通り，延髄下方の錐体交叉で対側の脊髄側索に至るとともに，錐体路の後方には識別知覚，固有感覚（運動覚・位置覚・圧覚・振動覚）などの経路である内側毛帯，左右の眼球運動の協調に関係する内側縦束，舌の運動に関係する舌下神経核，舌咽・迷走神経の自律神経核である迷走神経背側核，舌咽・迷走神経の運動神経核である疑核，舌咽・迷走神経の感覚神経核である孤束核，粗大な触・圧覚に関係する前脊髄視床路，温・痛覚に関係する外側脊髄視床路，下肢の非意識性深部感覚に関係する前脊髄小脳路などがあるので確認しておきましょう．

延髄の血管支配は，図 8-5c のように，延髄上部の延髄前内側部は前脊髄動脈（傍正中動脈）が，外側部は椎骨動脈（短回旋動脈），後部は後下小脳動脈（長回旋動脈）が灌流しているので注意してください．

2. 画像読影（演習）

それでは，椎骨脳底動脈の画像読影に入ります．まず，導入として次の問題を考えてみましょう．

✎ 演習問題①

図 8-6 の 2 枚の MRA 画像をみてください．図 8-6b は図 6a の MRA 画像の重要な部分を拡大したものです．図 8-6a をみて，どの動脈にどのような病態があるかカッコ内から選び，読影を完成しましょう．

MRA にて（前大脳動脈・中大脳動脈・後大脳動脈・椎骨動脈・脳底動脈）領域（先端部・中央部・後端部）に（動脈瘤・動静脈奇形・閉塞）と思われる画像所見を認める．（遠位・中間位・近位）脳底動脈瘤の所見である．

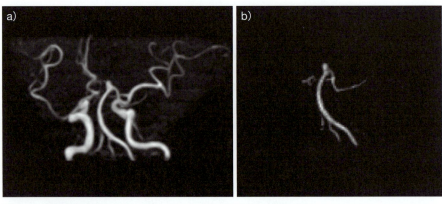

図 8-6　椎骨脳底動脈の MRA 画像（a）と病巣血管の拡大画像（b）

💡 ヒント

　それでは具体的に図8-6のMRA画像についてみていきましょう．図8-7をみてください．このMRA画像では2本の椎骨動脈が合流し，脳底動脈となって弯曲しながら上に向かった先に丸い膨らみが確認できると思います．つまり，この丸い小さな膨らみがクモ膜下出血の原因として脳神経外科領域で最も難しい部位にできた脳底動脈領域先端部の動脈瘤（basilar apex aneurysm），別名バジラートップ（basilar top）とよばれる病態です．

　次にこの動脈瘤が画像所見で確認されたら，動脈瘤が脳の深部にあり，周囲に脳幹，視床などさまざまな脳神経や血管を伴い複雑な構造のため，直達手術が非常に難しいことを理解する必要があります．脳底動脈から分かれる後大脳動脈からは，細かい穿通枝が視床を灌流し，特に後大脳動脈の近位部であるP1とよばれる血管領域から分岐する視床穿通動脈は，この部位の動脈瘤のneck clipping手術の際に細心の注意をもって温存することが求められます．

　万が一何らかの原因で視床穿通動脈が閉塞した場合は，一側の梗塞で両側視床正中内側が梗塞に陥るため，意識に関連する上向性脳幹網様体賦活系の中継核である視床内側の損傷による重篤な意識障害や視床背内側核損傷による記憶障害，あるいは両側視床穿通枝梗塞による血管性認知症（VaD），または視床性認知症（thalamic dementia）などの原因となることがあります．

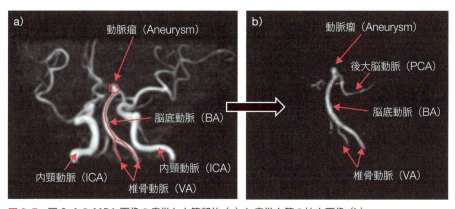

図8-7　図8-6のMRA画像の病巣と血管部位（a）と病巣血管の拡大画像（b）

> **解答①**
> MRAにて脳底動脈領域先端部に動脈瘤と思われる画像所見を認める．遠位脳底動脈瘤の所見である．

1）中脳領域の画像読影
Case8　63歳女性 脳底動脈狭窄による中脳梗塞の症例

　それでは椎骨脳底動脈の中脳領域の画像読影に入ります．ここでは中脳梗塞について考えていくことにしましょう．図8-8のMRI画像をしっかりみてください．

　この2枚の画像は，臨床的には比較的珍しい脳底動脈狭窄（basilar artery stenosis）による中脳梗塞を示しています．一見，簡単そうにみえますが，画像から読み取る情報は意外と侮れないものがあります．中脳領域を読影する際は，基礎的事項の中脳レベルの解剖と血管支配についてもう一度確認しましょう．

> **演習問題②**
>
> 図8-8の2枚のMRI画像の病巣を部分的に拡大したものを呈示したので参考にして，カッコ内から適切な用語を選択し読影を完成しなさい．
>
> MRI T2強調画像にて（左・右）中脳（大脳脚・被蓋・中脳蓋）と（大脳脚・被蓋・中脳蓋）内側に限局した（低・等・高）信号域を認める．

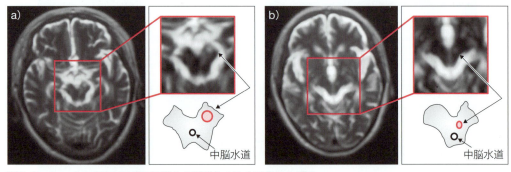

図8-8　Case 8 のMRI T2強調画像と病巣部位の拡大画像および図

> **ヒント**
>
> 　まず，病巣はどこにあるでしょうか．画像は脳室が白くなっていますのでMRI T2強調画像です．左右の指示がないので，向かって右側が左半球，左側が右半球になります．図8-8aの画像では左の蝶の羽根の形の前方，つまり大脳脚から一部黒質を含む領域に白い限局した高信号域を認め，血管支配は脳底動脈（傍正中動脈）領域の脳梗塞と推察されます．また，図8-8bの画像では同じく左の蝶の形の正中の胴体付近，つまり被蓋内側で一部赤核や動眼神経を含む領域に白い限局した高信号域を認め，血管支配は後大脳動脈（短回旋動脈）領域の脳梗

塞と推察されます．

図 8-8a の画像では大脳脚に病巣があるので，①前頭橋路，②皮質延髄路，③皮質脊髄路，④頭頂・側頭・後頭橋路などの領域に影響がないかを予測することが重要となります．

補足として，脳底動脈狭窄による中脳梗塞の画像読影を考える場合は，中脳以外の病巣，たとえば下部の橋や小脳，上部の視床，あるいは後大脳動脈領域である側頭葉や後頭葉の内側に病巣あるいは病巣がなくても機能低下がないかを常に考えることが重要です．それは，脳底動脈狭窄のような頭蓋内血管狭窄症では，動脈硬化性変化によるアテローム（粥腫）や血栓により，血管の内側にコレステロールや脂肪や血栓が溜まり，血管内腔が狭窄し脳梗塞に至るためだからです．脳底動脈系に関連する血管の虚血を考慮することと，後方の椎骨脳底動脈系は前方の内頸動脈系に比べて血圧の変動に対する血管の自動調節機能が脆弱であり，虚血による血圧低下は脳梗塞の再発につながることがあるため，細心の注意が必要です．

> **解答②**
> MRI T2 強調画像にて<u>左</u>中脳<u>大脳脚</u>と<u>被蓋</u>内側に限局した<u>高信号域</u>を認める．

2）橋領域の画像読影
Case9　81 歳男性 脳底動脈の分枝粥腫病による橋梗塞の症例

次は椎骨脳底動脈系の橋領域の画像読影です．ここでは典型的な橋の梗塞について考えていきましょう．橋領域を読影する際は基礎的事項の橋レベルの解剖と血管支配についてもう一度確認しましょう．

> **演習問題③**
>
> 図 8-9 の 2 枚の MRI 画像をみてください．a は橋の中部から下部のレベルの MRI T1 強調画像，b は MRI DWI 画像（拡散強調画像）です．画像をみて，カッコ内から適切な用語を選択し読影を完成させなさい．
>
> MRI T1 強調画像にて（左・右）橋（底部・被蓋）の（前外側・外側・傍正中）領域に限局した（低・等・高）信号域を認める．また，DWI 画像にて同部位に（低・高）信号域を認める．なお，梗塞巣の血管支配は脳底動脈（橋動脈）の分枝である（傍正中動脈・短回旋動脈・長回旋動脈）領域である．

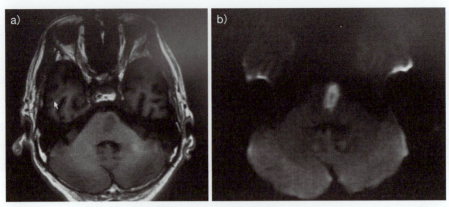

図8-9 Case 9 の MRI T1 強調画像（a）と MRI DWI 画像（b）

🔔 ヒント

　まず，図8-9a の病巣はどこにあるでしょうか．図8-9 の病巣を拡大した図8-10 をみてください．画像は左右の指示がないので向かって右側が左半球，左側が右半球になります．図8-10a の MRI T1 強調拡大画像では脳梗塞が黒い低信号域となって表されるので，病巣は左の橋底部，傍正中あるいは前内側領域にあることが確認できます．図8-10b の DWI の拡大画像では脳梗塞は白い高信号域となって表されるので，病巣は MRI T1 強調画像よりやや大きく，橋底部の腹側から傍正中領域に至る高信号域が確認できます．

　症例の画像は橋の梗塞で比較的多くみられる片側の傍正中梗塞であり，この領域の脳梗塞では皮質脊髄路の損傷による対側の片麻痺，同側の顔面神経麻痺（末梢性）と橋小脳路損傷による両側の小脳症状に注意します．後方の内側毛帯から橋被蓋部への病巣の進展の程度により，脳幹網様体損傷による意識障害・複視・共同偏視・眼振，構音障害や嚥下障害などの症状も生じる可能性があります[2]．

　病巣の血管支配は，脳底動脈（橋動脈）の分枝である傍正中動脈領域が考えられるが，症例のように橋動脈の分枝である傍正中動脈が入口部から梗塞に陥ると橋腹側部から典型的な縦長

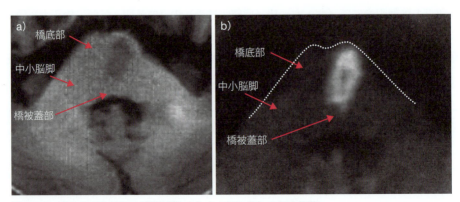

図8-10 図8-9 の MRI T1 強調画像（a）と DWI（b）の拡大画像

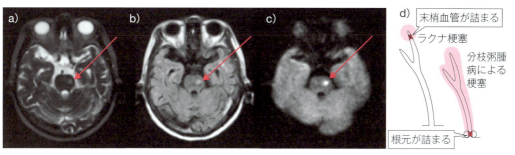

図 8-11　左橋底部ラクナ梗塞の MRI 画像（a：T1，b：FLAIR，c：DWI，d：ラクナ梗塞と分枝粥腫病の相異点）

の楕円形の梗塞になります．原因は，脳底動脈の分枝粥腫病（branch atheromatous disease；BAD）が関係し，橋梗塞の多くの症例の病理変化にみられます[3]．

最後に読影した図 8-10 の分枝粥腫病による橋梗塞と比較するために，図 8-11 に左橋底部のラクナ梗塞の MRI 画像（a：T1 強調画像，b：FLAIR 画像，c：DWI 画像）を示します．比較するとわかるが，分枝粥腫病による梗塞ではラクナ梗塞と異なり，梗塞の大きさが 15mm 以上と大きく，病側主幹動脈（椎骨動脈や脳底動脈など）に狭窄がないこと，心房細動がないことが条件となるので押さえておきましょう．

> **解答③**
>
> MRI T1 強調画像にて左橋底部の傍正中領域に限局した低信号域を認める．また，DWI 画像にて同部位に高信号域を認める．なお，梗塞巣の血管支配は脳底動脈（橋動脈）の分枝である傍正中動脈領域である．

➕ 補足

図 8-12 に橋出血の CT 画像（a）と出血部位（b）の拡大画像を示します．読影すると，「CT

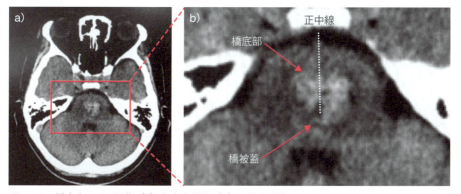

図 8-12　橋出血の CT 画像（a）と出血部位（b）の拡大画像

にて，両側橋底部から橋被蓋にかけて高吸収域を認める」となります．注意点は，このような比較的広範な橋出血の画像をみたら予後は非常に厳しく，致死率も高いと推測する必要があることです．症状は多彩で，脳幹網様体損傷による重度の意識障害が先行し，両側の眼球運動麻痺，各種脳神経障害や運動麻痺，除脳硬直などを呈します[5]．

3）延髄領域の画像読影
Case10　58歳女性 アテローム血栓による延髄梗塞の症例

次に椎骨脳底動脈系の延髄領域の画像読影に入ります．ここでは，延髄の梗塞について考えていきましょう．延髄領域を読影する際は，基礎的事項の延髄レベルの解剖と血管支配についてもう一度確認しましょう．

> **演習問題④**
>
> 図8-13のMRI画像をみてください．aはMRI T1強調画像，bはDWI画像です．さて，画像をみてカッコ内から適切な用語を選択し読影を完成させなさい．
>
> MRI T1強調画像およびDWI画像にて左延髄の（外側・内側）に（高・低）信号域を認める．なお，梗塞巣の血管支配は，主として（脳底動脈・椎骨動脈）の分枝である（傍正中動脈・短回旋動脈・長回旋動脈）である．

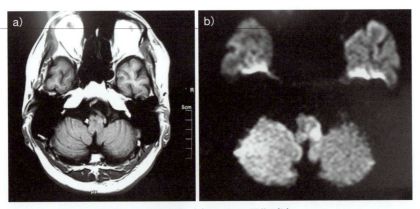

図8-13　Case 10のMRI T1強調画像（a）とDWI画像（b）

ヒント

まず図8-14をみてください．図8-13のMRI T1強調画像とDWI画像の病巣を拡大したものです．左右の指示がないので，向かって右側が左半球，左側が右半球です．図8-14aの

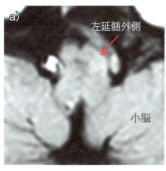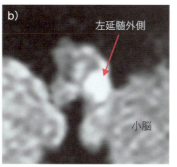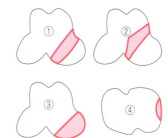

図 8-14　Case10 の MRI T1 強調画像（a）と DWI（b）の拡大画像

図 8-15　MRI による病巣分類
①古典型，②内側型，③後外側型，④外側・表層型．

MRI T1 強調画像では，脳梗塞が淡い白い高信号域でわかりにくいですが，図 8-14b の DWI 画像では脳梗塞が白い高信号域となってはっきりと表されるので，病巣は左延髄の外側にあることが確認できます．

　この領域の梗塞ではめまい，患側の小脳失調，ホルネル（Horner）症候群，患側顔面と対側四肢・体幹の温痛覚障害，嚥下障害などの症状を特徴とするワレンベルグ症候群（Wallenberg Syndrome）がみられるので注意が必要です[6]．

　病巣の血管支配は，椎骨動脈の分枝である短回旋動脈が考えられます．Kim ら[6] は図 8-15 のように延髄外側梗塞を MRI の病巣からみて，①古典型：病巣が延髄外側に帯状にあるタイプ，②内側型：病巣が延髄外側部のより内側側にあるもの，③後外側型：病巣が延髄後外側にあるもの，④外側・表層型：病巣が延髄下部で外側表面にあるもの，の 4 つのタイプに分類しています．ちなみに症例の分類は③後外側型になります．

> **解答④**
>
> MRI T1 強調画像および DWI 画像にて左延髄の外側に高信号域を認める．なお，梗塞巣の血管支配は，主として椎骨動脈の分枝である短回旋動脈である．

➕ 補足

　延髄梗塞には延髄外側梗塞以外に延髄内側梗塞があり，病巣の形や広がりによりさまざまなバリエーションがあるので，各症例ごとに画像の特徴を把握して障害部位から症状把握に努めることが重要です．たとえば，図 8-16 の MRI FLAIR 画像（a）とその病巣を拡大した画像（b）では，右延髄内側に高信号域を認めるが，延髄の図（c）に照らし合わせると延髄内側梗塞のなかでも病巣は腹側部の皮質脊髄路，内側毛帯，舌下神経などを部分的に含む領域が確認できます．

　かつて Dejérine らは[7]，延髄内側梗塞の症状を顔面を除く病巣と対側の片麻痺，深部感覚障害，同側の舌下神経麻痺としてまとめたが，最近では不全片麻痺（筋力低下），感覚障害な

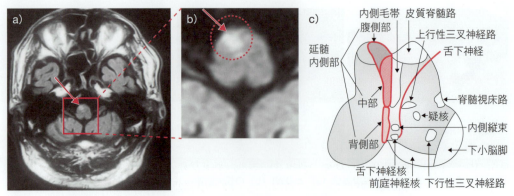

図 8-16 延髄梗塞の MRI FLAIR 画像 (a), 病巣拡大画像 (b), 延髄 (c)

どの特徴を重視する見方などがあり, 今後の詳細な研究を期待したいと思います.

3. 予想される症状

1) 中脳領域の症状

中脳領域での中脳梗塞の症状を予測するにあたりまず押さえる点は, 中脳を灌流する血管は脳底動脈, 後大脳動脈, 上小脳動脈などの複数あるため, 中脳単独の梗塞は非常に少なく, 多くが橋, 視床, 後頭・側頭葉内側, 小脳などの梗塞を伴うことです. つまり, 脳底動脈, 後大脳動脈, 上小脳動脈などの後方循環系における多発性梗塞を常に念頭に置くことが大切です.

以上のことを踏まえ, 中脳梗塞を図 8-17 のように, ①前外側領域(大脳脚タイプ), ②内側領域(中脳被蓋タイプ), ③背外側領域(中脳視蓋タイプ)の 3 つに区分して, 症状を整理していきたいと思います.

①前外側領域(大脳脚タイプ)

大脳脚のなかでも特に内側領域の梗塞では, 大脳脚の錐体路と動眼神経(Ⅲ)が障害されるため, 病巣と同側の動眼神経麻痺(眼球の内転障害, 瞳孔散大, 眼瞼下垂など)と対側の顔面を含む片麻痺を呈するウエーバー症候群(Weber syndrome)がみられます. また, 大脳脚前外側領域では中脳性幻覚といわれる, 睡眠導入時や夕暮れ時にベッド周辺に人間や動物が色彩感をもって動きまわる幻視の症状がみられます. 幻覚の対象生物は無言で, 患者自身は幻覚

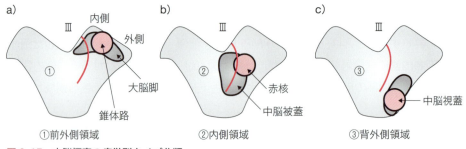

図 8-17 中脳梗塞の病巣別タイプ分類

を自覚し，恐怖感もないといわれ，時には睡眠周期の異常や嗜眠を伴うこともあります[9]．

この領域の脳梗塞では後大脳動脈P1部の閉塞と関連があるため，後頭葉（視野障害・相貌失認・街並失認）や視床（記憶障害）の症状がみられることがあるので注意が必要です．

②内側領域（中脳被蓋タイプ）

この領域の梗塞では，赤核を通る小脳視床路と動眼神経（Ⅲ）が障害されるため，病巣と同側の動眼神経麻痺（眼球の内転障害，瞳孔散大，眼瞼下垂など）と対側の不随意運動（企図振戦や安静時および姿勢時振戦，ジストニア，パーキンソニズムなど）を呈するベネディクト症候群（Benedikt syndrome）がみられます．また，病変が赤核の下部に及ぶと上小脳脚交叉が損傷され，病巣側の動眼神経麻痺に対側の上下肢の小脳運動失調を呈すクロード症候群（Claude's syndrome）がみられることがあります．

なお，中脳内側領域の腹側被蓋部の障害ではパーキンソニズム，進行性認知症，抑うつ状態，行動障害などがみられることがあります．

③背外側領域（中脳視蓋タイプ）

この領域の梗塞では，中脳視蓋領域の四丘体付近（垂直眼球運動中枢）が障害されるため，上下垂直方向のうち，特に上方注視麻痺と輻輳麻痺を呈するパリノー症候群（Parinaud syndrome）がみられることがあります[1]．

2）橋領域の症状

橋領域での橋梗塞の症状を予測するにあたり，まず押さえる点は図8-18のように脳底動脈から直接分枝する橋の血管支配です．橋底部内側部を①傍正中動脈，橋底部外側部を②短回旋動脈がそれぞれ灌流し，背側の橋被蓋部は橋上部では③長回旋動脈の分枝（上小脳動脈）が，橋下部は④長回旋動脈の分枝（前下小脳動脈）が灌流しているので確認してください．なお，橋中部は中間領域で上小脳動脈と前下小脳動脈が灌流します．

以上のことを踏まえ，橋を図8-18の点線を境に腹側の橋底部と背側の橋被蓋部に区分して，領域ごとの症状を整理していきます．

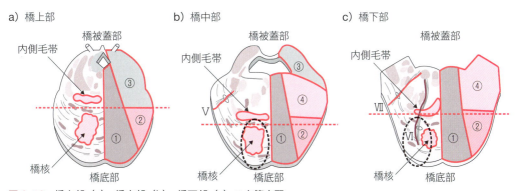

図8-18　橋上部（a）・橋中部（b）・橋下部（c）の血管支配
①傍正中動脈，②短回旋動脈，③長回旋動脈の分枝（上小脳動脈），④長回旋動脈の分枝（前下小脳動脈）．

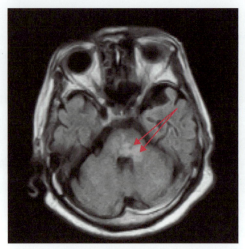

図 8-19　左前下小脳動脈領域梗塞（病巣：左中小脳脚および被蓋部領域）

①橋底部領域

　橋底部のなかでも特に内側傍正中領域の梗塞では，橋核を中心に皮質脊髄路，皮質延髄路（錐体路），皮質橋小脳路が損傷されるため，病巣と対側の顔面を含む片麻痺と両側の小脳症状を呈する橋底傍正中症候群がみられます．また，橋底下部の領域の梗塞では，皮質脊髄路（錐体路），外転神経（Ⅵ）が障害されるため，病巣と対側の顔面を含まない片麻痺，病巣と同側の外転神経麻痺，末梢性顔面神経麻痺を呈するミヤール・ギュブレール症候群（Millard-Gubler syndrome）がみられます．

　橋底部が両側性に梗塞になった場合は，四肢麻痺に下部脳神経麻痺による発声発語器官の重度の障害（失声・嚥下障害）を特徴とし，わずかに眼球運動（特に垂直性の運動）と瞬きが保たれる閉じ込め症候群（lock-in syndrome）を呈することがあります．

②橋被蓋部領域

　橋被蓋部の梗塞は非常に稀であり，多くは図 8-19 の左前下小脳動脈領域梗塞のように，臨床的には前下小脳動脈や上小脳動脈閉塞に伴う橋底部から橋被蓋部にかけた連続的な梗塞としてみられます．

　この領域の梗塞では，橋上部の症状として病変側を向く水平注視不全麻痺，対側の顔面神経麻痺を含む片麻痺，顔面神経麻痺を含まない片麻痺を呈するフォヴィル症候群（Foville syndrome）がみられます．また，橋下部の症状として病変側を向く水平注視完全麻痺と病変側の末梢性顔面麻痺がみられます．

3）延髄領域の症状

　延髄領域での延髄梗塞の症状を予測するにあたり，まず押さえる点は図 8-20 に示した椎骨動脈から分枝する延髄の血管支配です．延髄の上部の背側部は後脊髄動脈，外側部は後下小脳動脈，前外側部は前脊髄動脈と椎骨動脈，前内側部は前脊髄動脈が灌流しているので確認して

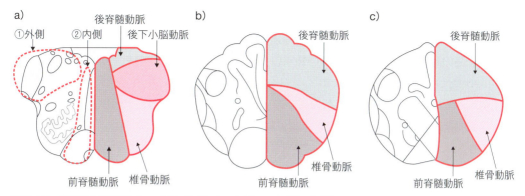

図 8-20 延髄の血管支配（a：上部，吻側，b：中部，c：下部：尾側）

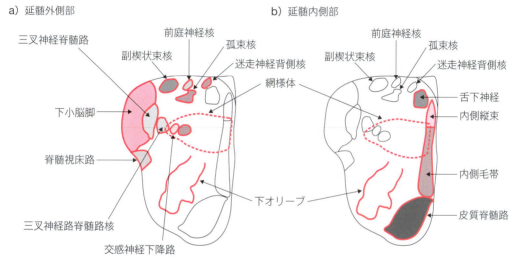

図 8-21 延髄外側部（a）と延髄内側部（b）の各種神経核および神経核路

ください．

以上のことを踏まえ，延髄を外側と内側に区分して，領域ごとの症状について整理していきたいと思います．

①延髄外側領域

図 8-20 に延髄の上部・中部・下部の血管領域を示します．延髄外側の梗塞では，図 8-20a の左上の点線に示すように後下小脳動脈や椎骨動脈領域の血栓症が多く，浮動性めまいや運動失調が非常に一般的な症状として現れます．特に図 8-21a で示すように臨床的には前庭神経核，関連する前庭脊髄路の障害による立位や座位時に体幹を揺さぶることで生じる側方突進（lateropulsion），歩行時の不安定症状がみられます．

この領域の脳梗塞では，4 つの病巣と同側症状，1 つの病巣と対側症状の組み合わせをもつ複合的な症状，つまり，①三叉神経障害：三叉神経脊髄路および三叉神経核（主知覚核を含む）障害による病巣と同側の顔面神経の障害，②ホルネル（Horner）症候群：網様体の交感神経障害の障害による病巣と同側の瞳孔縮瞳・眼瞼裂狭小・眼球陥凹，顔面発汗障害，③失調症状：

下小脳脚障害による病巣と同側の上下肢の失調症状，④球麻痺：疑核の障害による病巣と同側の軟口蓋麻痺と嚥下障害，構音障害，発声障害，嗄声，カーテン（Curtain）徴候，⑤感覚障害：脊髄視床路の障害による病巣と対側の頚部以下の下半身の温痛覚障害を呈するワレンベルグ（Wallenberg）症候群がみられます．

　上記以外では迷走神経背側核，孤束核，網様体の障害によるゲップ（吃逆），呼吸困難，前庭神経核関連の障害による眼振・嘔吐，椎骨動脈系の血管関連による頭痛など多彩な症状がみられます[6]．

②延髄内側領域

　延髄内側の梗塞では，椎骨動脈の分枝である傍正中動脈や前脊髄動脈の血栓症が多く，図8-21bのように，①舌下神経麻痺：舌下神経核（根）の障害による病巣と同側の舌半側の運動麻痺，舌を前に出した時の病巣側への偏り，線維束攣縮，②深部感覚障害：内側毛体の障害による病巣と対側の深部感覚消失，③錐体路障害：皮質脊髄路障害による対側の顔面を含まない片麻痺を呈するデジュリン症候群（Déjérine syndrome），がみられます[7,8]．

　臨床的には延髄内側梗塞巣は上部（吻側部）に多く，下部（尾側部）に少ないのが特徴とされます．病巣のパターンは腹側部から中部病巣群および背側部から中部病巣群が多く，前者は運動障害と感覚障害を，後者は回転性めまい，眼振，運動失調，感覚障害を主な特徴とするので押さえておきましょう．その他の症状としては，構音障害や嚥下障害，運動失調がみられます[10]．

4. リハビリテーション介入のポイント（中脳領域病巣）

　中脳は進化的には古い脳幹に存在していますが，間脳の内側に位置し大脳皮質と小脳，脊髄などを結び付けている重要な中継点と考えられています．そのため，中脳はなめらかな動きを可能にする錐体外路系の重要な中継所としての役割をもち，姿勢反射（立ち直り反射）の活動抑制や高度な運動の制御や聴覚の中継所，眼球運動などを制御しています．これらのことから，中脳には身体の平衡，姿勢の保持に関する中枢があり，身体のリハを進めるうえで姿勢コントロールに配慮したかかわりが非常に重要になります．

　中脳にかかわる下行性の運動制御には，運動野の出力中継で不随意運動を調節する赤核が存在します．赤核は特に四足動物で発達していると考えられ，二足動物であるヒトには，さほど影響を与えていないとの考え方もありますが，脳の運動野，小脳核からの入力を受け，次いで赤核延髄路や赤核脊髄路に出力して不随意運動の調節を行うといわれています．また，赤核脊髄路は，随意運動を行う錐体路の働きを助けて関節の屈曲を起こす屈筋に促進的に作用していると考えられており，歩行の下肢の働きにおいては，遊脚相に影響をもつ伝導路ということになります．

　上肢ではあるが，生理学研究所による最近の研究では，脳出血を生じさせたラットの麻痺手の集中的な使用により，運動野―赤核間の線維連絡が増加したという報告があります[11]．これは，リハによる神経回路の再編成に運動野―赤核間の神経回路の強化が，運動機能の回復に関与していたことを示唆する内容です．また，赤核以外の脳幹の運動性神経核の関与も検討すべき課題としており，姿勢への関与が深いとされる脳幹への神経回路の強化が，今後脳損傷後

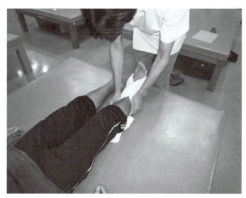
図 8-22　タオルを利用した非麻痺側足部への感覚入力

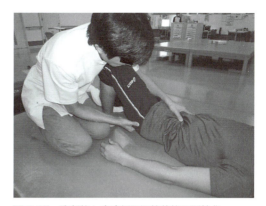
図 8-23　腹部筋と麻痺側股関節伸筋の活性化

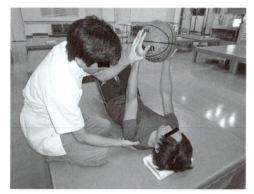
図 8-24　両肩甲帯周囲筋の活性化

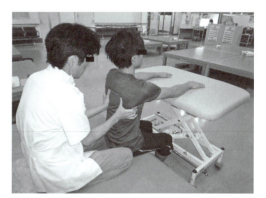
図 8-25　胸椎の伸展誘導

の回復にどの程度寄与しているか興味深いところです．

　最新の脳科学において，脳幹の一部を形成している中脳のリハを考えた場合，姿勢の安定性を図りながら四肢の運動能力を促進する工夫が最優先で重要です．これらを考慮したうえで治療肢位の選択を考えると，両側性に作用する体幹の抗重力活動を要求するために，できるだけ座位か立位を選択する方が重力に作用する姿勢筋を活性化できると考えられます．しかし，麻痺が重度で姿勢保持そのものが難しい場合は，臥位を選択することも考えられます．背臥位を選択した場合，足底からの感覚情報を強調させるため非麻痺側下肢の足部へバスタオルを巻き，足部を外反・背屈位を保つようにします（図 8-22）．このような配慮は，少しでも立位に類似した状況をつくり出し（脊髄小脳路の活性化）を体幹の同時活動に役立てるようにするためです．このような工夫を行ったうえで麻痺側股関節の伸展（図 8-23）と肩甲帯周囲筋の活動を向上させていきます．さらに両上肢にてバスケットボールなどを保持させ肩甲帯周囲の筋を改善していきます（図 8-24）．

　座位を選択した場合，まず屈曲姿勢での努力的な姿勢保持を避ける必要があります．患者の多くは，自身の姿勢保持に股関節屈筋群（大腿直筋，腸腰筋）を必要以上に利用しているため，座面を形成する股関節屈曲の拮抗作用のある股関節伸展筋群（大殿筋など）の働きが阻害される（相反抑制）可能性があります．筋の働きで考えると股関節屈曲の作用する筋の過剰な求心

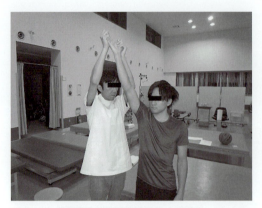
図 8-26　麻痺側上肢の空間コントロール

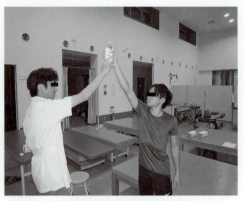
図 8-27　対象物を用いた上肢機能改善

性収縮は，拮抗する作用の股関節伸筋群の遠心性収縮を阻害してしまうと考えられるからです．また，同じ位置に筋の停止部をもつハムストリングス（大腿二頭筋）も下肢の抗重力に作用する代表的な筋なので，大殿筋同様に筋の伸縮性の問題は骨盤の前傾運動の妨げになります．骨盤の前傾運動と同時に生じる体幹の伸展は腹横筋，腹斜筋，多（裂）筋，広背筋などの姿勢筋の働きによって行われるため，セラピストはこれらの筋が協調的に働くように誘導していかなければいけません．図 8-25 は骨盤の前傾運動とともに体幹の抗重力伸展活動を誘導しているところです．

　前述したように，姿勢の安定が先行することによって，四肢の効率的な動きが可能となります．図 8-25 のように座位における姿勢の安定を図ったうえで，四肢の運動を促進していきます．
　次に立位での介入法ですが，立位は足部のみが唯一の支持面となるため，足部のアライメントがとても重要です．足部からの適切な感覚情報が立位バランスの源になります．足部は多くの骨が集まって形成されており，骨同士のわずかな動きがバランスの調整のために利用されます．まずは立位の前に足部の運動性を回復させることが大切です．その後，体幹の姿勢コントロールを強調したなかで，上方へのリーチ活動などを通して視覚と上肢の体性感覚情報とのマッチングを図り，上肢機能の改善を促進していきます（図 8-26，8-27）．

5. リハビリテーション介入のポイント（橋領域病巣）

　橋は中脳と延髄の間にあり，小脳の腹側に存在します．中央には脊髄から識別性のある触覚情報を運ぶ上行性伝導路が通り，内側毛帯という神経路があり，これが橋を腹側部と背部に分けています．腹側部には橋核ニューロンが散在し，背側部には外転神経，顔面神経，三叉神経などの神経核があります．また，腹側部には大脳脚より錐体路（皮質脊髄路，皮質橋路）が縦橋線維を伝って分かれながら通っています．皮質脊髄路は橋核を素通りする構造になっていますが，皮質橋路は橋核に向かって小脳へ情報を伝えます．この橋核から小脳へ向かう横橋線維は，運動の開始，企画，タイミングを調整する小脳のフィードバックにかかわっています．橋背部の中央には網様体があり，この場所は意識にかかわり，他にも内側縦束，内側毛帯，外側毛帯などが走行しています．内側縦束（medial longitduinal fasciculus；MLF）は，前庭神

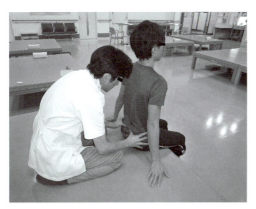
図 8-28　多裂筋をはじめとする体幹筋の活性化

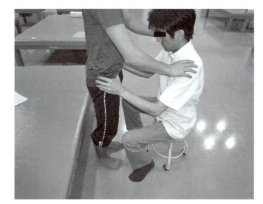
図 8-29　骨盤の選択性促通

経核群と外眼筋支配の運動性脳神経核群（外転神経核，滑車神経核，動眼神経核）と連絡をして眼球運動の協調などに関与します．さらに内側毛帯は触覚の伝導路が通り，外側毛帯は聴覚の伝導路が通ります．以上のように橋は複雑な機能を有しており，臨床での神経症状では，ほとんど症状のみられない症例から昏睡状態や死亡に至る症例まで大きく分かれています．

リハを進めるうえで問題となる症状は，運動麻痺（片麻痺，四肢麻痺），感覚障害（片側，両側），小脳性の失調症状があげられます．また，散瞳・斜視・複視・眼瞼下垂・眼振・めまいなどの視覚障害や嚥下障害，構音障害も確認されます．では，臨床でよく確認される失調症状を呈する橋損傷のリハを考えてみたいと思います．症候学から特異的な失調症状を述べると①静止姿勢障害（非対称性・姿勢の動揺・支持基底面拡大），②歩行障害（酩酊歩行），③筋緊張の低下，④測定障害（dysmetria），⑤反復運動障害，⑥協調運動障害，⑦企図振戦，⑧構音障害などがあげられます．

失調症状を有する患者の立位姿勢は，常に余裕のない静的で固定的なバランス戦略をとる傾向にあります．代償戦略の仕方は，足部でのバランス調整が難しく積極的な両股関節の屈曲固定と頭頸部や眼球の固定的使用が特徴です．この状態からの歩行は，十分な姿勢コントロールがないままに支持基底面を広く取った（ワイドベース）素早い歩行で，転倒の危険が増す傾向にあります．上肢の使用は，これらの不安定なバランスを代償するため，常に緊張を高め細かな巧緻的な動作が困難となる様子が確認されます．また，時に患者本人が過剰な動きの調節するため（転倒に注意するため），注意のレベルを上げ動作がぎこちなくなる場合もあります．

これらの特徴的症状をふまえ，以下に失調症患者のリハについて考えてみたいと思います．失調症患者のリハで重要なことは，体幹や骨盤，肩甲帯などの身体中枢部における姿勢コントロールと動的バランスの改善を最優先します．

体幹の姿勢コントロールを補償しながら，身体を固定させない異なった動きの連続性を再学習します．はじめに立位バランスの源である足部の可動性を促し，足部でのバランス機構をつくり出します．さらに座位から立ち上がり場面を利用し内側運動制御系（橋網様体脊髄路・前庭脊髄路）の活性化を図っていきます．

①座位にて足部治療と最適な座位姿勢の促通（橋網様体脊髄路の活性化）．この時セラピストは，体幹の抗重力進展活動を促通するように多裂筋の活性化を図ります（図 8-28）．

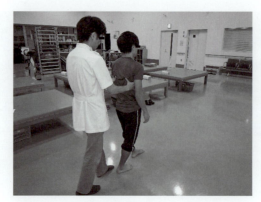

図 8-30　CPG 歩行の活性化

②立ち上がりと着座の繰り返しによる前庭脊髄路と橋網様体脊髄路による神経システムの切り替えを学習します（図 8-29）

　以上の治療により体幹のコアスタビリティーを促通して行くなかで頭頸部，両肩甲帯の過剰固定を軽減し，動的な立位バランスの経験を促していきます．特に足部における床反力を用いたバランス戦略を学習する機会を提供し歩行練習へつなげていくことは重要です．

③立位にて足部戦略によるバランス能力を促通〔延髄領域の④（図 8-34）を参照〕

④歩行練習では，方向とスピードの変化を要求しさまざまな環境に適応するバランス能力を学習していきます．セラピストの適切な誘導にて歩行のスタートと停止を繰り返し，体幹，下肢の協調した筋活動を学習します（図 8-30）．

6. リハビリテーション介入のポイント（延髄領域病巣）

　延髄領域の病巣で生じる代表的な障害としては，延髄外側症候群（lateral medullary syndrome），通称ワレンベルグ（Wallenberg）症候群があげられます．主に椎骨動脈ないし椎骨動脈の枝である後下小脳動脈の閉塞によると考えられています．症状としては，一般的に嘔吐，めまい，眼振や球麻痺（嚥下障害，構音障害），カーテン（Curtain）徴候，味覚障害，上下肢の小脳症状が確認されます．また，交感神経下行路の障害によるホルネル（Horner）症候群や顔面の温痛覚障害がみられることもあります．さらに障害側の対側には頸部以下の体幹・上下肢の温痛覚障害が生じる可能性もあります．延髄外側の障害では，錐体路は障害されにくく随意運動にはさほど支障をきたすことはないと考えられます．ただし，梗塞が延髄外側に限定された範囲内ではなく多岐にわたるようであれば，列挙した症状に加えて麻痺症状が生じます．延髄外側に限局された障害において治療対象となるものは，主に小脳性失調症と顔面を含めた感覚障害となります．また，非常に大きな問題として現れるものとして側方への突進現象があり，これは不随意的に身体が倒れてしまう現象で lateropulsion とよばれます．延髄には，小脳脚，脊髄小脳路，前庭脊髄路など姿勢制御にかかわるさまざまな機構が非常に狭い範囲に集約しており lateropulsion を引き起こす明確な病変は明らかでないが，最近では眼振を伴う群の病巣は前庭神経下核，感覚解離を伴う群では脊髄視床路，そして運動失調を伴う群

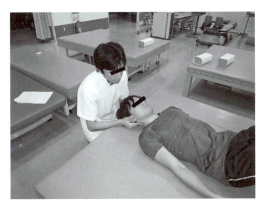
図 8-31　頭頸部筋のアライメント修正

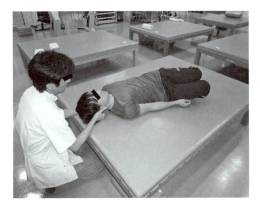
図 8-32　頭頸部保持にて両下肢の自発運動

は脊髄小脳路に病変が集まっていることが明らかになってきています．

　一方，延髄内側の損傷では，錐体路症状を呈して麻痺を生じることがあります．この場合，失調を主にした小脳症状や疑核，脊髄視床路，交叉前後の錐体路，副神経核が障害を受けた結果として構音障害，嚥下障害，半身の表在覚低下，四肢麻痺，右胸鎖乳突筋麻痺，両下肢錐体路徴候が現れることもあります．

　めまいの症状が強い患者のアプローチを考えた場合，頭部と眼球運動をあまり伴わなくてすむ背臥位からはじめるのがよいと考えられます．この神経システムの理解としては，代償的に作用していると思われる視蓋脊髄路の働きを減弱しつつ，次第に抗重力活動に必要な皮質網様体脊髄路や前庭脊髄路の活性化を図っていく必要があると考えるからです．

　以下にいくつか，その具体的なかかわり方について写真を通して確認してみます．
　まず，めまいが強い場合は患者を背臥位にして体幹と頭頸部の分離運動を促していきます．この時，足底面からの感覚情報を強調できるように足底はベッド面に接するよう両股関節と膝関節を屈曲しておきます．

①背臥位にて両下肢をコントロールしたなかで体幹と頭頸部の分離運動を促していきます．はじめは閉眼から始めますが，めまいが増強しなければ開眼し次第に頭頸部の動きと合わせた眼球運動を促します（図 8-31）．
②次に患者の頭頸部を正中位に保持し，両下肢を左右に動かしてもらい背臥位で体幹に対して両下肢を動かします（図 8-32）．
③最後に両下肢を動かす方向とは反対に頭頸部を回旋させていきます．重要なのは患者自らが能動的に動作を行うことです（図 8-33）．
④③までのかかわりでめまいが強くならなければ起き上がりを誘導し座位を経由して立位をとってもらいます．立位では特に足底からの体性感覚情報に由来した立位バランス練習を行っていきます（図 8-34）．運動失調を伴う症例では，これに加え橋領域の運動療法を参考にしながら施行していくことも必要な場合があります．

　以上のように延髄損傷のリハを考えてきましたが，延髄損傷のリハでは，口腔顔面領域のア

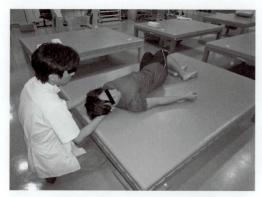 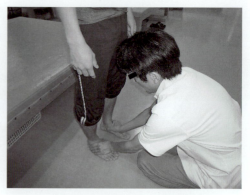

図 8-33　頭頸部の回旋に対し逆方向へ両下肢の自発運動　　図 8-34　立位にて足部のバランス戦略を促通

プローチがとても重要となります．そのため理学療法士，作業療法士，言語聴覚士との協業が非常に重要になります．まず理学療法士，作業療法士が体幹の姿勢コントロールを行い，言語聴覚士が嚥下障害を主とした球麻痺症状に対してアプローチしていくことが重要です．

文献

1) Castaigne P et al：Paramedian thalamic and midbrain infarct：clinical and Neuropathological study. *Ann Neurol* **10**：127-148, 1981.
2) Toyoda K et al：Pontine infarction extending to the basal surface. *Stroke* **25**：2171-2178, 1994.
3) Fisher CM et al：Basilar artery branch occlusion：a cause of pontine infarction. *Neurology* **21**：900-905, 1971.
4) Kumral E et al：Clinical spectrum pontine infarction. Clinical-MRI correlation. *J Neurol* **249**：1659-1670, 2002.
5) Chung CS et al：Primary pontine hemorrhage：a new CT classification. *Neurology* **42**：830-834, 1992.
6) Kim JS et al：Spectrum of lateral medullary syndrome. Correlation between clinical findings and magnetic resonance imaging in 33 subjects. *Stroke* **25**：1405-1410, 1994.
7) Dejérine J et al：Sèmiologie des affections du système nerveux. Paris Masson, 1914, pp226-230.
8) Ropper AH et al：Pyramidal infarction in the medulla：a cause of pure motor hemiplegia sparing the face. *Neurology* **29**：91-95, 1979.
9) Lhermitte J：L'hallucinose pédonculaire：Un nouveau cas de lésion de la calotte pédonculaire provoquée par une intoxication aiguè par divers narcoliques. *Rev Neurol* **1**：312-318,1931.
10) Kim JS et al：Medial medullary infarction：clinical, imaging, and outcome study in 86 consecutive patients. *Stroke* **40**：3221-3225, 2009.
11) Ishida A et al：Causal link between the cortico-rubral pathway and functional recovery through forced impaired limb use in rats with stroke. *J Neurosci* **36**：455-467, 2016.

参考図書

1) 山鳥 重：神経心理学入門，医学書院，1985.
2) 平山惠造，田川皓一（編）：脳卒中と神経心理学，医学書院，1995.
3) 小宮桂治（編）：よくわかる脳の障害とケア，南江堂，2013.
4) 町田 徹（監訳）：CT/MRI 画像解剖ポケットアトラス 第 1 巻 頭部・頸部，第 3 版，メディカル・サイエンス・インターナショナル，2008.
5) 平山惠造，河村 満：MRI 脳部位診断，医学書院，1993.
6) 高橋昭喜：脳 MRI 1．正常解剖，第 2 版，秀潤社，2005.
7) 江藤文夫・他：臨床リハ別冊 高次機能障害のリハビリテーション Ver.2，医歯薬出版，2006.

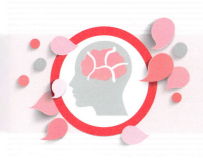

9. 小脳領域病巣の脳画像読影

1. 基礎的事項の確認

1）小脳の基本的解剖

　小脳領域病巣の脳画像所見を読影するには，まず，小脳の複雑な解剖について確認する必要があります．図 9-1a は小脳の正中矢状面を表しているが，小脳はちょうど脳幹（中脳・橋・延髄）の背側に位置し，後頭蓋窩の多くの領域を占めています．そして図 9-1b のように，小脳の正中矢状面では主要な脳溝である第 1 裂と後外側裂があり，左上部の前葉と右下部の後葉，後外側裂の左（腹側）に片葉小節葉が確認できます．

　図 9-2a は上面からみた小脳を表しているが，ちょうど蛾のような胴体部分の小脳虫部（上虫部）を中心に左右ほぼ対称に羽にあたる小脳半球がみられ，小脳表面には V 字に切れ込む第 1 裂を境に前葉と後葉が確認できます．後葉は月後裂を境に前が⑤単小葉，後ろが⑥上半月小葉に区分されています．小脳の中心には幼虫の胴体のような小脳虫部があり，小脳虫部は上虫部と下虫部に分かれ，小脳の上虫部は，①中心小葉，②山頂，③山腹，④虫部葉に区分されています．

　図 9-2b は前面からみた小脳を表しています．脳幹との接続部分であり，小脳と他の脳領域を連絡する線維が通る上小脳脚（主に出力線維），中小脳脚（入力線維），下小脳脚（主に入力

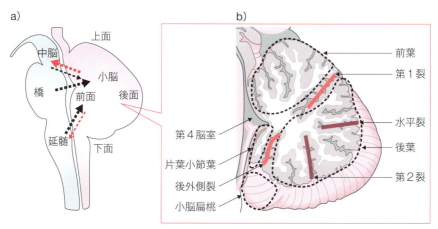

図 9-1　小脳（a）と拡大図（b）（正中矢状面）
a の赤点線矢印は小脳からの出力である上小脳脚，黒点線矢印は小脳への入力である中小脳脚と下小脳脚．

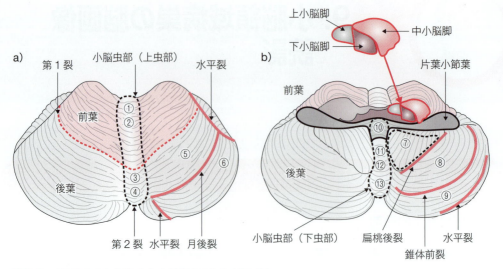

図9-2　上面からみた小脳（a）と前面からみた小脳（b）
①中心小葉，②山頂，③山腹，④虫部葉，⑤単小葉，⑥上半月小葉，⑦小脳扁桃，⑧二腹小葉，⑨下半月小葉，⑩虫部小節，⑪虫部垂，⑫虫部錐体，⑬虫部隆起．

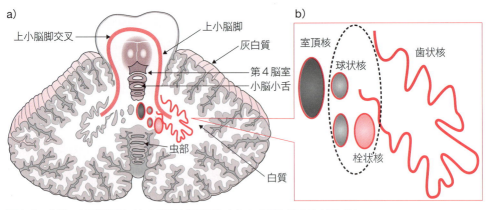

図9-3　小脳の水平断面図（上小脳脚を通る面）（a）と主要な核の拡大図（b）

線維）が左右に確認できます．図9-1aの点線の矢印で示すように，上小脳脚は中脳，中小脳脚は橋，下小脳脚は延髄とそれぞれ連絡し，小脳の皮質や主要な神経核（歯状核，室頂核，栓状核，球状核）にある細胞体と他の脳部位とも連絡しています．

　少し細かくなりますが，上小脳脚，中小脳脚，下小脳脚の下には片葉小節葉があり，その下には扁桃後裂，錐体前裂，水平裂により⑦小脳扁桃，⑧二腹小葉，⑨下半月小葉が左右対称に確認できます．なお，小脳の下虫部は⑩〜⑬の順で虫部小節，虫部垂，虫部錐体，虫部隆起が区分されているので確認してください．

　最後に小脳の内側部をみていきます．図9-3aに下部中脳の上小脳脚を通る平面で切った小脳の断面図を，図9-3bに小脳の主要な核の拡大図を示します．小脳内部の構造は，大脳と同じように表面は灰白質によって取り囲まれ，内部は白質とそのなかに埋もれるようにいくつか

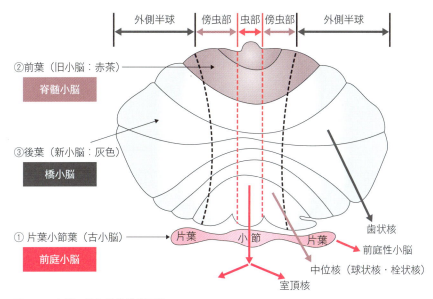

図 9-4 小脳の発生学的機能区分

の小さな神経細胞の集団である灰白質塊，つまり室頂核 (fastigial nucleus)，球状核 (globose nucleus)，栓状核 (emboliform nucleus)，歯状核 (dentate nucleus) から構成されています．球状核と栓状核は，室頂核と歯状核の間に入ってサンドイッチ状になっているので両者を合わせて中位核 (interposed nucleus) ともいわれています．

2）小脳の発生学的区分

次に視点を変えて，一歩踏み込んだ小脳の横系列の解剖，つまり小脳の機能を考えるうえでの発生学的な区分を考えてみたいと思います．

図 9-4 は小脳を発生学的に 3 つの領域に区分した解剖学的図を示しています．一番古い小脳の領域は①片葉小節葉（図 9-2b を参照）で，古小脳あるいは前庭小脳ともいわれ，前庭神経核と密接に関連して身体の平衡機能や眼球運動にかかわります．2 番目に古い小脳の領域は②前葉で，旧小脳あるいは脊髄小脳といわれ，図 9-4 では縦領域の黒点線内（虫部＋傍虫部）を含み，虫部は体幹，傍虫部は腕，足，顔面などの筋の固有受容器から刺激を受容し，体幹や四肢の筋緊張調節や歩行時の姿勢にかかわります．3 番目に古い（最も新しい）小脳の領域は③後葉で，新小脳あるいは橋性小脳ともいわれ，歯状核，赤核，視床を介して対側の大脳皮質に投射し，連続運動の企図，つまり細かい熟練された四肢や指の運動に関係します．

3）小脳の線維連絡

さらに小脳の発生学的機能区分を押さえたうえで，小脳の線維連絡（4 つの系）について詳しくみていきたいと思います．図 9-5 をしっかりみてください．

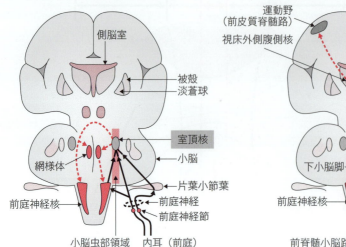
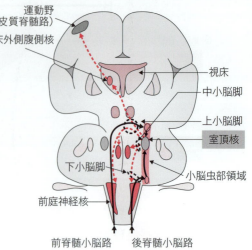
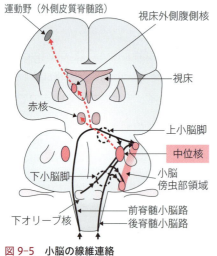
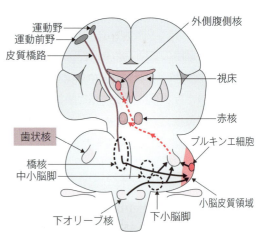

図9-5　小脳の線維連絡
黒線：入力糸，赤線：出力糸．

　まずaの前庭小脳系の経路を確認しましょう．この経路は平衡機能と眼球運動に関与し，片葉小節葉—室頂核系ともいわれ，入力系は内耳（前庭）—前庭神経—前庭神経核—片葉小節葉—室頂核の非交叉性の経路であり，出力系は室頂核—両側網様体（網様体脊髄路）および室頂核—前庭神経核（前庭脊髄路）の経路を特徴とする線維連絡となっています．

　次にbの脊髄小脳系の経路を確認しましょう．この経路は体幹の筋緊張調節に関与し，虫部—室頂核系ともいわれ，入力系は前脊髄小脳路と後脊髄小脳路に分かれます．前脊髄小脳路は前脊髄小脳路—上小脳脚—小脳虫部—室頂核の交叉性の経路，後脊髄小脳路は後脊髄小脳路—下小脳脚—小脳虫部—室頂核の非交叉性の経路を特徴とする線維連絡となっています．出力系は室頂核から大きく2つの経路があり，1つ目の経路は室頂核—上・中小脳脚—両側網様体（網様体脊髄路）と前庭神経核（前庭脊髄路）の経路を特徴とする線維連絡，2つ目の経路

は室頂核―上小脳脚―交叉―視床外側腹側核―運動野（前皮質脊髄路）の経路を特徴とする線維連絡となっています．

cの脊髄小脳系の経路を確認しましょう．この経路は四肢の筋緊張調節に関与し，傍虫部―中位核系ともいわれ，入力系は前脊髄小脳路―交叉―上小脳脚―小脳傍虫部―中位核の経路と後脊髄小脳路―非交叉―下小脳脚―小脳傍虫部―中位核の経路を特徴とする線維連絡となっています．出力系は中位核から大きく2つの経路があり，1つ目の経路は中位核―上小脳脚―交叉―視床外側腹側核―運動野（外側皮質脊髄路）の経路を特徴とする線維連絡，2つ目の経路は中位核―上小脳脚―交叉―赤核（赤核脊髄路）の経路を特徴とする線維連絡となっています．

最後にdの橋小脳系の経路を確認しましょう．この経路は円滑な巧緻性の高い連続運動の企図に関与し，外側部―歯状核系ともいわれ，入力系は大きく2つの経路に分かれます．1つ目は大脳皮質（運動野：皮質橋路）―橋核―交叉―小脳半球外側部―歯状核の経路を特徴とする線維連絡，2つ目の経路は下オリーブ核―交叉―下小脳脚―小脳皮質―歯状核の経路を特徴とする線維連絡となっています．出力系は歯状核から大きく2つの経路があり，1つ目の経路は中位核―上小脳脚―交叉―視床外側腹側核―運動野（外側皮質脊髄路）の経路を特徴とする線維連絡，2つ目の経路は歯状核―上小脳脚―交叉―赤核（赤核脊髄路）の経路を特徴とする線維連絡となっています．

4）小脳の血管支配

小脳の血管支配は，図9-6のように上小脳動脈（SCA），前下小脳動脈（AICA），後下小脳動脈（PICA）の3つの動脈支配から成り立っています．上小脳動脈（SCA）はaの前面，bの側面，cの後面では，脳底動脈の上部（遠位部）から出て，a，b，cとdの①，②のように小脳の背側（上面）を主に灌流し，内側部では小脳白質と歯状核を灌流しています．前下小脳動脈（AICA）は椎骨動脈の下部（近位部）から出て，a，b，cとdの③，④のように，小脳の腹側（前面）を中心に灌流しています．後下小脳動脈（PICA）は椎骨動脈から出て，a，b，cとdの③，④のように，小脳の下面を中心に灌流しています．小脳への血管走行については，椎骨脳底動脈の画像読影の図8-2a（p144）を復習し，再度確認をしておきましょう．

2. 画像読影（演習）

Case 11　77歳男性 小脳領域の脳梗塞による症例

それでは，小脳領域の画像読影に入ります．ここでは小脳領域の代表的な脳梗塞の症例を考えていきましょう．

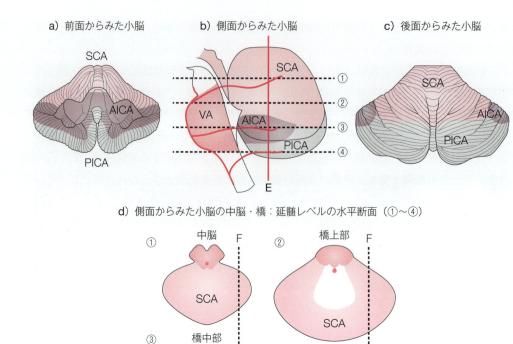

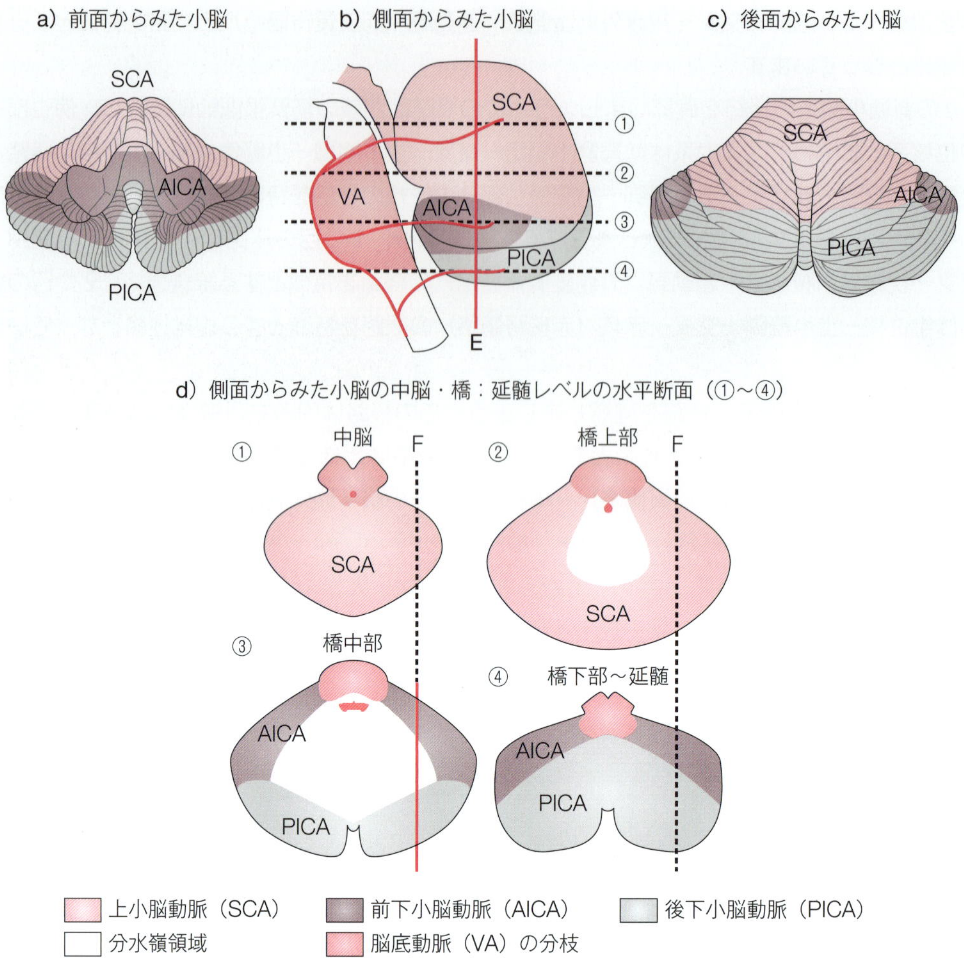

図 9-6 小脳の動脈支配

> **✎ 演習問題**
>
> 図 9-7 の MRI FLAIR 画像をみてください．病巣および病巣の血管支配はどの領域でしょうか．小脳の大まかな解剖学的部位の名称を押さえながら，具体的な病巣について，カッコ内から正しいと思う数字や用語を選び読影を完成させなさい．（複数選択可）
>
> MRI FLAIR 画像にて，（左・右）小脳半球（前葉・後葉）を中心に（小脳扁桃・小脳虫部・上小脳脚・中小脳脚・下小脳脚）領域に，（2・3・4）スライスにわたる（低・高）信号域を認める．なお，病巣の脳の血管支配は，（前下小脳動脈・後下小脳動脈・上小脳動脈）である．

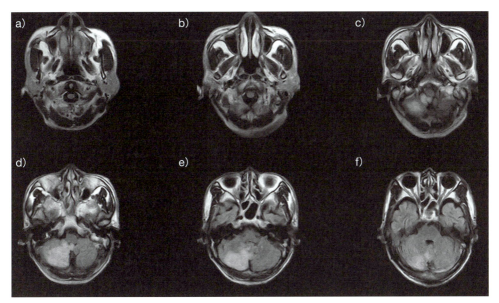

図 9-7　Case11 の MRI FLAIR 画像

💡ヒント

　図 9-7 の病巣はどこにあるでしょうか．まず，図 9-8 の画像をみてください．図 9-8 は図 9-7 の小脳の病巣部位の画像，つまり c～f を拡大したものです．この MRI FLAIR 画像では，左右の指示がないので左側が右半球，右側が左半球となり，白い高信号域（赤枠）が脳梗塞の病巣となります．

　画像の左右差を確認すると，大きく分けて c～f では共通して右小脳半球外側部の小脳後葉を中心に高信号域を認め，c～e では小脳扁桃，一部小脳虫部，下小脳脚にも高信号域が及んでいます．それから，ここからは曖昧なので解答の選択肢に入れなくてもよいが，f では上小脳動脈領域の血管支配である歯状核が脳梗塞の病巣に含まれていないので注意してください．これらの病巣の血管支配は，図 9-6 の小脳の動脈支配を参照すると MRI FLAIR 画像では延髄から橋中部の画像なので，図 9-6d の③，④のイラストに当てはめることにより，主として後下小脳動脈（PICA）領域となるので確認してください．

> **解答**
> MRI FLAIR 画像にて，<u>右小脳半球後葉</u>を中心に<u>小脳扁桃・小脳虫部・下小脳脚</u>領域に，<u>4スライス</u>にわたる<u>高信号域</u>を認める．なお，病巣の脳の血管支配は，<u>後下小脳動脈</u>である．

➕補足

　参考までに図 9-9 に読影に使用した図 9-7 の d～f に対応した MRI DWI 画像（上段）と同

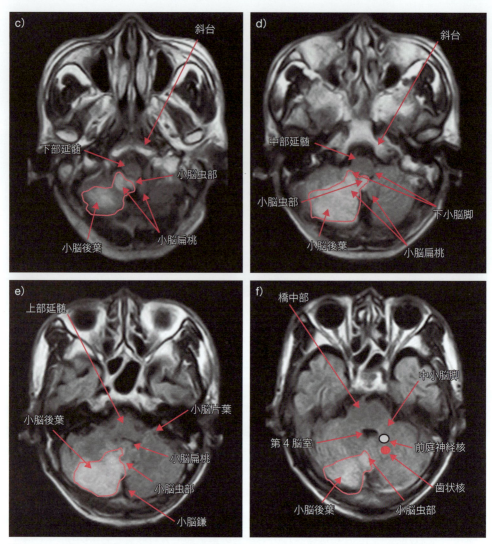

図 9-8　Case11 の病巣部位の MRI FLAIR 画像〔図 9-7（c〜f）の拡大画像〕と解剖学的部位

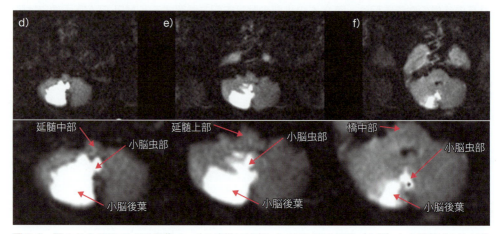

図 9-9　図 9-7 の MRI FLAIR 画像 d〜f の病巣に対応した MRI DWI 画像（上段）と小脳領域の拡大画像（下段）

第 2 章　脳血管障害の脳画像読影演習

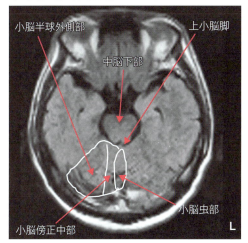
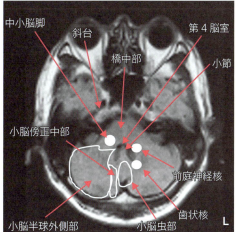
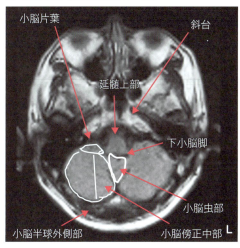
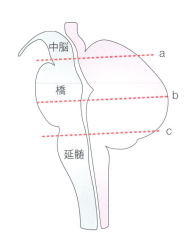

図 9-10　正常小脳の MRI FLAIR 画像（水平断）と主なスライスレベル

　画像の小脳領域を拡大した画像（下段）を示します．DWI 画像でも FLAIR 画像と同様に右小脳半球後葉・小脳扁桃・一部小脳虫部領域に 3 スライスにわたる高信号域を認め，病巣の血管支配は図 9-6d の③・④より，後下小脳動脈（PICA）であることが明確に確認できると思います．

　一般的に小脳領域の脳梗塞の読影を行う対象として，図 9-6d の小脳の血管支配からわかるように，読影した小脳領域を主に灌流する後下小脳動脈（PICA）が確認できる橋中部から延髄の高さのスライスにも，図 9-6d の①（中脳下部から橋上部の高さのスライス）・②（橋中部の高さから延髄の高さのスライス）に示すように，小脳領域を灌流する上小脳動脈（SCA）や小脳領域の前部を灌流する前下小脳動脈（AICA）があります．そこで，小脳領域の脳梗塞の読影では図 9-10 のように a 小脳上部（中脳下部のレベル），b 小脳中部（橋中部のレベル），c 小脳下部（延髄上部のレベル）の 3 つの脳レベルの MRI FLAIR 画像（水平断）スライスと大まかな解剖学的部位に加え，図 9-6d の血管支配（①～④）のイラストをあわせて確認する

ことが重要です．

特に図9-10aの小脳上部の画像では小脳から大脳皮質への出力系である上小脳脚（上小脳動脈支配），bの小脳中部の画像では小脳への入力系である中小脳脚（前下小脳動脈支配），cの小脳下部の画像では小脳への入力系である下小脳脚（後下小脳動脈支配）が確認できます．この3枚の画像と図9-5の小脳の線維連絡を参照し，種々の小脳症状や大脳皮質，基底核，脳幹などとの関連症状を推測する習慣を身につけましょう．

3. 予想される症状

小脳領域の脳梗塞の症状は，小脳領域に限局した脳梗塞以外に小脳領域に脳幹の脳梗塞を合併した場合があります．ここでは小脳を灌流する3つの血管支配の脳梗塞の症状を整理したいと思います[1]．

①後下小脳動脈領域の症状

小脳後下部の後下小脳動脈領域（図9-6のbとdの③・④，図9-10c）を中心とした脳梗塞が確認された場合は，病巣側の小脳失調（体幹の失調症状），回転性めまいによる病巣側への体幹側方突進，病巣側への測定異常，失調性構音障害，眼振などの症状が出ることがあります[3]．後下小脳動脈領域は延髄外側と隣接しているため，延髄外側梗塞と関連することから椎骨脳底動脈領域の画像読影の延髄の項目でも述べたワレンベルグ症候群への注意が必要です[2]．しかし，この領域ではいくつかの椎骨動脈からの分枝が灌流しているため，実際のワレンベルグ症候群の発生頻度は少なく，症状のアウトカムも広範囲な脳梗塞で脳幹圧迫による小脳扁桃ヘルニアや第4脳室圧排による水頭症を除き，比較的良好な経過をたどるといわれています．

特に小脳半球後葉（外側部・傍正中部）および小脳虫部領域を含む後下小脳動脈領域病変（図9-10c）の症状として，Schmahmannらは遂行機能障害（立案，セットの転換，抽象的思考，作業記憶の障害，語の流暢性の障害），空間認知障害（視空間統合，視空間記憶の障害），行動・情動障害（情動の平板化，脱抑制的で不適切な行動），言語障害（プロソディ障害，文法障害，中等度の失名詞失語）の4つを指摘し，小脳性認知情動症候群（cerebellar cognitive affective syndrome；CCAS）としてまとめています．小脳が運動制御の機能に加えて，高次の認知行動機能の役割を担っていることを示唆し，小脳の症状を理解するうえでは非常に重要であると考えます[4]．

②上小脳動脈領域の症状

小脳の上部から中部にかけての上小脳動脈領域（図9-6のbとdの①・②，図9-10a）の脳梗塞が確認された場合は，病巣側の運動失調を中心にホルネル（Horner）症候群，対側の温痛覚障害，滑車神経麻痺，睡眠障害，不随意運動障害などの症状が出ることがあります．上小脳動脈の広範な脳梗塞では脳底動脈の遠位部，つまり後大脳動脈や後大脳動脈穿通枝などに関連する血管である中脳，視床，側頭葉内側底部，後頭葉の脳梗塞を伴うこともあり，これらの領域の症状を合併することがあります．

上小脳動脈の傍正中部領域（図9-10a）の梗塞では，失調性構音障害が生じることがあり，

病巣側の測定異常，体幹側方突進，失調性構音障害，平衡機能障害（ふらつき）を伴うことがあるので注意が必要です[3,5]．

③前下小脳動脈領域の症状

　小脳の前下部にかけての前下小脳動脈領域（図9-6のb，dの③・④，図9-10b）の脳梗塞が確認された場合は，病巣側の上下肢の運動失調，回転性めまい，嘔吐，耳鳴，失調性構音障害に加え，顔面神経麻痺，顔面知覚低下，聴覚障害（難聴）などの症状が出ることがあります．特に病巣が広範な場合には，前庭機能と聴覚障害の両方の機能が低下することがあるので注意が必要です[6,7]．

4. リハビリテーション介入のポイント（小脳領域）

　小脳は感覚情報と運動指令を統合し，運動を調節する重要な役割を果たしています．実行されている運動を周囲の状況に照らし合わせて適切になるための調整を行っています．つまり，運動の遂行状況は小脳によって常に監視されており，運動が目的にかなったものになるように，運動指令は小脳によって絶えず微調整されていることになります．小脳半球の損傷では，損傷側と同側四肢に運動失調や筋緊張の低下，構音障害，眼振がみられます．また，歯状核の損傷では企図振戦がみられ，場合によっては舞踏様運動を示すこともあります．

　小脳の機能障害の症候としては，小脳損傷者は起こしたい動きをわかっているのに正確に運動を表出することが難しくなると考えられます．また，意図した姿勢の維持が難しいばかりでなく，その姿勢や動きを環境に適応させることができません．神経システムにおける小脳損傷の影響は中央の小脳虫部，片葉小節葉，室頂核の障害は前庭脊髄，網様体脊髄システムへの影響のため，主に鉛直軸方向と体幹のコントロールで障害が生じます．さらに大脳半球の外側部と歯状核の障害は運動を計画したり始めたりすることが不可能となり，一つ以上の関節を含む複雑な運動の実行，手の精密性や巧妙さを求める行動の実現などが困難となる傾向があります．

　臨床的な観点から小脳システムが障害された患者には，次のような特徴があると思われます．①急性期の症状がみるみる改善してADLが自立していく，②運動失調，感覚障害，眼球運動障害，言語障害など重篤な障害像を呈して，起居動作，立ち上がりが困難な例が多い，③歩行器歩行は見守りで可能になるが，独歩が自立しそうでできない．では，①で述べた急速に症状が改善する症例ではどのようなことが起こっているのでしょうか．

　小脳は入力・出力に基づいて前庭小脳，脊髄小脳，大脳小脳という3つの領域に区分されています．系統発生的にもこの順番で拡張・発達してきたと考えられています．この3つの領域は境界線で明瞭に区分されているが，それぞれが独立した領域ではなく，たとえば苔状線維入力は小脳のあらゆる部位に入力し，各部位は中枢神経のさまざまな部位から多彩な入力を受けています．このような条件が時に小脳障害でみられる回復力の基盤となっている可能性があると最近では考えられています．

　では，起居動作や立ち上がり動作，歩行動作などがなかなか自立しない症例についてはどのように考えていけばよいのでしょうか．その背景に姿勢制御に関する小脳の機能を考える必要性があると思われます．Mortonらは，小脳虫部は伸筋の筋緊張を調整して，動きの中で垂直

軸での支持と動的なバランス制御を行うため，屈筋と伸筋のリズミカルな筋活動を調整し，中間部は伸筋と姿勢のコントロールへの関与は少なく，四肢の位置，四肢の相対的なタイミング，動きの軌跡などを管理し，半球部は新しいパターンの調整，視覚のガイダンスが必要なとき（階段昇降など）に活躍すると述べています．また柳原は，「小脳障害を有する被検者では，新規の運動課題における予測的姿勢制御（anticipatory postural adjustments；APA's）の獲得が障害されている」と述べています．筧らは「典型的な小脳性運動失調の本質は予測的な速度パターン生成の障害であり，二次的に速いフィードバック運動による代償を行うため，滑らかさが失われると解釈できる」とし「主動作筋と拮抗筋の切り替えのタイミングが乱れれば目標を行き過ぎ，あるいは手前で停止し，あるいはリズムが乱れる」「主動作筋同士の活動パターンが乱れれば軌道が目標をはずれ，あるいは動作を分解して代償する」と述べています．

　これらのことから小脳損傷による患者のリハを考えると，APA's の機能不全を改善しながら Postural Hypotonia（低緊張姿勢）による代償活動をどのようにコントロールしていくかが重要だと思われます．まとめると，多くの小脳システム障害では随意運動を司る錐体路のシステムには障害はありませんが，運動のプログラムを実行する能力に問題があり，姿勢の安定性欠如や筋活動の協調性困難など動作のぎこちなさが大きな問題として確認されます．

5. リハビリテーション介入のポイント（運動面）

　次に小脳システム障害患者へのリハアプローチを紹介します．

①立位にて頸部，肩甲帯の選択運動を誘導する

　ここでは，姿勢制御に関与する内側運動制御系に働きかけながらバランス活動に必要な上肢の選択的運動を促進します．

　まず，体幹の抗重力伸展活動（姿勢緊張）を維持しながら固定的に使用されている両肩甲帯の運動を誘導します．セラピストは体幹の動揺に注意を払いながら胸椎の伸展が得られるよう肩甲帯の内転・内旋を伴った肩甲骨の後退を促していきます．誘導の際には足部への重心移動が大きくなりすぎないように配慮する必要があります（図 9-11，9-12）．

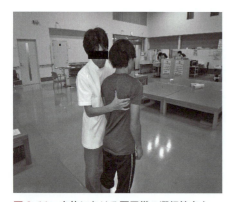

図 9-11　立位における肩甲帯の選択性向上

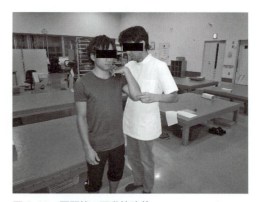

図 9-12　肩関節の可動性改善

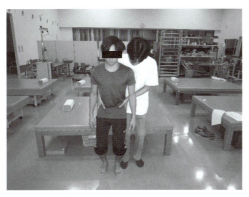

図 9-13　骨盤の選択性向上
腹部のコアマッスルの活性化．

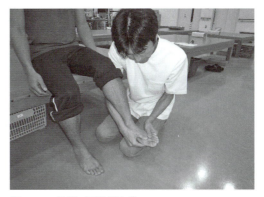

図 9-14　足部の可動性改善

②立位⇒座位（座り込み），座位⇒立位（立ち上がり）

　体幹部の適切な姿勢緊張を維持しながら，前後の重心移動に必要な足部戦略を促通することが狙いとなります．①の過程で良好な立位保持が得られてから，体幹の伸展活動を維持したなかで骨盤の選択運動を練習します．股関節の伸展，屈曲の運動の切り替えを練習するなかでセラピストは，上部体幹から肩甲骨の代償的な挙上運動が生じないよう配慮しながら両足部に適切な重心移動を誘導していきます（図 9-13）．

③体性感覚入力の源である足部治療

　浮腫の改善と踵骨のアライメント改善や足趾の運動性確保を徒手的に行います．また，下腿部背面の腓腹筋，ヒラメ筋の伸縮性と合わせて足底腱膜の伸張性を増し，歩行時の踏み返し機構として働く Windlass mechanism を再現しやすい状況をつくり出していきます（図 9-14）．

④歩行練習

　再度，立位にて足関節戦略におけるバランス能力の改善を試みた後，歩行のパターンジェネレーター（中枢性パターン発生器）を意識したスピーディーな歩行誘導を行います．日常生活のなかでよりリズミカルで滑らかな歩行獲得のため，セラピストは患者の身体質量中心（COM）が重力に対して垂直位に保持されるよう細やかな誘導を行っていきます．

文献

1) Amarenco P：Cerebellar infarctions and their mechanisms. *Rev Neurol*（*Paris*）**149**：728-748, 1993.
2) Kase CS at al：Cerebellar infarction. Clinical and anatomic observations in 66 cases. *Stroke* **24**：76-83, 1993.
3) Kumral E et al：Spectrum of the posterior inferior cerebellar artery territory infarcts. Clinical-diffusion-weigted imaging correlates. *Cerebrovasc Dis* **20**：370-380, 2005.
4) Schmahmann JD et al：The cerebellar cognitive affective syndrome. *Brain* **121**：561-579, 1998.
5) Amarenco P et al：Paravermal infarct and isolated cerebellar dysarthria. *Ann Neurol* **30**：211-213, 1991.
6) Adams RD：Occlusion of anterior inferior cerebellar artery. *Arch Neurol Psychiatry* **49**：765-770, 1943.

7) Lee H et al：Infarction in the teritory anterior inferior cerebellar artery. Specrum of audio-vestibular loss. *Stroke* **40**：3745-3751, 2009.
8) Morton SM et al：Cerebellar of balance and locomotion. *Neuroscientist* **10**(3)：247-259, 2004.
9) 柳原 大：姿勢と歩行の制御における新たな小脳機能. *Clin Neurosci* **33**：763-766, 2015.
10) 筧 慎治・他：小脳の可塑性と運動学習. アクチュアル 脳・神経疾患の臨床 小脳と運動失調 小脳はなにをしているのか（西澤正豊専門編集），中山書店，2013，pp42-55.

参考図書

1) 山鳥 重：神経心理学入門．医学書院，1985.
2) 平山惠造，田川皓一（編）：脳卒中と神経心理学，医学書院，1995.
3) 小宮桂治（編）：よくわかる脳の障害とケア，南江堂，2013.
4) 町田 徹監訳：CT/MRI 画像解剖ポケットアトラス 第 1 巻 頭部・頸部，第 3 版，メディカル・サイエンス・インターナショナル，2008.
5) 平山惠造，河村 満：MRI 脳部位診断，医学書院，1993.
6) 高橋昭喜：脳 MRI 1．正常解剖，第 2 版，秀潤社，2005.

第3章

頭部外傷の脳画像読影演習

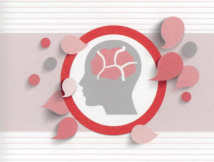

頭部外傷の脳画像読影

1. 基礎的事項の確認

1）頭部外傷に関する脳の解剖学的知識

　一般的に外力により脳が損傷することを総称して外傷性脳損傷（traumatic brain injury；TBI）というが，ここでは頭部外傷（brain injury）という言葉を用いて話を進めていきたいと思います．頭部外傷の脳画像所見を読影するには，まず脳の表層から脳実質までの解剖について確認する必要があります．

　図1は頭皮から脳実質までの断面の解剖を表しています．注目すべきは，脳実質にたどり着くまでに脳を守る階層構造がしっかりしていることです．つまり頭部表層から毛髪・頭皮（皮膚と皮下組織）・帽状腱膜，次に骨膜，頭蓋骨（外板・板間層・内板），さらに脳被膜〔硬膜（骨膜層と髄膜層），クモ膜，クモ膜下腔（髄液），軟膜〕，最後に大脳皮質，大脳白質に至ります．

　そして少し細かくなりますが，頭蓋骨内の中間位にある板間層には板間静脈があり，頭皮の

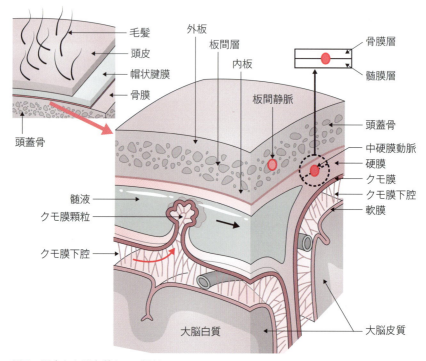

図1　頭皮から脳実質までの解剖

静脈と連絡し，さらに硬膜の骨膜層と髄膜層の間には頭蓋骨に沿って走行する外頸動脈（顎動脈）分枝の中硬膜動脈があり，これらの血管の破綻は出血の原因となるので注意してください．

このように脳は階層構造によって何重にも保護され，頭部外傷では解剖学的保護構造のさまざまな階層レベルの単独あるいは複数の破綻により多彩な症状がみられ，画像読影では常にこれらを意識することが重要となります．

2）頭部外傷に関する発生メカニズム

次に確認する点は頭部外傷の発生メカニズム，つまり頭部外傷では頭部にどのような外力が関与するかです．頭部に対する外力の加わり方については大きく分けて3つの外力が関係しています．

第1は，転倒や落下物によって，頭部に対して何らかの外力が直接作用する衝撃（impact），第2は外力が頭部に直接作用するのではなく，急激な停止や発進などにより頭頸部に非常に強い過伸展や過屈曲が生じる衝撃的荷重（impulsive load），第3はゆっくりと閉まる扉などに頭部を挟まれるような外力が非常にゆっくりとかかる静力学的荷重状態（stastic loading situation）です．特に頭部外傷に最も影響を与える外力は衝撃であるといわれています．

図2は，頭部に対する衝撃の種類を示します．衝撃の種類は，頭蓋骨と脳への外力の受け方により，① 直撃損傷（coup injury），② 対側損傷（contre coup injury），③ 回転性加速と剪断力による損傷があります．以下に衝撃の種類を整理したので確認しましょう．

①直撃損傷

バットや鉄パイプなどで殴られた場合のように，特定の部分の頭蓋骨や脳に直線的な外力が加わり，外力の大きさによりその部位の頭蓋骨ないし脳が損傷する場合をいいます．外力が大きい場合は，頭蓋骨は陥没骨折し，骨折部に一致した限局した脳実質の損傷（出血性壊死巣）がみられます．

②対側損傷

ランニング中ブロック塀などに頭部を激突した場合や自動車を運転中，急停車により頭部をフロントガラスにぶつけた場合のように，硬い頭蓋骨と頭蓋骨内での脳の動きにより対側の部位の後頭葉が損傷する場合をいいます．転倒して後頭部を打った場合は，前頭葉や側頭葉が損傷し，損傷がひどい場合は脳表層の硬膜下腔に出血することがあります．

③回転性加速と剪断力による損傷

自転車走行中に車と衝突し，空中に投げ出されて道路に叩きつけられたように，直撃損傷や対側損傷以外に脳に対して回転性の加速が加わることで，外傷が軽症であっても大脳白質の神経線維の断裂（軸索損傷）が生じる場合をいいます．

3）頭部外傷の分類

頭部外傷の分類はさまざまですが，ここでは，①解剖学的分類，②病態による分類，③意識障害による重症度分類について説明します．

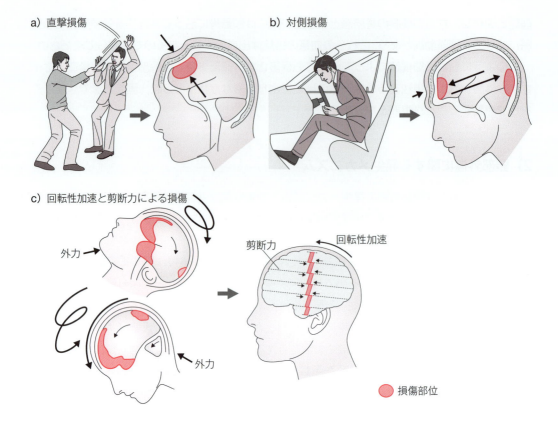

図2　頭部外傷における発生機序

（太田・他，1987，文献1のイラストを参考に作成）

①**頭部外傷の解剖学的分類**

　頭部外傷の解剖学的分類は，外傷の程度にもよるが，①頭皮の裂傷や皮下血腫（たんこぶ），②帽状腱膜下血腫・骨膜下血腫（子どもに多く，血腫の吸引が不良で1週間ぐらいぶよぶよと溜まるたんこぶ様のもの），③挫創（頭皮が断裂し傷口が開いた状態），④頭蓋骨骨折，⑤頭蓋内出血（脳の内部あるいは脳と頭蓋骨の間に血液が溜まった状態），⑥脳挫傷（cerebral contusion：外傷による脳組織の挫滅，通常はある程度の出血を伴う）などに分けられ，損傷を受ける脳の解剖学的部位によって，頭皮軟部組織損傷（①・②・③），頭蓋骨骨折（④），頭蓋内損傷・脳損傷（⑤・⑥）の3つのカテゴリーに分類されます．なお，脳損傷は頭皮や硬膜の断裂がない場合を閉鎖性脳損傷，断裂がある場合を開放性脳損傷に分類するので注意が必要です．

②**頭部外傷の病態による分類**

　頭部外傷の病態による分類はGennarelliらによって作成され，臨床的に理解しやすく広く用いられています[2]．

　基本的には，頭部外傷を①頭蓋骨損傷（skull injury），②局所損傷（focal injury），③びまん性脳損傷（diffuse brain injury；DBI）の3つに区分し，局所損傷のなかに脳内血腫，びまん性脳損傷のなかに脳震盪（concussion）とびまん性軸索損傷（diffuse axonal injury；

表1 頭部外傷の病態による分類

①頭蓋骨損傷
　ⅰ）頭蓋骨骨折（線状骨折・陥没骨折・頭蓋底骨折）

②局所損傷
　ⅰ）硬膜外血腫（急性硬膜外血腫）
　ⅱ）硬膜下血腫（急性硬膜下血腫・慢性硬膜下血腫）
　ⅲ）脳挫傷
　ⅳ）脳内血腫

③びまん性脳損傷
　ⅰ）軽度脳震盪（意識障害はないが，一過性の神経学的障害を生じる）
　ⅱ）古典型脳震盪（6時間以内の一過性意識消失を伴い，一過性の神経学的障害を生じる）
　ⅲ）遷延性昏睡（びまん性軸索脳損傷）

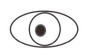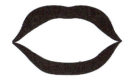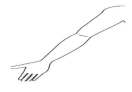

E：開眼（4～1点）　　V：言語（5～1点）　　M：運動（6～1）

図3　意識障害による重症度分類（Glasgow Coma Scale；GCS）

DAI）を位置づけた点が特徴といえます．具体的には表1のとおりです．さらにびまん性軸索損傷は，軽症DAI：昏睡が6～24時間続き，長期ないし慢性の神経学的障害や認知障害を生じるもの，中等度DAI：昏睡が24時間以上続き，脳幹機能障害がないもの，重症DAI：脳幹機能障害があるもの（大脳・脳幹の白質の軸索を広範に損傷するDAI）があります．

③頭部外傷の意識障害による重症度分類

頭部外傷の意識障害による重症度分類は，JCS（Japan coma scale）よりもTeasdaleら[3]のGCS（Glasgow Coma Scale）が使われます（図3，表2）．GCSでは，意識レベルを，E（eye opening：開眼），V（best verbal response：言葉による最良の応答），M（best motor response：運動による最良の応答）の，開眼，言語，運動の3要素で評価します．3要素の合計により，GCS 3～8点は重症頭部外傷，GCS 9～12点は中等症頭部外傷，GCS 13～15点は軽症頭部外傷と分類しています．

それではここで頭部外傷のGCSの評価に対する確認の問題を出します．

表2　Glasgow Coma Scale

観察項目		評点
開眼（E）eye opening	自発的	4
	言葉により	3
	痛み刺激により	2
	全くみられない	1
言葉による最良の応答（V）best verbal response	見当識あり	5
	混乱がある	4
	不適切である	3
	理解できない	2
	全く言葉がない	1
運動による最良の応答（M）best motor response	命令に従う	6
	痛み刺激の部位に手を持ってくる	5
	逃避する（屈曲する）	4
	異常屈曲する	3
	四肢を伸展する	2
	全く反応しない	1

開眼（E），最良の言語応答（V），最良の運動応答（M）により13段階で評価する．それぞれの観察項目を個別に記録する．
（Teasdale et al, 1974）[3]

演習問題①

カッコ内から正しい解答を選択・記入しなさい．

30歳男性．バイクで走行中に自動車と交差点で出会い頭に衝突した．呼びかけには開眼しないが，痛み刺激に対してわずかに開眼したと思ったらすぐに目を閉じてしまう．言葉による問いかけに対しては応じることができずに「うー，わー」と唸り声を出し，足への痛み刺激に対しては足を引っ込める運動を示した．
以上より，GCSは，E（4・3・2・1）点，V（5・4・3・2・1）点，M（6・5・4・3・2・1）点で，合計点は（　　）点となり，重症度分類は（重症・中等症・軽症）頭部外傷となる．

ヒント

呼びかけで開眼しないで，痛み刺激で開眼するのでEは2点，質問に応じないで「うー，わー」の発声のみなのでVは2点，痛み刺激に対して足を引っ込める逃避行動は4点で，E2＋V2＋M4＝8点となり，重症頭部外傷となります．

> **解答①**
> （略）GCSは，E <u>2</u>点，V <u>2</u>点，M <u>4</u>点で，合計点は <u>8</u>点となり，重症度分類は<u>重症頭部外傷</u>となる．

➕ 補足

頭部外傷の他の分類として臨床症状からみる荒木の分類（Ⅰ～Ⅳ型）があり，Ⅰ型（単純型）は脳からの症状を全く欠如しているもの，Ⅱ型（脳震盪型）は意識障害が6時間以内に消失し，その他の局所症状を示さないもの，Ⅲ型（脳挫傷型）は，受傷直後より意識障害が6時間以上続くか，意識障害にかかわらず，脳より局所症状があるもの，Ⅳ型（頭蓋内出血型）は受傷直後の意識障害が軽微か，または欠如していたものが時間が経つにつれて意識障害や局所症状が出てくるか，それらの症状が増悪してくるものに分類されます．

2. 画像読影（演習）

1）急性硬膜外血腫の画像読影
Case 12　40歳男性 飲酒後転倒し打撲した症例

> **✏️ 演習問題②**
>
> 図4の頭部外傷発症6時間後のCT画像をみてください．6枚の画像のどの領域に病巣があるでしょうか．脳の解剖学的部位の名称を押さえながら，カッコ内から正しい数字や用語を選び読影を完成させなさい．（複数選択可）
>
> 発症6時間後のCTにて，（左・右）（前頭葉・側頭葉・頭頂葉・後頭葉）を中心に（レンズ型・三日月型）の（2・3・4）スライスにわたる（高・低）吸収域を認める．なお，（左・右）側脳室（前角・体部・後角）および大脳鎌（Falx）は圧排され，（左・右）側への正中偏位（midline shift）を認める．また，左前頭・頭頂葉に限局した（高・低）吸収域を認める．

💡 ヒント

図1，図5aをみてください．急性硬膜外血腫（acute epidural hematoma；AEDH）は若年および中年に多くみられます．多くが一側性であり，直撃損傷により頭蓋骨骨折を起こすことで骨折片が硬膜内の中硬膜動脈を損傷し，頭蓋骨内側面と硬膜の間に血腫を形成する疾患

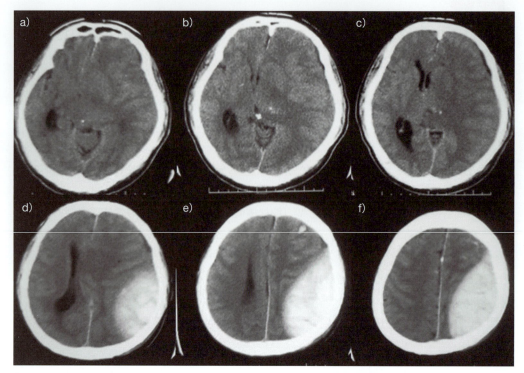

図4 Case12 の CT 画像

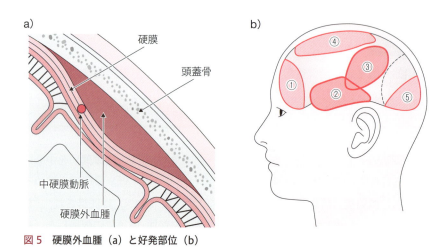

図5 硬膜外血腫（a）と好発部位（b）

です．

　典型例では受傷直後に意識障害があり，その後意識清明期（lucid interval）を経て意識消失をみますが，Gurdjian ら[6]によると急性硬膜外血腫の意識レベルの経過には，典型例を含め，①意識消失→意識清明→意識消失，②意識消失→意識消失，③意識消失→意識清明，④意識清明→意識消失，⑤意識清明→意識清明の5つのタイプがあるといわれています．

　一般に血腫は6時間で最大となるので，受傷後急速な意識の低下を認めた場合は，早急な

第3章 頭部外傷の脳画像読影演習

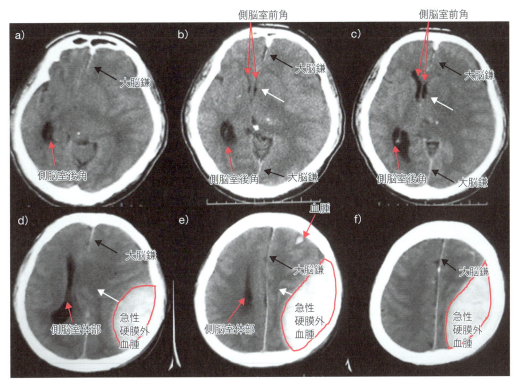

図6 Case12のCT画像（病巣部位）
赤枠（急性硬膜外血腫）．

血腫除去術を行うことで治癒することが可能であり，受傷後の意識障害の変化と受傷初期および受傷3時間後のCT再検査が特に重要です．

血腫の好発部位は，図5bに示すように，①前頭部，②側頭部，③側頭─頭頂部，④傍矢状部，⑤後頭蓋窩部があります．なかでも②側頭部と③側頭─頭頂部が最も多く好発し，一側性であることが多く，意識障害の重症度は前頭部に比べ後頭蓋窩部が強いとの指摘もあります．

次に，図4に解説を加えた図6をみてください．左右の表示がないので，右側が左半球，左側が右半球となります．受傷約6時間後の急性硬膜外血腫のCT画像では，血腫量が最大に増え，d～fに示すようなレンズ型の高吸収域を認める特徴がみられます．また，a～fでは両側側脳室（前角・体部・後角）や大脳鎌（Falx）が圧排され，右側に偏位するとともに，特にa～cの左側脳室後角は潰れてみえなくなっているのがわかります．

> **解答②**
> 発症6時間後のCTにて，左側頭葉・頭頂葉を中心にレンズ型の3スライスにわたる高吸収域を認める．なお，左側脳室前角・体部・後角および大脳鎌（Falx）は圧排され，右側への正中偏位（midline shift）を認める．また，左前頭・頭頂葉に限局した高吸収域を認める．

189

2）急性硬膜下血腫と脳挫傷の画像読影
Case 13　66歳男性　道路を横断中に車にはねられた症例

> **演習問題③**
>
> 図7の頭部外傷のCT画像（搬入時）をみてください．6枚の画像のどの領域に病巣があるでしょうか．脳の解剖学的部位の名称を押さえながら，カッコ内から正しいと思う数字や用語を選び読影を完成させなさい．（複数選択可）
>
> 搬入時のCTにて左大脳穹窿面，（前頭・側頭・頭頂・後頭）葉に（直接損傷・対側損傷）による脳挫傷を伴う（レンズ型・三日月型）の（高・低）吸収域を認める．なお，右大脳穹窿面，（前頭・側頭・頭頂・後頭）葉にも（直撃損傷・対側損傷）による脳挫傷を伴う（レンズ型・三日月型）の（高・低）吸収域を認める．

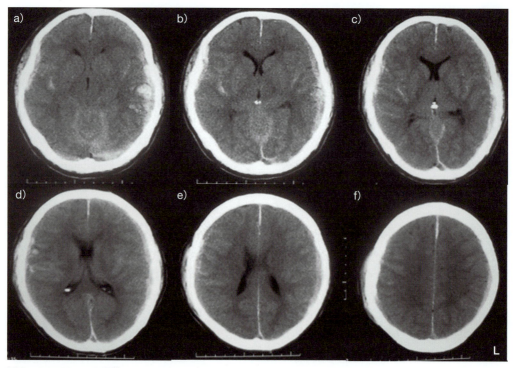

図7　Case13のCT画像

> **ヒント**
>
> 図8aをみてください．硬膜下血腫は脳と硬膜の間（硬膜下腔）に出血が起こることで血腫

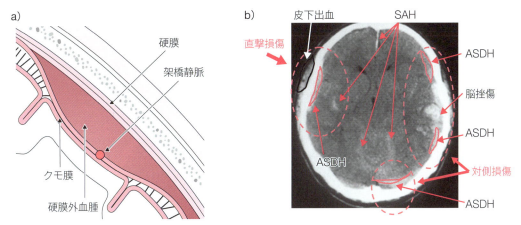

図8 硬膜下血腫（a）とCase 13のCTにおける直撃損傷と対側損傷（b）
SAH：クモ膜下出血，ASDH：硬膜下血腫．

を形成し，一般に血腫は一側性（時に両側性），CT画像では三日月型の高吸収域を示します．急性硬膜下血腫（acute subdural hematoma；ASDH）は直撃損傷でも生じることがあるが多くは対側損傷で生じ，脳挫傷（brain contusion）の合併によってクモ膜の内側からクモ膜を通過し硬膜に至る架橋静脈が破綻する場合に脳表面の血管が傷つくことで出血します．特に脳挫傷の合併では，図8bのCT画像（脳挫傷部位）のように，塩胡椒（salt and pepper）様の散在する高吸収域を呈します．同様に脳挫傷や脳表面の静脈の破綻により，外傷性のクモ膜下出血（subarachnoid hemorrhage；SAH）がみられることがあります．急性硬膜下血腫では血腫が脳実質を広く圧排することで脳虚血や脳腫脹を引き起こすため，硬膜外血腫と比較しても予後は不良といわれており注意が必要です．

図9は症例の搬入時のCT画像を示します．左右の表示がないので，右側が左半球，左側が右半球となります．左半球の外側面（対側損傷側）では，黒矢印の脳挫傷による出血を挟んで，aでは前頭葉と後頭葉，bでは前頭葉と側頭葉，c〜fでは，前頭・側頭・頭頂葉に赤枠の薄い三日月状の高吸収域が確認できます．

また，右外側面（直接損傷側）にも，dの黒矢印の脳挫傷による高吸収域や黒枠の皮下血腫，さらに，a〜cの前頭・側頭葉に赤枠で示す薄い高吸収域が確認できます．両側シルビウス裂，大脳縦裂，脳槽には，外傷性クモ膜下出血と思われる矢印で示す高吸収域がみられるので注意が必要です．

> **解答③**
> 搬入時のCTにて左大脳穹窿面，<u>前頭・側頭・頭頂・後頭葉</u>に対側損傷による脳挫傷を伴う<u>三日月型</u>の<u>高吸収域</u>を認める．なお，右大脳穹窿面，<u>前頭・側頭葉</u>にも<u>直撃損傷</u>による脳挫傷を伴う<u>三日月型</u>の<u>高吸収域</u>を認める．

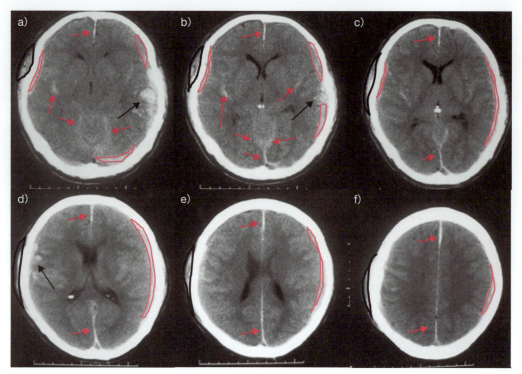

図9 Case13の搬入時のCT画像（病巣部位）
赤枠（急性硬膜下出血），赤矢印→（外傷性クモ膜下出血），黒矢印→（脳挫傷），黒枠（皮下血腫）．

3）慢性硬膜下血腫の画像読影
Case 14　70歳男性　2カ月前に畑で転倒した症例

> **演習問題④**
>
> 図10の頭部外傷のCT画像（受傷2カ月）をみてください．6枚の画像のどの領域に病巣があるでしょうか．脳の解剖学的部位の名称を押さえながら，カッコ内から正しいと思う数字や用語を選び読影を完成させなさい．（複数選択可）
>
> 受傷2カ月後のCTにて左大脳半球（前頭・側頭・頭頂）葉に三日月型の（1・3・6）スライスにわたる（低吸収域・等吸収域・高吸収域・低〜高吸収の混在した領域）を認める．なお，（左・右）側脳室は圧排され，正中偏位（midline shift）を認める．

ヒント

慢性硬膜下血腫（chronic subdural hematoma；CSDH）は，高齢者の男性に多く，外傷

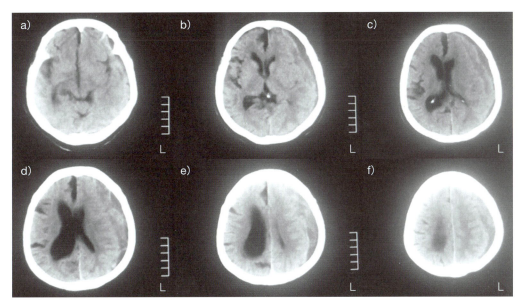

図10　Case 14 の CT 画像（受傷 2 カ月）

　後 3 週間以上を経て，ゆっくりと硬膜とクモ膜の間に被膜を伴った血腫（脳表の髄液と混ざった血性髄液）を形成し，徐々に血腫が成長していきます．出血の原因は不明だが，図 8a のように加齢現象による脳萎縮により脳と硬膜をつなぐ架橋静脈の走行が直線的になるとクモ膜下腔が広がり，軽度の外傷であっても架橋静脈が容易に破綻するために生じるといわれています．

　慢性硬膜下血腫の CT 画像は，大脳外側面に三日月型，半月型，両側凸レンズ型の等〜低吸収域あるいは高吸収域を示します．さらに詳細な分類として，①高吸収域型（脳の実質の色より白い血腫），②等吸収域型（脳の実質と同じ灰色），③低吸収域型（脳の実質の色より黒い），④低吸収域と高吸収域の混合型（黒や白の混合）があります．

　図 11 は図 10 に解説を加えたものです．左半球の外側面では，a，b（前頭・側頭葉），c（前頭・側頭・頭頂葉），d〜f（前頭・頭頂葉）に三日月型の低〜高吸収の混在する血腫が確認できます．また，a〜f の赤矢印で示すように，左側脳室（前角・後角・体部）は圧排され，正中線を超えて右に正中偏位（midline shift）していることも確認できるので注意が必要です．

> **解答④**
> 受傷 2 カ月後の CT にて左大脳半球<u>前頭・側頭・頭頂葉</u>に三日月型の <u>6</u> スライスにわたる<u>低〜高吸収域の混在した領域</u>を認める．なお，<u>左側脳室は圧排され，正中偏位（midline shift）</u>を認める．

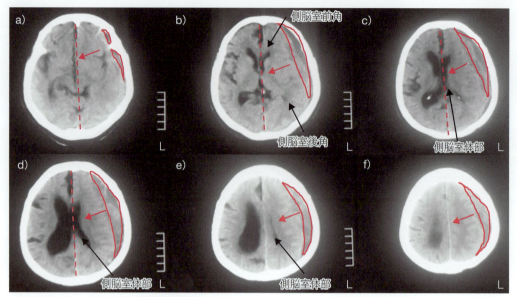

図11　Case14のCT画像（病巣部位）
赤枠（慢性硬膜下血腫），黒矢印：側脳室．

補足

　図12は症例のMRI T2強調画像を示しています．CT画像で慢性硬膜下血腫の病巣の同定は可能ですが，MRI画像（T1強調画像・T2強調画像）でも血腫の領域や症例のような混合タイプの血腫の2層構造がはっきり高信号域（白）で確認できます．したがって，CT画像で血腫が薄くわかりにくい場合や脳実質とほぼ同色の等吸収域の脳画像読影では，MRI画像がより有用です．

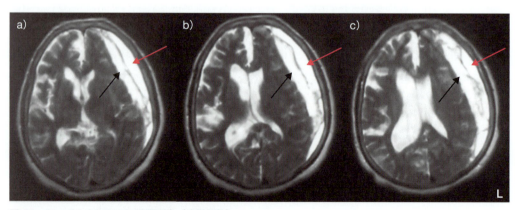

図12　Case 14のMRI T2強調画像（病巣部位）
赤矢印と黒矢印（慢性硬膜下血腫）．

4）びまん性軸索損傷
Case 15　25歳男性　バイクを運転中に車と出会い頭に衝突した症例

最後に頭部外傷のなかで最も重症といわれるびまん性軸索損傷（DAI）の3つの時期の経時的画像変化（①受傷2時間後のCT画像，②受傷5カ月後のMRI T1強調画像，③受傷9カ月後のCT画像）について読影してみます．

> **演習問題⑤**
>
> 図13の症例の頭部外傷受傷2時間後のCT画像をみてください．4枚の画像のどの領域に病巣があるでしょうか．脳の解剖学的部位の名称を押さえながら，カッコ内から正しいと思う用語を選び読影を完成させなさい．（複数選択可）
>
> 受傷2時間後のCTでは正中偏位を認めず，迂回槽の消失および（左，右）側脳室の（重度・中等度・軽度）拡大のほか，脳実質内には右（前頭葉・側頭葉・後頭葉・視床），左（前頭葉・側頭葉・後頭葉・視床）に散在性の小出血と脳室内出血を認める．また，全般的な脳腫脹を伴い，びまん性軸索損傷（DAI）の画像所見を呈している．

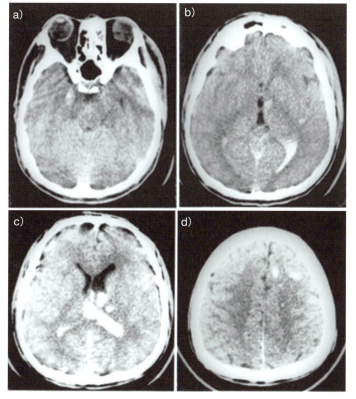

図13　Case15の頭部受傷2時間後のCT画像

💡 ヒント

　びまん性軸索損傷（DAI）とは，Gennarelli らによると広範性の重症な頭部外傷であり，受傷直後から重篤な意識障害をきたしているにもかかわらず，CT 画像上頭蓋内占拠病変がみられないものを指します．原因としては交通事故などにより脳に回転性の加速や減速がかかることで，大脳白質線維である軸索の断裂が起こって生じるといわれています．CT 画像所見の特徴は急性期では脳梁，大脳皮質下白質，内包や大脳基底核，上位脳幹部（中脳・橋），視床，海馬，脳弓などに散在性の出血や脳腫脹（cerebral swelling），クモ膜下出血，側脳室内出血などがみられます[4,5]．したがって，急性期の重症頭部外傷の CT 画像読影ではびまん性軸索損傷を念頭に置き，前述の点について注意し，慢性期の CT 画像読影では脳室の拡大や白質変性に伴う低吸収域の変化に注意することが重要です．

　それでは受傷 2 時間後の CT 画像を具体的にみていきます．図 14 をみてください．左右の表示がないので右側が左半球，左側が右半球です．a では，右側頭葉内側に赤矢印で示す点状の小出血による高吸収域と，少しわかりにくいですが黒矢印で示す全体的な脳腫脹による迂回槽に貯留した髄液の輪郭が消失していることがわかります．b では左視床，側頭葉内側に小出血による点状の高吸収域と四丘体槽，両側側脳室後角（左側優位）に高吸収域が確認できます．c では左視床から一部内包に小出血による高吸収域に加え，両側側脳室後角（左側優位）に高吸収域を認めると同時に，両側側脳室前角は全般的な脳腫脹により左右非対称な偏位となっていることがわかります．最後に d は左前頭葉皮質下に出血性の散在する高吸収域が確認できます．

　まとめると，CT 画像上，脳腫脹により脳溝や脳槽の輪郭が不鮮明で，頭蓋内占拠病変がなく，視床・皮質下白質・脳梁などに散在する小出血，脳室内出血などを伴うびまん性軸索損傷（DAI）の画像所見を呈していることがわかります[7,8]．

> **解答⑤**
>
> 受傷 2 時間後の CT では正中偏位を認めず，迂回槽の消失および左側脳室の軽度拡大のほか，脳実質内には右側頭葉，左前頭葉・側頭葉・視床に散在性の小出血と脳室内出血を認める．また，全般的な脳腫脹を伴い，びまん性軸索損傷（DAI）の画像所見を呈している．

第3章 頭部外傷の脳画像読影演習

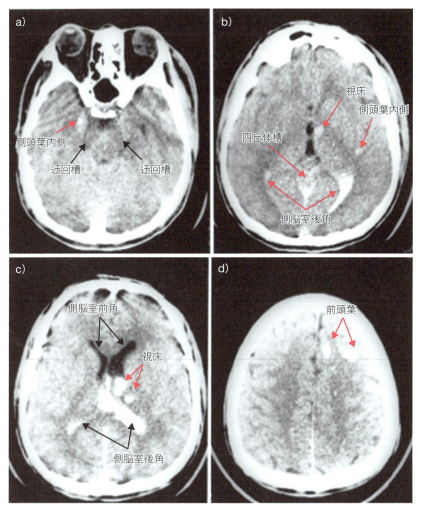

図14 Case15の頭部外傷受傷2時間後のCT画像（病巣部位）

演習問題⑥

図15の頭部外傷受傷5カ月後のMRI T1強調画像をみてください．3枚の画像のどの領域に病巣があるでしょうか．脳の解剖学的部位の名称を押さえながら，カッコ内から正しいと思う用語を選び読影を完成させなさい．（複数選択可）

受傷5カ月後のMRI T1強調画像では，脳幹には異常信号を認めず，正中偏位も認められないが，脳室系（側脳室体部）は（左・右）優位に全体的に拡大し，脳溝の拡大を伴う萎縮所見を認める．なお，（高・低）信号域は受傷2時間後のCT所見の（左前頭葉・右前頭葉・左側頭葉・右側頭葉）に一致するとともに脳梁にも一部認める．

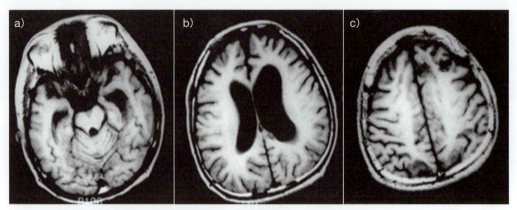

図15 Case15の頭部外傷受傷5カ月後のMRI T1強調画像

💡 ヒント

図16の頭部外傷受傷5カ月後のMRI T1強調画像をみてください．左右の表示がないので，右側が左半球，左側が右半球となります．aでは脳幹（中脳）に明らかな病変は認められず，側脳室下角は左右非対称で左側優位に拡大しています．bでは脳梁膨大部付近にspotty（まだら）な低信号域を認め，側脳室体部は左側優位に拡大し脳萎縮の所見を認めます．cでは左前頭葉に脳挫傷による限局した低吸収域が確認できます．なお，a，b，cともに明らかな正中偏位はありません．

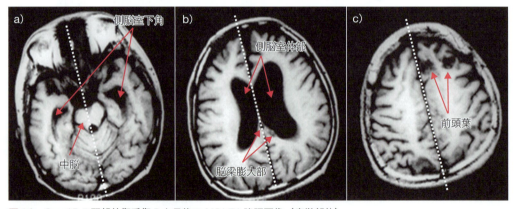

図16 Case15の頭部外傷受傷5カ月後のMRI T1強調画像（病巣部位）

解答⑥

受傷5カ月後のMRI T1強調画像では，脳幹には異常信号を認めず，正中偏位も認められないが，脳室系（側脳室体部）は，左優位に全体的に拡大し，脳溝の拡大を伴う萎縮所見を認める．なお，低信号域は受傷2時間後のCT所見の左前頭葉に一致するとともに脳梁にも一部認める．

第3章 頭部外傷の脳画像読影演習

演習問題⑦

図17の頭部外傷受傷9カ月後のCT画像をみてください．2枚の画像のどの領域に病巣があるでしょうか．脳の解剖学的部位の名称を押さえながら，カッコ内から正しいと思う用語を選び読影を完成させなさい．（複数選択可）

受傷9カ月後のCT画像では，左（前頭葉・側頭葉・頭頂葉）に（高・低）吸収域を認め，（第3脳室・第4脳室）を含む（右・左）側脳室（前角・後角・体部）の脳室系に拡大を認め，萎縮所見を呈している．

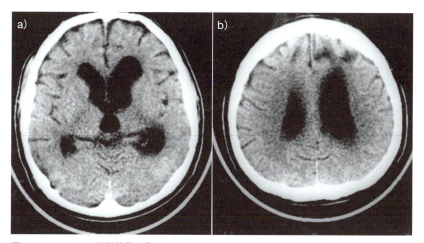

図17　Case15の頭部外傷受傷9カ月後のCT画像

ヒント

図18の頭部外傷受傷9カ月後のCT画像をみてください．左右の表示がないので，右側が左半球，左側が右半球となります．aでは，受傷5カ月後のMRIと比較しても両側側脳室（前角，後角），左右非対称で左側優位に拡大しています．また，bでも左右非対称で，両側側脳室体部は左側優位に拡大し，脳萎縮の所見を呈しています．なお，左前頭葉には脳挫傷と思われる限局した低吸収域を認めます．

解答⑦

受傷9カ月後のCT画像では，左前頭葉に低吸収域を認め，第3脳室を含む左側脳室前角・後角・体部の脳室系に拡大を認め，萎縮所見を呈している．

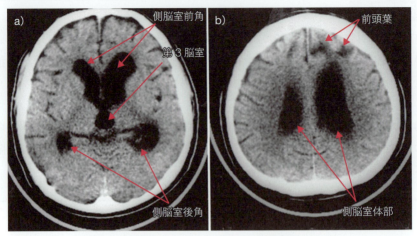

図18　Case15の頭部外傷受傷9カ月後のCT画像（病巣部位）

3. 予想される症状

　頭部外傷の症状は，全般的意識障害があげられ，回復後は程度の差はあるが運動・感覚（視覚・聴覚・体性感覚・嗅覚・味覚）や注意・記憶・遂行機能・社会行動などの高次脳機能の問題が重要となります（ただし，脳血管障害に比べ運動障害は少ない）．

　以下に代表的な頭部外傷（急性硬膜外血腫・急性硬膜下血腫・慢性硬膜下血腫）を取り上げ，最低限注意しなければならない症状と重症頭部外傷（びまん性軸索損傷）で問題となる高次脳機能障害について考えていきます．

1）急性硬膜外血腫の症状

　急性硬膜外血腫の症状の注意点は，意識清明期を含む意識障害が特徴であり，血腫が小さい場合は頭痛や吐き気を認めることはあるが，明らかな症状はあまり目立たない点です．しかし発生頻度が比較的高い側頭部や側頭—頭頂部の血腫では，前頭葉の運動野である中心前回の圧排により，バビンスキー（Babinski）徴候を伴う対側の片麻痺などを呈することがあります．予後は術前の意識障害の程度や脳実質損傷（脳挫傷やびまん性軸索損傷など）の合併に左右されるが，一般的には早期の血腫除去術により回復が期待できます．

2）急性硬膜下血腫と脳挫傷の症状

　急性硬膜下血腫は脳挫傷を合併することが多く，受傷時より意識障害や注意障害が多くの症例でみられ，急性硬膜外血腫に比べ予後不良であるといわれています．

　急性硬膜下血腫の症状の注意点は，損傷部位が大脳半球外側面，つまり円蓋部（前頭・側頭・頭頂部）の対側損傷により三日月型の血腫を形成するため，合併する脳挫傷の程度にもよるが，意識障害や注意障害の回復過程の中で，前頭・側頭・頭頂葉の症状がみられることです．たと

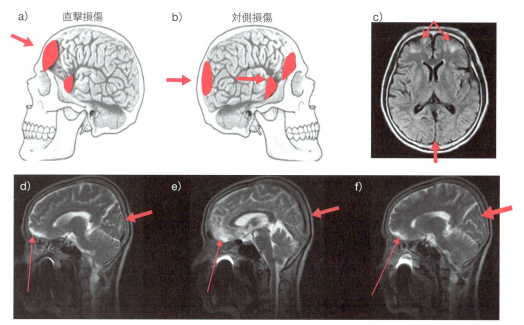

図19 直撃損傷と対側損傷における脳挫傷部位（a，b）と脳挫傷のMRI FLAIR画像水平断（c），脳挫傷のMRI T2強調画像矢状断（d〜f）
➡：直撃損傷，→：対側損傷．

えば，左半球の運動野の損傷が強い場合は対側の右片麻痺，左半球の前頭葉であれば遂行機能障害や運動性失語，同様に側頭葉であれば感覚性失語や記憶障害，頭頂葉であれば各種失行や読み・書き・計算障害など，脳の各領域の複合症状が予想されます．したがって，大脳半球の機能局在についてある程度の症状を把握しておくことが重要となります．

また，対側損傷だけに注目するのではなく，直撃損傷部位の症状にも注意が必要です．たとえば対側損傷による血腫が左の前頭・側頭・頭頂葉で脳挫傷を伴うのであれば，直撃損傷である右の前頭・側頭・頭頂葉の症状についてもモニタリングする習慣を身につけることで脳全体としての症状を把握する手がかりになります．

急性硬膜下血腫に合併する脳挫傷について補足すると，図19aの直撃損傷あるいは図19bの対側損傷にみられるように非可逆的な脳の損傷が限局的あるいはびまん性にみられ，点状の小出血や脳浮腫を伴い，側頭葉先端部や前頭蓋底部を中心に前頭葉に脳挫傷が生じます．そして，脳挫傷や脳表の静脈の出血により，外傷性クモ膜下出血を伴うこともあり，CT画像上では脳槽，シルビウス裂，大脳縦裂，脳溝の出血による高吸収域がみられることがあります．

特に図19cのMRI FLAIR画像（水平断）やd〜fのMRI T2強調画像（矢状断）のように，直撃損傷（太矢印）が後頭葉から加わった場合は，側頭葉先端部はもちろんのこと，両側前頭葉の外側面を始め，前頭蓋底部や帯状回を含む内側面に対側損傷（細矢印）を生じることがあります．したがって，後頭葉の直撃損傷による前頭葉の脳挫傷では，前頭葉外側面の遂行機能障害を始め，内側面では発動性の低下，前頭蓋底部では脱抑制や人格変化などの情動障害を含む社会行動障害，頭蓋底にある嗅神経損傷による嗅覚障害などの症状に対し特に注意することが重要です．

3）慢性硬膜下血腫の症状

慢性硬膜下血腫の症状の注意点は，緩徐に進行する見当識障害や記銘力障害，精神活動の緩慢さなどの認知機能の低下です．特に高齢者では，認知症となって現れることがあるので注意が必要です．その他は頭痛，尿失禁，軽度の麻痺（歩行障害，脱力），ときには失語，失行，失認の症状がみられます．軽微な頭部外傷および外傷以外による要因などが考えられますが，大量飲酒，脳萎縮，水頭症の短絡術術後などの原因があるときは注意が必要です．特発性としてがんの硬膜への転移，抗凝固薬や抗血小板薬の内服も原因となります．

4）びまん性軸索損傷の症状

びまん性軸索損傷の症状の注意点は，脳幹の損傷による重度の意識障害が回復した場合でも，注意障害・記憶障害などさまざまな高次脳機能障害を呈することです．なかでも前頭葉機能，つまり遂行機能（executive function）や社会性認知（social cognition）の障害は一命をとりとめた後の重症頭部外傷の後遺症として重大です．特に社会性認知の障害は外見からはみえない障害であるだけに，日常生活や社会参加をするうえで適応障害をきたす原因となります．その他の神経症状として，失調性構音障害，歩行障害，起立障害などがあり，なかには深部大脳白質や大脳基底核での小出血により痙性や固縮による歩行障害も生じることがあります．

5）高次脳機能障害（前頭葉機能障害を中心に）

脳挫傷やびまん性軸索損傷のような重症頭部外傷後に生じる高次脳機能障害について，脳の階層構造（脳幹，視床，前頭葉）のレベルごとに整理します．

①意識障害

脳幹レベルの障害が強い場合は，脳幹網様体賦活系の障害による意識障害がみられます．覚醒度の低下は，覚醒度を保つために必要以上の労力が必要であり，易疲労性となります．なお，6時間以上の覚醒度の低下は予後に影響するので注意が必要です．

②注意障害

視床から大脳皮質レベルの機能障害が強い場合は，意識水準を保つことができなくなるばかりか，注意力や集中力の低下を生じます．具体的には，注意の選択機能や維持機能が低下し，選択的機能の障害では多くの刺激の中から一つを選ぶことができないため，行動（反応）の一貫性がなくなります．また，ある一定時間注意の強さを保てないため，時間の経過とともに反応が減少する障害（time on task effect）や課題の施行中に突然反応が数秒間なくなる障害（lapses of attention）がみられます．

③記憶障害

脳幹網様体賦活系の機能が向上していき意識障害や注意障害がある程度回復した後は，視床（前核や背内側核）および視床と関連する側頭葉の海馬領域や前頭葉眼窩部（前脳基底部）領域の障害の程度により，意味記憶を中心に新しいことを覚えることができなくなる前向性健忘

がみられます（受傷前の過去に経験したことや学習したことを忘れる逆行性健忘がみられることは少ない）．

④遂行機能障害，作業記憶障害，注意の制御障害

　前頭葉外側面の背外側前頭皮質（dorsolateral prefrontal cortex；DLPFC）の損傷では，目的をもって計画，実行，調整することができない（遂行機能障害），複雑な認知作業を行うときに必要な情報を一時的に保持し，その情報に操作を加えることができない（作業記憶障害），注意の制御障害としてある認知活動を一過性に中断し，他のより重要な情報に反応することができない（注意の転換障害），2つ以上の刺激に同時に注意を向けることができない（分配性の注意障害）などの症状がみられます．実生活では会話内容や指示内容を理解するのに時間がかかったり，部分的な理解しかできなかったり，考えをまとめる能力も低下するため，コミュニケーション障害につながります[9]．

⑤無気力，アパシー，心の理論の障害，自己参照処理の障害

　前頭葉内側面の内側前頭皮質（medial frontal cortex；MFC）の損傷では，自発性や発動性の低下を生じます．なかでもアパシーは自動活性化処理過程の障害であり，自発的に行動を開始できない点が特徴だが，外部からの刺激に程度の差はあるが反応できます．また，相手の気持ち（言動の背景にある意図や信念）を正しく読み取って自己の行動を調節することが難しくなる（心の理論の障害），自分と馴染みの関係を判断する感覚や知覚の処理がうまくできない（自己参照処理の障害）などの症状がみられます[10]．実生活ではやる気がない，怠けているなどの誤解を受け，状況判断力の低下や言葉の裏に隠されたメタファーや感情の理解ができず，対人関係や社会的相互関係に障害をきたします．

⑥情動障害，人格変化，社会的行動障害，意思決定の障害

　前頭葉底面の眼窩前頭皮質（orbitofrontal cortex；OFC）の損傷で，多幸，焦燥，興奮などの情動障害，自己の感情，行動，言動をコントロールできない脱抑制，児戯的あるいは衝動的行動，人格変化がみられます．また，過去の経験を基に複数の選択肢とその結果を情動という側面から意思決定をすることの障害を認めます．

⑦自己意識あるいは自己洞察の障害

　びまん性軸索損傷などの重症頭部外傷では，脳のネットワークに基づいた高度な意識が障害され，高次脳機能障害の自覚がなく，問われても問題ないというなどの自己意識あるいは自己洞察（self-awareness）の障害を呈し，頭部外傷の高次脳機能障害のなかで最も難しい症状と考えられています．

➕ 補足

　最後に頭部外傷の前頭葉機能障害について，Bonelliら[11]の前頭葉―皮質下回路を改変したモデルを活用して脳の下位から上位の各領域の関連をふまえ説明します．

　図20a〜cは前頭葉の各領域である，⑥背外側前頭皮質，⑦内側前頭皮質，⑧眼窩前頭皮質，⑨前頭極を，図20dはBonelliらの前頭葉皮質―皮質下回路を改変したモデルを示しています．図20dからわかるように，遂行機能障害は⑥背外側前頭皮質を中心に④尾状核，③淡蒼球，

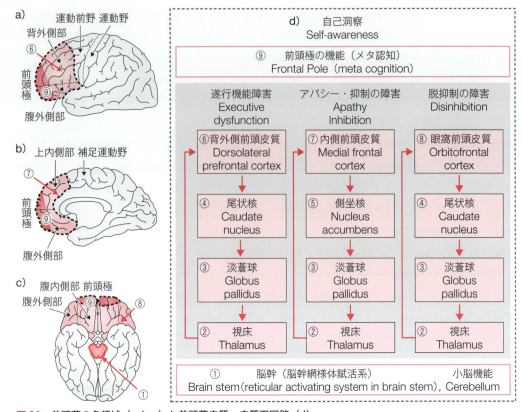

図20 前頭葉の各領域（a, b, c）と前頭葉皮質―皮質下回路（d）

②視床を連絡する回路，アパシーや抑制の障害は⑦内側前頭皮質を中心に⑤側坐核，③淡蒼球，②視床を連絡する回路，脱抑制の障害は⑧眼窩前頭皮質を中心に④尾状核，③淡蒼球，②視床を連絡する回路にそれぞれ関連していることが理解できます．この3つの前頭葉回路は，下位の①脳幹の機能（脳幹網様体賦活系）や小脳機能（認知・情動・運動・平衡）と上位の⑨前頭極の機能（メタ認知）の間にあって密接に結合しながら機能し，前頭極から小脳，脳幹までの脳全体のネットワークが自己洞察（self-awareness）と関連していると考えることができます．

したがって，頭部外傷の高次脳機能障害で特に前頭葉機能障害を把握するためには前頭葉機能障害そのものを問題にするのではなく，脳幹，小脳，視床，大脳基底核，前頭葉に至る皮質―皮質下回路の各階層構造の損傷が複雑に絡み合った複合的症状ととらえ，下位脳機能の症状から順を追って確認しながら症状を把握することが重要です．

4. リハビリテーションの実際

リハビリテーション介入のポイント

　頭部外傷のリハには認知リハがあるが，残念ながらEBMに基づいて強く推奨される訓練は少なく，記憶障害，注意障害，コミュニケーション障害の一部に限られています．そのため，ここでは頭部外傷の個々のリハに言及するのではなく，頭部外傷のリハをどのように進めるかの概略と道筋について簡単に述べたいと思います．なお，詳しい評価や訓練方法は専門書を参照してください．

　頭部外傷患者へのリハ介入の基本は，患者や家族との感情面での相互関係の調整と患者を取り巻く環境調整であることはいうまでもありません．さらに主要な頭部外傷疾患の病態像をしっかりと把握し，脳の階層レベルの下位機能から上位機能にかけて適切な評価を行い，テーラーメードの個別リハを組み立てることが重要となります．頭部外傷の重症度が軽度から中等度の症例の多くは，一部を除きほとんど3カ月以内に症状は回復するが，重度の症例では回復そのものが難しい場合が多く，むしろ改善が長期にわたるため，リハを行う場合は個人の置かれた現実のライフステージのなかで認知機能，日常生活，職業を常に意識し，全体的なアプローチを行う視点が必要となります．

　以下，重度の頭部外傷者（GCS：3～8）を想定した脳の階層レベル別の具体的な評価とリハの介入ポイントを述べます．

①脳幹レベル（意識）

　頭部外傷では，必ずといってよいほど程度の差はあれ脳幹網様体賦活系の損傷による意識障害が生じ，それを早期に改善することがリハにとって最優先課題です．そのため，バイタルサインとJCSやGCSなどの意識障害の評価を行いながら，視覚・聴覚（言語刺激や音楽刺激）・体性感覚・味覚・嗅覚などの多感覚モダリティー刺激をフル活用して脳の覚醒を促します．運動療法による筋への促通，手足への他動的関節運動による関節包内にある固有受容器への刺激，体位の変換やティルトテーブルを活用した抗重力姿勢（座位，立位）獲得のための前庭系への刺激も意識障害の改善に活用できます．

　意識障害による嚥下反射の低下により，経管栄養や気管切開が行われている場合は，スプーンやアイス綿棒などで，口唇，舌，軟口蓋を刺激します．嚥下反射が引き出され，意識障害の改善も促す可能性があるので，顔面神経，舌咽神経，迷走神経，舌下神経などの脳神経への刺激を試みる価値はあります．

②視床レベル（注意）

　意識レベルがある程度回復し，開眼が可能となった時点で問題となるのは注意障害です．注意の構成要素には選択性・持続性・制御（分配性と転換性）の3つがあり，臨床的にはまず選択性注意障害（selective attention disorder）と持続性注意障害（sustained attention disorder）が問題となります．特に，後者の持続性注意障害は，易疲労性（神経疲労）と関連し，認知や運動などの課題時間の耐久性にも影響するため，認知面と身体面の両面からのリハが重要となります．

運動面から注意の持続性への具体的なアプローチとして，ある一定の姿勢を維持するような姿勢保持訓練があります．認知面から注意の選択性，持続性へのアプローチとして，Sohlberg ら[12]の attention process training（APT）や Fassott ら[13]の Time pressure management（TPM）があるので参考にしてください．

注意機能が回復した場合は，上位の認知機能がしっかりと機能する土台となるが，逆に注意機能が不十分な回復もしくは回復しない場合は，認知機能は注意機能に隠され機能しなくなります．したがって，頭部外傷では意識および注意機能の回復は，脳の上位機能であるさまざまな認知機能のリハを行ううえで常に重要となります[14]．注意機能の評価は，標準注意検査法（CAT），Paced Auditory Serial Addition Test（PASAT），トレイルメイキングテスト（TMT），かなひろいテストなどがあります．

③側頭葉レベル（記憶）

注意障害がある程度回復し，易疲労性（神経疲労）が減少して課題に対する時間的耐性がある程度（30 分程度）可能となる時点で問題となるのは記憶障害です．頭部外傷の記憶障害には，障害の程度の差はあるが，発症後の記憶障害である前向性健忘（anterograde amnesia）を中心に発症前の記憶障害である逆行性健忘（retrograde amnesia）を含めて配慮します．特に前向性健忘では，新しい出来事が覚えられないため，会話の内容や約束，人名，新しい道路や場所などがわからなくなります．

このような記憶障害のリハとしては，記憶そのものを改善させるアプローチではなく，外的補助手段（IC レコーダー，記憶ノート，記憶リスト，ホワイトボードなど）の積極的活用や日常生活のなかでの定形のスケジュール（決められた習慣行動）の形成，多くの刺激がある環境をなるべく整理して，シンプルな環境を整えるなどのアプローチが重要となります[15,16]．

記憶の評価は，改訂版ウェクスラー記憶検査（WMS-R），三宅式記銘力検査，Benton 視覚記銘検査，Rey-Osterreith の複雑図形テスト，日本版リバーミード行動記憶検査（RBMT）などがあります．

④前頭葉レベル（前頭葉機能）

意識・注意・記憶の機能がある程度改善した時点では，最も回復が難しい認知・行動・感情障害が問題となります．つまり，背外側前頭皮質回路（遂行機能障害），内側前頭皮質回路（抑制・アパシー），眼窩前頭皮質回路（脱抑制）の 3 領域の複合症状に加え，最も高次な機能であるメタ認知や自己洞察の障害も合併することがあります．これらの複合的な前頭葉機能障害に対するリハは，非常に難しいのが現状です．そこで，前頭葉機能障害のリハを行ううえで，臨床経験を基に最低限注意しなければならない点について以下に示します．

第 1 は，どの領域の前頭葉機能障害でも脳の階層構造の下部機能である意識・注意・記憶などの影響を受けるため，リハを行う場合はこれらの意識・注意・記憶をできるだけよい状態に保つことです．基礎的リハとモニタリングを行い，前頭葉機能に対する影響を意識し，訓練時間や訓練内容が患者の負担にならないようスモールステップで行います．また，個人レベルでは，過剰な刺激による前頭葉の耐性に配慮することも重要となります．

第 2 は，背外側前頭皮質回路の障害である遂行機能障害についてです．遂行機能障害はそのほとんどが日常生活の行動レベルの問題として生じるため，種々の前頭葉機能に対する直接

的な認知訓練より，むしろ現実の活きた生活場面での問題解決の方略を行います．たとえば，料理の手順，銀行や郵便局の手続き，旅行日程の計画，買い物の状況，仕事の手順・能率，仕事に対する自己評価など，その患者個人の実生活を踏まえた行動レベルの学習として行うことが重要となります．つまり，個人レベルの生態学的妥当性を意識した評価やリハが重要となります．

遂行機能障害の評価としては，遂行機能障害症候群の行動評価（BADS），ウィスコンシン・カード・ソーティング・テスト（WCST），前頭葉簡易機能検査法（FAB），トレイルメイキングテスト（TMT），ストループテストなどがあります．

第3は，内側前頭皮質回路の障害である抑制やアパシーについてです．抑制やアパシーでは発動性の低下，発話や行動開始のスイッチが入らない状態となります．この場合は，たとえば，過去の長期記憶の中で特に情動と結びついた視覚・聴覚・体性感覚（運動覚を含む）・嗅覚・味覚などの本人にとって情動価値の非常に高い要素に刺激を与えることで，外的刺激から情動価値を認識・評価する機能の低下を改善させ，言語表出や行動を促進させることができます[17]．

意欲や発動性の評価は，標準意欲評価法（CAS）があります．

第4は，眼窩前頭皮質回路の障害である脱抑制のリハです．脱抑制のリハが非常に困難を認める理由は刺激に対する閾値が低いため，ちょっとした刺激により理不尽な発話，身勝手な行動，抑制できない怒りの感情表出など社会的行動障害として種々の問題を生じるからです．

初期対応としてできるだけ静かな個室などを確保し，必要以上の物を置かないなど環境調整を行い，脱抑制症状が出た場合にその場を離れる（タイムアウト）などします．易刺激性を想定し，本人のパーソナルスペース内への侵入する場合は，自分も刺激対象であることを十分自覚し，相手の目を直接見るのではなく，視線を少し外しながらゆっくりと相手との距離を縮め，ささやき声（whisper voice）で話すなどの対応を行います．また，患者自身に関する内容の質問（快・不快感情に関する刺激）はなるべく避け，天候や外にみえる景色などを材料に差し支えのない会話を行うことも役に立ちます．神経疲労を考えて短時間とすることはいうまでもありません．

脱抑制のリハについてTyerman[18,19]は，集団訓練，認知行動療法による対人コミュニケーションや怒りの感情のコントロール，リハカウンセリングによる頭部外傷による高次脳機能障害の理解の重要性を指摘しているので参考にしてください．

第5に，前頭極あるいは脳機能のネットワーク全体の障害として，メタ認知や自己意識の障害についてです．これらの症状に対するリハは，非常に難しいのが現状です．しかし，本人の実生活の会話や行動などの現状をビデオで撮影し，実際の行動を本人がみて確認し，感想や意見を述べるなどのフィードバック訓練を行い，客観的な自己像の把握に努めることは，試みる価値があると考えます．

最後に社会的行動障害に関連して抑制やアパシー，脱抑制，特に易怒性，衝動性に関しては，リハのみでは対応が難しい場合があり，その場合は適切な薬物療法も治療戦略として重要となります．詳細は成書に譲ります．

文献

1) 太田富雄, 梶川 博：脳神経外科要説. 金芳堂, 1987, pp389-390.
2) Gennarelli TA et al：Biomecanics of acute subdural hematoma. *J Trauma* **22**：680-686, 1982.
3) Teasdale G et al：Assessment of coma and impaired consciousness. A practical scale. *Lancet* **2**：81-84, 1974.
4) Gennarelli TA et al：Influence of the type of intracranial lesion on outcome from severe head injury. *J Neurosurg* **56**：26-36, 1982.
5) Gennarelli TA et al：Diffuse axonal injury and traumatic coma in the primate. *Ann Neurol* **12**：564-574, 1982.
6) Gardjian E et al：Head Injuries. Mechanisms, diagnosis and management. Little Brown and Co., Boston, 1958.
7) Kelly AB et al：Head trauma：comparison of MR and CT--experience in 100 patients. *AJNR Am J Neuroradiol* **9**：699-708, 1988.
8) Zimmerman RA et al：Computed tomography of shearing injuries of the cerebral white matter. *Radiology 127*：393-396, 1978.
9) 立神粧子：前頭葉機能不全 その先の戦略. 医学書院, pp66-67, 2010.
10) Happé F：Theory of mind and the self. *Ann N Y Acad Sci* **1001**：134-144, 2003.
11) Bonelli RM et al：Frontal-subcortical circuitry and behavior. *Dialogue Clin Neurosci* **9**(2)：141-151, 2007.
12) Sohlberg MM et al：Evaluation of attention process training and brain injury education in persons with aquired brain injury. *J Clin Exp Neuropsychol* **22**：656-676, 2000.
13) Fassotti L et al：Time pressure management as a compensatory strategy training after closed head injury. *Neuropsychol Rehabili* **10**：47-65, 2000.
14) Cicerone KD et al：Evidence-based cognitive rehabilitation：updated review of the literature from 1988 through 2002. *Arch Phys Med Rehabili* **86**：1681-1692, 2005.
15) 坂爪一幸：代償手段（特集 記憶障害とリハビリテーション 何を評価し, どのように治療するか）. 総合リハ **30**：321-327, 2002.
16) 三村 將：脳機能からみた記憶障害のリハビリテーション. 脳の科学 **24**：553-560, 2002.
17) Phillips ML et al：Neurobiology of emotion perception I：The neural basis of normal emotion perception. *Biol Psychiatry* **54**(5)：504-514, 2003.
18) Tyerman A：Counselling in head injury. In Counselling and communication in healthcare. Davis H, Fallowfield (eds), Wiley-blackwell, 1991, pp115-128.
19) Tyerman A：Head injury：community rehabilitation. In：Rehabilitation of the physically disabled adult, 2nd ed, Goodwill CJ et al (eds), Nelson Thornes, 1999, pp432-443.

参考図書

1) 山鳥 重：神経心理学入門. 医学書院, 1985.
2) 平山惠造, 田川皓一（編）：脳卒中と神経心理学. 医学書院, 1995.
3) 小宮桂治（編）：よくわかる脳の障害とケア. 南江堂, 2013.
4) 町田 徹（監訳）：CT/MRI 画像解剖ポケットアトラス 第1巻 頭部・頸部, 第3版, メディカル・サイエンス・インターナショナル, 2008.
5) 平山惠造, 河村 満：MRI 脳部位診断. 医学書院, 1993.
6) 高橋昭喜：脳 MRI 1. 正常解剖, 第2版, 秀潤社, 2005.

第4章

脳腫瘍の
脳画像読影演習

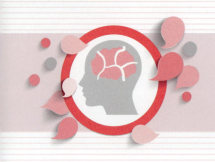

脳腫瘍の脳画像読影

1. 基礎的事項の確認

　脳腫瘍（brain tumor）は頭蓋内に発生した腫瘍（新生物）で，原発性脳腫瘍と転移性脳腫瘍に分けられます．原発性脳腫瘍は，さらに脳外と脳実質内から発生する腫瘍に分けられます．

　脳外から発生する腫瘍は，一般的には組織学的に良性で脳を圧排しながら徐々に増殖し，手術により全摘出が可能なタイプをいいます．一方，脳実質内から発生する腫瘍は，多くが悪性で脳組織内に浸潤しながら増殖し，手術により完全摘出が難しいタイプをいいます．以下，臨床的に特に重要な腫瘍について簡単に説明します．

1）脳外で発生する良性腫瘍（髄膜腫）

　髄膜腫（meningioma）は，脳外にあるクモ膜の表層細胞から発生（硬膜に付着）し，多くが良性の腫瘍です．成人に多くみられ，髄膜腫の発生部位は図1に示す，①傍矢状部が最も多く，②大脳鎌，③大脳半球円蓋部，④蝶形骨縁，⑤トルコ鞍の鞍結節部（鞍上部），⑥錐体斜台部，⑦小脳橋角部（錐体骨後面），⑧嗅溝，⑨大後頭孔周囲，脳室内の脈絡叢（水頭症の脳画像読影演習 p230 図1b 参照）などがあります．

　髄膜腫は成長速度がゆっくりで数年かけて増大するため，症状があまり目立たないのが特徴

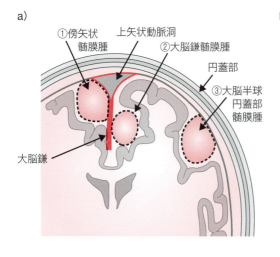
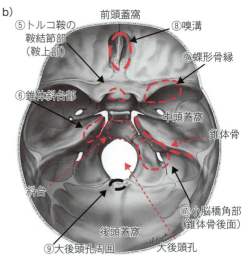

図1　髄膜腫の発生部位．脳の前額断（a）と頭蓋底部（b）

です．しかし，発症から何年も経過し，頭蓋内の脳の環境がある一定の許容限度を超えた場合に急激な自覚症状となって現れることがあります[1]．一般的に髄膜腫は硬膜に付着し，脳との境界は明らかに区別できますが，なかには軟膜を圧排して脳を傷つけたり，重要な血管や脳神経を腫瘍内に取り込んでいる場合もあります．髄膜腫では腫瘍周囲の脳が腫れる腫瘍周辺脳浮腫（peritumoral brain edema）を呈することがあり，この脳浮腫が強い場合は発生部位により麻痺などの神経症状や高次脳機能障害などを呈することがあるので注意が必要です．

2）脳実質内で発生する悪性腫瘍（神経膠腫）

神経膠腫（glioma）は，脳内の神経細胞（ニューロン）ではなく神経細胞を支持して神経細胞に栄養を供給するグリア細胞またはその母細胞から発生し，悪性腫瘍の代表といわれます．神経膠腫の発生部位は，図2a のように大脳半球の前頭葉，側頭葉，頭頂葉にみられ，悪性度は病理学的分類により細胞の分化度が高いもの（悪性度が低い）から分化度が低いもの（悪性度が高い）へ向かって分けられます．

グリア細胞には，図2b に示した星状膠細胞（以下アストロサイト），オリゴデンドロサイト，ミクログリアなどがあります．特に神経膠腫ではアストロサイトへの分化の特徴をもつものが多くを占め，細胞の分化度が高いびまん性星細胞腫（diffuse astrocytoma），中間型の特徴となる退形成性星細胞腫（anaplastic astrocytoma），細胞の分化度が最も低い悪性度の高い膠芽腫（glioblastoma）に分かれます．臨床的には成人の大脳半球に多く発生する星細胞腫群以外に，乏突起膠腫（oligodendroglioma）や上衣腫（ependymoma）があります．

3）転移性脳腫瘍

転移性脳腫瘍（metastatic brain tumors）は，頭蓋外に原発病巣を有する悪性腫瘍が脳の

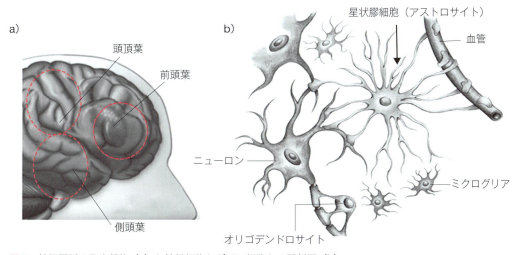

図2 神経膠腫の発生部位（a）と神経細胞とグリア細胞との関係図（b）

前頭葉，頭頂葉，後頭葉，側頭葉，小脳などに転移したものです．多くは血行性の転移であり，特に中大脳動脈領域の皮髄境界部に腫瘍細胞の血栓を形成します．患者の既往歴や現病歴に注意を払うとともに，肺がんや乳がんなどの悪性腫瘍がステージⅣ（がんが臓器の壁を超えて，周りの主要な血管などに浸潤しているか，離れた他の臓器に転移している場合）では，転移性脳腫瘍の可能性を常に考え，神経学的，神経心理学的な症状について注意を払うことが重要です．

2. 画像読影（演習）

1）髄膜腫の画像読影
Case 16　40歳女性 頭痛にて来院した症例

> **✏️ 演習問題①**
>
> 図3〜5のMRI画像をみてください．15枚の画像のどの領域に病巣があるでしょうか．脳の解剖学的部位の名称を押さえながらカッコ内から正しい数字や用語を選び読影を完成させなさい．
>
> 図3のMRI T1強調画像水平断にて，（左・右）（前頭葉・側頭葉・頭頂葉・後頭葉）の（円蓋部・大脳鎌・傍矢状部）を中心に（2・3・4・5・6）スライスにわたる限局した（高・等・低）信号域を認める．図4の造影MRI T1強調画像矢状断および図5の水平断では強い増強効果を認め，同部位に（2・3・4）スライスにわたる限局した（高・等・低）信号域を認める．

💡 ヒント

　まずは髄膜腫の画像読影を行うための基本的事項を説明します．髄膜腫のMRI T1強調画像では灰白質と同じ等信号域か低信号域を示し，MRI T2強調画像では等信号域か高信号域を示します．それに対してGd（ガドリニウム）DTPA造影MRI T1強調画像では，強い増強効果を示し，高信号域を呈します．

　図6に図3a〜cのMRI T1強調画像を示します．向かって右側が左半球，左側が右半球となります．a〜cの赤い円で囲まれた矢印の部分をみると，左前頭葉の上前頭回前部に3スライスにわたる限局した等信号域が確認できます．また，b，cの赤点線の矢印が示す部分に腫瘍と大脳皮質との境界も確認できます．

　図7に図4の造影MRI T1強調画像の矢状断の画像を示します．図6のMRI T1強調画像と比べ，図7のa〜cの赤い円で囲まれた矢印で示す場所には前頭葉の上前頭回前部（円蓋部）

第 4 章 脳腫瘍の脳画像読影演習

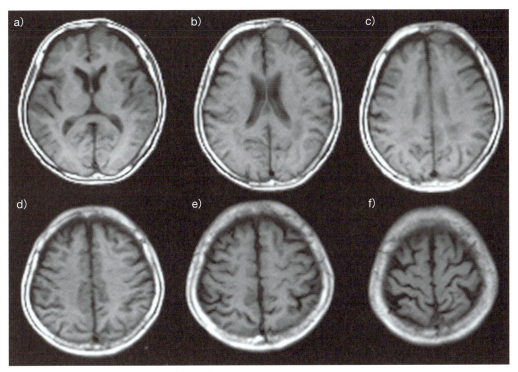

図3　Case16 の MRI T1 強調画像（水平断）

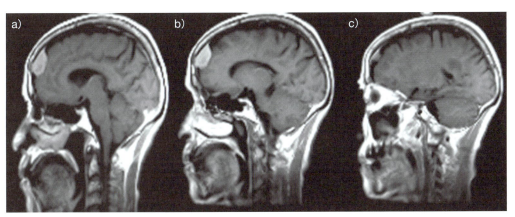

図4　Case16 の造影 MRI T1 強調画像（矢状断）

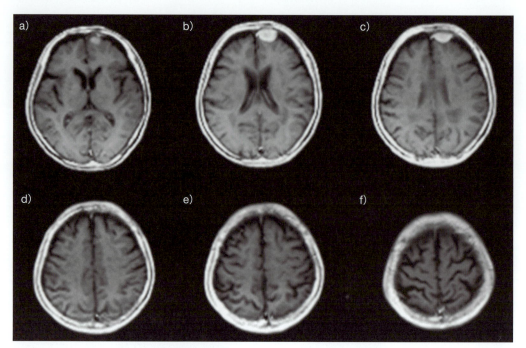

図5 Case16の造影MRI T1強調画像（水平断）

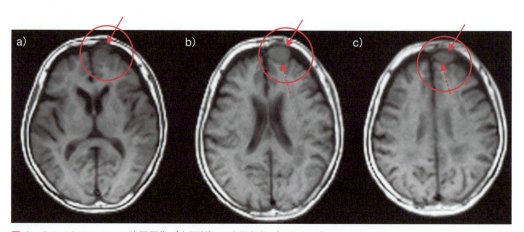

図6 Case16のMRI T1強調画像（水平断）の病巣部位（赤枠矢印）

に限局した3スライスにわたる高信号域が明確に確認できます．

最後に図8をみてください．図8は図5a〜cの造影MRI T1強調画像の水平断の画像です．図6のMRI T1強調画像と比べ，図8a〜cの赤い円で囲まれた矢印で示す前頭葉の上前頭回前部（円蓋部）に3スライスにわたる限局した高信号域が確認できます．また，図8cの腫瘍部位を拡大した画像からわかるように，動物の尻尾のような高信号域がみられるが，これは髄膜腫が付着している硬膜の所見である硬膜裾野徴候（dural tail sign）です．この所見は髄膜腫に特異的な所見ではないが，髄膜腫の診断には有用であり押さえておきましょう．

第 4 章　脳腫瘍の脳画像読影演習

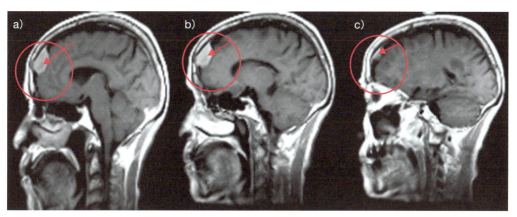

図7　Case16 の造影 MRI T1 強調画像（矢状断）の病巣部位（赤枠矢印）

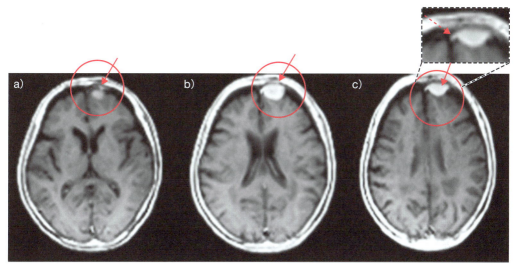

図8　Case16 の造影 MRI T1 強調画像（水平断）の病巣部位（矢印）と C の病巣の拡大図（右上）〔点線矢印は硬膜裾野徴候（dual tail sign）〕

> **解答①**
>
> 図3の MRI T1 強調画像水平断にて，左 前頭葉の円蓋部を中心に，3 スライスにわたる限局した等信号域を認める．図4の造影 MRI T1 強調画像矢状断および図5の水平断では強い増強効果を認め，同部位に 3 スライスにわたる限局した高信号域を認める．

Case 17　65歳女性 認知症が心配で来院した症例

それでは，髄膜腫の画像についてもう少し読影をしてみましょう．

> **✏ 演習問題②**
>
> 図9a〜cはMRI T1強調画像水平断，d〜fは造影MRI T1強調画像水平断です．6枚の画像のどの領域に病巣があるでしょうか．脳の解剖学的部位の名称を押さえながらカッコ内から正しい数字や用語を選び読影を完成させなさい．
>
> 図9a〜cのMRI T1強調画像にて，（前頭葉・側頭葉・頭頂葉・後頭葉）の（内側・外側）正中部に（1・2・3）スライスにわたる限局した（高・等・低）信号域を認める．なお，下段の造影MRI T1強調画像にて増強効果を認め，同部位に（2・3・4）スライスにわたる限局した（高・等・低）信号域を認める．

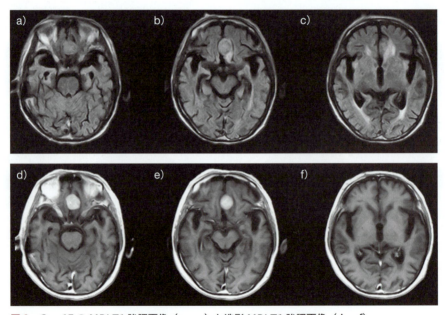

図9　Case17のMRI T1強調画像（a〜c）と造影MRI T1強調画像（d〜f）

💡 ヒント

図10は図9a，bを拡大したものです．髄膜腫のMRI T1強調画像の特徴である限局した等信号域が，前頭葉性内側正中部にみられます．この領域は前頭葉底部の直回や帯状回に接し直回の真下には嗅神経があり，腫瘍の拡大によっては嗅神経障害を始め，前頭葉眼窩部領域の精神症状（認知機能障害，情動障害，性格変化など）が生じることがあります．

第4章 脳腫瘍の脳画像読影演習

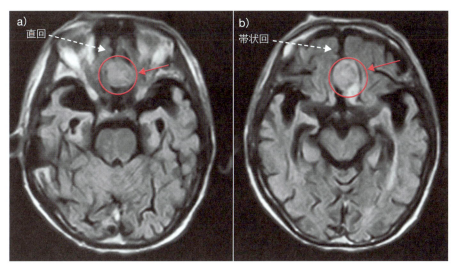

図10 Case17のMRI T1強調画像の病巣部位（赤枠円内）

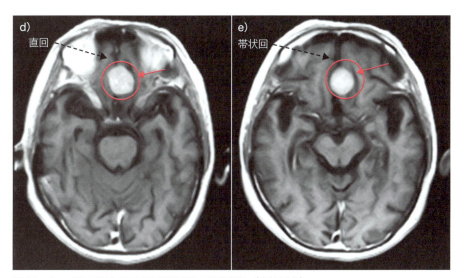

図11 Case17の造影MRI T1強調画像の病巣部位（赤枠円内）

　図11は，図9d，eの画像を拡大したものです．図10の病巣部位に一致した強い増強効果を認め，限局した高信号域を認めます．

解答②
図9a〜cのMRI T1強調画像にて，前頭葉の内側正中部に2スライスにわたる限局した等信号域を認める．なお，下段の造影MRI T1強調画像にて増強効果を認め，同部位に2スライスにわたる限局した等信号域を認める．

> **補足**
>
> 髄膜腫の MRI 読影時に約 6 割は T1 強調画像で等信号域を示すが，その他約 4 割では T1 強調画像で軽度の低信号域を示すものもあるので注意してください．髄膜腫の単純 CT 画像の読影では軽度の高吸収域を示すが，造影 CT 画像では強い増強効果による高吸収域を呈すので押さえておきましょう．

2）神経膠腫の画像読影
Case 18　65 歳男性 頭痛が主訴で来院した症例

> **演習問題③**
>
> 図 12 の神経膠腫の MRI FLAIR 画像をみてください．8 枚の画像のどの領域に病巣があるでしょうか．脳の解剖学的部位の名称を押さえながら，カッコ内から正しいと思う数字や用語を選び読影を完成させなさい．（複数選択可）
>
> MRI FLAIR 画像にて（左・右）（前頭葉・側頭葉・頭頂葉・後頭葉）の（皮質・皮質下）に，脳浮腫を伴う不整形の（4・5・6・7・8）スライスにわたる広範な（高・等・低）信号域を認める．なお，（左・右）側脳室（前角・後角・体部）は圧排され正中偏位（midline shift）を認める．

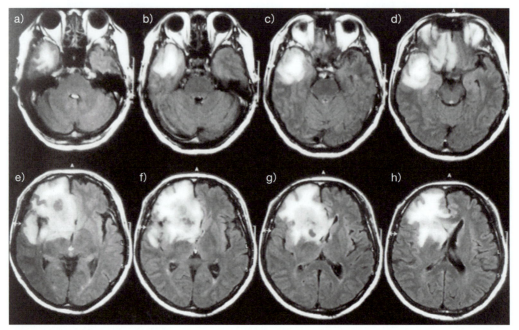

図 12　Case18 の MRI FLAIR 画像

第 4 章　脳腫瘍の脳画像読影演習

💡 ヒント

　単純 CT 画像で低吸収域を示す神経膠腫は，脳梗塞などの所見と紛らわしいため MRI は必須となります．特に腫瘍病巣では水平断以外にも前額断，矢状断の 3 方向から画像を構成することにより，実際の腫瘍を 3 次元で把握することが可能となります．MRI 画像の種類ごとに腫瘍の特徴を整理すると，MRI T1 強調画像では低信号域，MRI T2 強調画像や MRI FLAIR 画像では高信号域を示し，Gd（ガドリニウム）DTPA 造影 MRI T1 強調画像で高信号域が強く出た場合は悪性度が高い徴候となります．

　図 13 の MRI FLAIR 画像（右側が左半球，左側が右半球）をみてください．上段の a〜d では，右側頭葉から前頭葉底部に高信号域が確認できます．下段の e，f では前頭葉（上・中・下前頭回）の皮質・皮質下および側頭葉（上側頭回の前部）と大脳基底核に広範な高信号域を認めます．下段の点線枠の g，h では，脳浮腫を含む腫瘍の高信号域が正中線を超えて脳梁に進展しながら側脳室前角や側脳室体部を圧排し，正中偏位（midline shift）を認めます．

　悪性度が強い神経膠腫では脳浮腫を伴い，脳梁などの白質の線維に沿って浸潤していく特徴があり，さまざまな神経症状や神経心理症状とともに，精神心理機能の低下へと移行しているので注意が必要です．

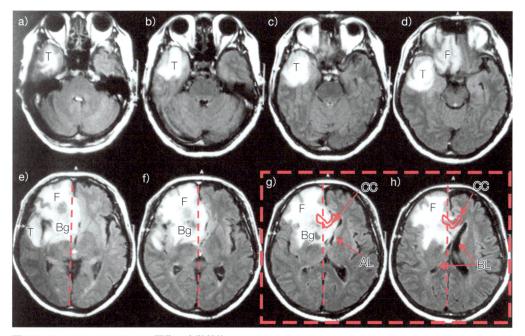

図 13　Case18 の MRI FLAIR 画像の病巣部位
F：前頭葉，T：側頭葉，Bg：大脳基底核（尾状核・被殻・淡蒼球），AL：側脳室前角，BL：側脳室体部，CC：脳梁．

> **解答③**
> MRI FLAIR 画像にて右前頭葉・側頭葉の皮質・皮質下に，脳浮腫を伴う不整形の8スライスにわたる広範な高信号域を認める．なお，右側脳室前角・体部は圧排され正中偏位（midline shift）を認める．

3）転移性脳腫瘍の画像読影
Case 19　68歳男性 肺がんの既往があり認知証を呈した症例

> **演習問題④**
> 図14の造影MRI画像をみてください．6枚の画像のどの領域に病巣があるでしょうか．脳の解剖学的部位の名称を押さえながらカッコ内から正しい数字や用語を選び読影を完成させなさい．
>
> 図14a～cの造影MRI T1強調画像にて，左（側頭葉・頭頂葉・後頭葉）にリング状にenhanceされる（1・2・3）スライスにわたる限局した（高・等・低）信号域を認め，左側脳室体部周囲白質にもspottyな高信号域を認める．また，右（前頭葉・側頭葉・頭頂葉・後頭葉）の（上・中・下）（前頭回・側頭回）皮質下にリング状にenhanceされる（1・2・3）スライスにわたる限局した高信号域を認める．なお，前頭葉および頭頂葉の腫瘍周囲には脳浮腫と思われる不整形の淡い（高・低）信号域を認める．

💡ヒント

　転移性脳腫瘍の画像読影ではCTよりMRIの方が腫瘍の場所や個数を正確に把握することができます．特に造影MRI T1強調画像では，腫瘍は白いリング状の増強（ring like enhancement）効果を認め，腫瘍周囲は脳浮腫による淡い低信号域を呈するので注意が必要です．転移性脳腫瘍の原発がんの好発部位は，肺が最も多く半数を占め，乳，直腸などの腸，胃が続きます．転移部位の多くがテント上で血行性に転移し，中大脳動脈領域の前頭葉，側頭葉，頭頂葉に多くみられます．

　それでは図15に造影MRI T1強調画像を示します．何も指示がないので左側が右半球，右側が左半球になります．dでは左頭頂葉（下頭頂小葉）角回皮質下にリング状に造影された高信号域が確認できます．また，e，fの矢印で示すように，左頭頂葉（下頭頂小葉）と右前頭葉（上前頭回）皮質下にリング状に造影された転移性腫瘍病巣による高信号域が確認できます．この病巣は非常に小さいので見過ごしてしまいそうだが，cをよくみると左の側脳室体部の前

第 4 章 脳腫瘍の脳画像読影演習

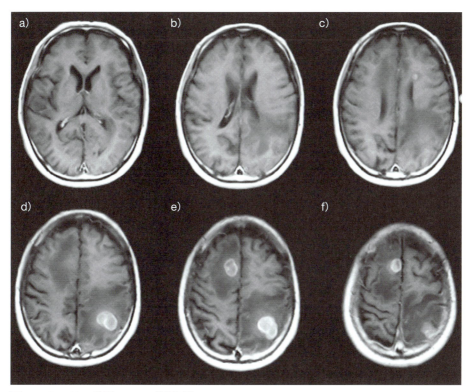

図 14 Case19 の造影 MRI T1 強調画像

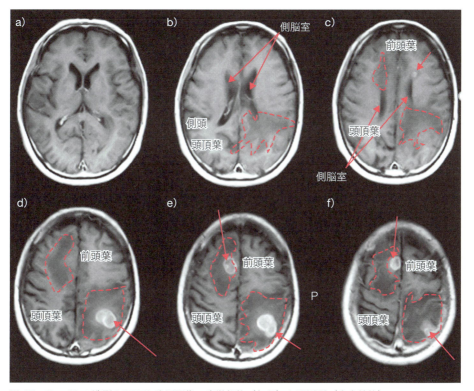

図 15 Case19 の造影 MRI T1 強調画像の病巣部位（矢印）と脳浮腫（赤点線枠）

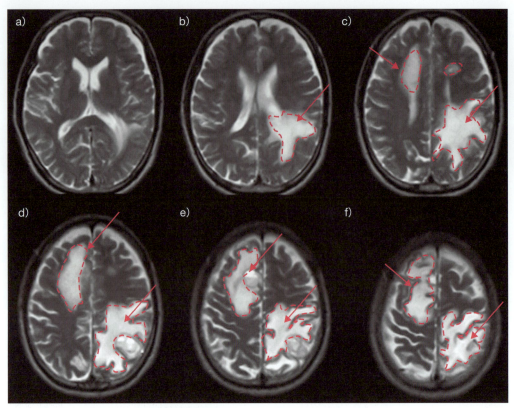

図16 Case19の造影MRI T2強調画像の病巣部位（赤点線枠）

方の周囲白質に非常に小さい（spottyな）高信号域があるので注意してください.
　図16は図15の造影MRI T2強調画像です．図15でわかりにくかった脳浮腫の領域が，図16b～fの点線で囲まれた領域に白い高信号域として明瞭になっていることがわかります．このように転移性脳腫瘍における脳浮腫の広がりをみるには，MRI T2強調画像あるいはFLAIR強調画像が適しています．

> **解答④**
> 図14a～cの造影MRI T1強調画像にて，左頭頂葉にリング状にenhanceされる3スライス（2スライスでも可）にわたる限局した高信号域を認め，左側脳室体部周囲白質にもspottyな高信号域を認める．また，右前頭葉の上 前頭回皮質下にリング状にenhanceされる2スライスにわたる限局した高信号域を認める．なお，前頭葉および頭頂葉の腫瘍周囲には脳浮腫と思われる不整形の淡い低信号域を認める．

➕ 補足

　参考までに図17をみてください．図17は図14の造影MRI T1強調画像の前額断です．a

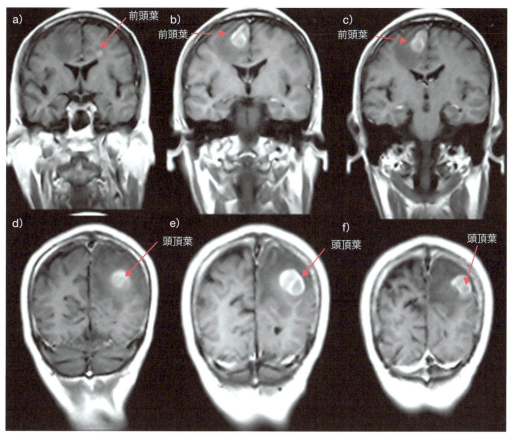

図17　Case19の造影MRI T1強調画像（前額断）の病巣部位（矢印）

では矢印で示す側脳室前角周囲にspottyな高信号域を認め，b，cでは右前頭葉（上前頭回）皮質下にリング状に造影された転移性腫瘍病巣による高信号域が確認できます．また，b〜fでも左頭頂葉（下頭頂小葉）にリング状に造影された転移性腫瘍病巣による高信号域が確認できます．

3. 予想される症状

　脳腫瘍の症状は，良性の脳外腫瘍と悪性の脳実質内腫瘍とその種類，病巣部位，脳に対する外科的侵襲の程度などによって症状の出方はかなり変わってきます．ここでは，臨床的に比較的多く遭遇する良性の脳外腫瘍の代表である髄膜腫，悪性の脳実質内腫瘍の代表である神経膠腫，転移性腫瘍の最低限注意すべき症状をみていきます．

1）髄膜腫で注意すべき症状

　髄膜腫は前述したように，発生初期はほとんど無症状で推移します．したがって，症状が出現したときはすでに腫瘍そのものがある程度成長し，腫瘍の圧排による脳の受容能力が限界を

超えたものと考えます．また，良性の腫瘍とはいえ，頭蓋底髄膜腫（skull base meningioma）のような脳深部の脳幹近傍の髄膜腫では，脳神経や腫瘍を栄養する豊富な血管により難易度の高い手術となるため，術後の合併症状，後遺症，一部取り残された腫瘍組織の再発など，発生部位によってはさまざまな神経症状を呈することがあります．

　髄膜腫の成長スピードは術後残存した腫瘍の径 1cm が径 4cm（あるいは 5cm）に成長する腫瘍倍加時間（tumor doubling time；Td）を使って予測する方法があります．たとえば Td が平均 415 日の髄膜腫では 5 年半などと表すことができるので念のため押さえておきましょう（詳細は専門書を参照）．

　それでは，再度図 1 の髄膜腫の発生部位を確認しながら，発生部位における症状について術後を含めてみていきます．

①大脳半球円蓋部髄膜腫

　大脳半球円蓋部髄膜腫（cerebral convexity meningioma）の発生部位は前頭葉，頭頂葉領域が多く，前頭葉領域では背外側前頭皮質領域の機能である遂行機能障害や作業記憶障害，特に左前頭葉では超皮質性運動失語が生じる可能性があります．また，頭頂葉領域では病巣と対側の片麻痺や感覚障害（高次の知覚障害を含む）に注意が必要です．その他，てんかん発作や精神症状についても押さえておきましょう．この領域の髄膜腫は，他の髄膜腫に比べ腫瘍の全摘が可能であり，腫瘍に絡む豊富な血管があるため外科的侵襲による出血がなければ，術後の症状は予後を含め問題となることはありません．

②傍矢状洞髄膜腫と大脳鎌髄膜腫

　傍矢状洞髄膜腫（parasagittal meningioma）の発生部位は一側の上矢状洞壁で，前頭葉内側の上前頭回後方近傍に多く，症状の特徴として腫瘍による運動野圧排による対側下肢の麻痺，補足運動野圧排による運動停止（motor arrest）や発話停止（speech arrest）などが生じることがあります．また，大脳鎌髄膜腫（falx meningioma）の発生部位は大脳鎌で，一側または両側の前頭葉内側領域に認められ，特に髄膜腫が両側性に成長する亜鈴型（dumb-bell type）では傍矢状洞髄膜腫よりも強い両下肢の運動障害，排尿中枢障害による尿失禁などが生じる可能性があります．

　なお，傍矢状洞部や大脳鎌の髄膜腫では前頭葉の内側前頭前皮質領域を圧排するため，高次脳機能障害として作業記憶障害を含む記銘力障害のほか，発動性の低下や心理精神機能の低下についても注意が必要です．

③後頭蓋窩領域の髄膜腫

　後頭蓋窩の髄膜腫の発生部位は小脳橋角部，斜台，錐体斜台部，大孔部などがあります．症状の特徴は小脳橋角部では聴力障害，顔面神経麻痺，複視，三叉神経症状（顔面痛・異常感覚），嚥下障害，嗄声などの症状がみられます．また，脳の深部にある斜台の髄膜腫では，腫瘍後方の脳幹から出るⅡ～Ⅻの脳神経を圧排し，後頭部の痛み，歩行障害，聴力障害，めまい，嚥下障害，構音障害，小脳症状，錐体外路症状などがみられます．

　錐体左右近傍にある錐体斜台部の髄膜腫はⅤ，Ⅶ，Ⅷの神経の内側に発生するため，三叉神経痛や顔面けいれん，聴力障害，顔面神経麻痺を中心に，嚥下障害，構音障害などⅨ～Ⅻの神経麻痺の複合症状として現れます．その他，小脳を圧排した場合は平衡障害や歩行障害，脳幹

の圧排では運動・感覚障害，頭蓋内圧亢進症状として頭痛・意識障害などがみられます．

2）神経膠腫で注意すべき症状

　神経膠腫の症状の注意点は，まず成人の神経膠腫の多くが大脳半球の前頭葉，側頭葉，頭頂葉領域の脳実質内に発生し，浸潤性に増殖する特徴を有するため，前頭葉症状，側頭葉症状，頭頂葉症状などの各領域の局所神経症状（巣症状）と頭蓋内圧亢進症状について考えることが重要です．

　神経膠腫は悪性腫瘍に属し，腫瘍の発育速度と悪性度により低悪性度のびまん性星細胞腫（grade Ⅱ），中～高悪性度の退形成性星細胞腫（grade Ⅲ），高悪性度の膠芽腫（grade Ⅳ）に分かれており，神経膠腫の種類による症状の経過や特徴を把握することが重要です（たとえばgrade ⅢとⅣの神経膠腫は予後不良など）．その他の神経膠腫として乏突起膠腫や上衣腫があるが，ここではびまん性星細胞腫と膠芽腫に絞って臨床的に重要と思われる症状についてみていきます．

①びまん性星細胞腫

　脳表近傍で発生し，脳実質にゆっくり浸潤しながら増殖していきます．そのため，初期症状としては焦点性のジャクソン型のてんかん発作を認め，巣症状として前頭葉病巣では左右ともに遂行機能障害や作業記憶障害，左前頭葉では失語症として超皮質性運動失語，左側頭葉では感覚性失語や記憶障害，左頭頂葉ではゲルストマン症候群や感覚障害，右頭頂葉病巣では左半側空間無視，左右白質の錐体路障害では片麻痺などが予想されます．

　巣症状で注意しなければならない点は，脳血管障害（脳梗塞）でみられるような境界明瞭な巣症状というよりは，背景症状として機能変動を伴う発動性の低下や抑うつ症状などの精神症状が混在し，複雑な症状を呈するため注意が必要です．特に術後は一時的に症状は改善するが，経過のなかで反応の遅延や注意障害を伴い，経過中に徐々に巣症状は悪化し，最後には心理精神機能の低下により巣症状が隠され，頭蓋内圧亢進症状による意識障害へ移行します．

②膠芽腫

　脳深部白質に発生し，多方向性に神経線維走行に沿って浸潤性に急速に増殖し，最終的には脳梁を介して対側大脳半球にまで浸潤します．膠芽腫の好発部位は前頭葉，側頭葉，頭頂葉が多く，言語障害（失語症），運動障害（片麻痺），感覚障害などの純粋な巣症状が出るように思われますが，臨床では頭蓋内圧亢進症状による頭痛，嘔気，複視，覚醒度の低下が巣症状を不鮮明にします．したがって，膠芽腫では神経膠腫のなかでも低悪性度のびまん性星細胞腫でみられるような初期の巣症状とは異なり，むしろ急性症状として脳機能の全般的低下による注意障害，心理精神機能の低下（認知症状），性格変化などの精神症状が前面に表れます．

　前頭葉や側頭葉に発生した膠芽腫では，発症初期に仕事や日常生活での些細なミスの繰り返し，周りへの無関心，集中力低下，脱抑制的な感情爆発，暴言など社会的行動障害がみられることもあるので，このような症状を見逃さないことも重要です．

3）転移性脳腫瘍で注意すべき症状

　転移性脳腫瘍の症状の注意点は，他臓器にできたがん（多くは肺がんや乳がんなど）が血行性に脳に運ばれて発生し，テント上では中大脳動脈領域の灰白質と白質の皮髄境界域の前頭葉や頭頂葉に発生することです．したがって，初期の軽微な巣症状をいかに早期に見つけるかが重要となります．左前頭葉病巣では失語症，左頭頂葉病巣では失読失書やゲルストマン症候群，右頭頂葉病巣では左半側空間無視，大脳半球白質病巣では錐体路障害（病巣と対側の片麻痺）などの症状を見逃さないよう細心の注意が必要です．

　もう一点重要なのは，転移性脳腫瘍ではがん性の髄膜炎による髄液吸収障害（水頭症），脳浮腫，頭蓋内圧亢進症状により，心理精神機能の低下（認知症状）や精神症状もみられることです．

4. リハビリテーションの実際

　脳腫瘍のリハについては，リハの重要性を認識しつつも残念ながら確立した方法がないのが現状です[3]．そのため，リハの介入では脳腫瘍の種類，病巣部位と大きさ，治療方法（手術療法，化学療法・放射線療法・免疫療法など）とその効果，術後の合併症，患者本人や患者を取り巻く家族の心理状態について十分な配慮を行いながら評価を行い，術後の麻痺や運動失調，感覚障害，構音障害，嚥下障害，失語，高次脳機能障害などに対して，患者の身体的精神的な状態に合わせた無理のない訓練を行うことが重要です．以下に良性腫瘍の代表である髄膜腫と悪性腫瘍の代表である神経膠腫のリハについてみていきます．

1）リハビリテーション介入のポイント（髄膜腫）

　良性腫瘍に属する髄膜腫は腫瘍の部位，大きさ，腫瘍を栄養する腫瘍周囲の血管の状態にもよるが，適切な手術による腫瘍の全摘が行われ，術後の合併症がない場合は良好な予後が期待されます．そのため，術後を通して入院臥床による筋骨格系の廃用症候群の予防やADL獲得のための早期からのリハを行うことで，早期退院，家庭復帰，社会復帰が期待できます[2]．

　しかし，神経や豊富な血管が腫瘍に絡み全摘できなかったり，神経損傷や出血がみられる場合などでは，術後に左前頭葉円蓋部の髄膜腫であれば失語症（運動性失語や超皮質性運動失語），左頭頂葉円蓋部の髄膜腫であれば焦点性けいれん発作に加え片麻痺，知覚障害，大脳縦裂の髄膜腫であれば前頭葉内側面の症状である自発性の低下や性格変化などの巣症状が生じる可能性があります．

　頭蓋底部の髄膜腫で，特に小脳橋角部，斜台，錐体斜台部などの脳深部に発生するものは，腫瘍周囲に神経が複雑に絡み，腫瘍の血管が豊富で易出血性となるため手術の難易度が非常に高くなります．そのため，外科的侵襲による脳神経（Ⅱ～Ⅻ）に加え，錐体路や小脳系の障害として複視，三叉神経痛，顔面麻痺，構音障害，嚥下障害，歩行障害，感覚障害，小脳症状などが生じる可能性があります．

各障害に対しては，脳血管障害に準じたリハ（理学療法・作業療法・言語聴覚療法）に基づき，個々の患者の状態に合わせたテーラーメードな訓練を行うことが重要です．

2）リハビリテーション介入のポイント（神経膠腫）

悪性腫瘍に属する神経膠腫の場合は，手術により症状は一時的に回復することもあるが，基本的には症状は悪化するため，残存機能をいかに維持および活用し，ADL や QOL を可能な限り尊重したリハを展開することが大きな課題となります[4,6]．

神経膠腫では病巣部位が大脳半球白質の前頭葉，側頭葉，頭頂葉に発生し，巣症状としては左前頭葉症状（運動性失語による発話障害），左側頭葉や頭頂葉症状（感覚性失語による理解障害），記憶障害，感覚障害，前頭葉眼窩部症状（感情の脱抑制，人格・行動変化），前頭葉内側部症状（無関心・自発性の低下）に加え，腫瘍の増大に伴い出血や脳浮腫による頭蓋内圧亢進症状（頭痛，複視，嘔吐・嘔気，覚醒水準の低下）などの複合症状がみられるため，個々の障害に対するリハに難渋することが少なくありません．

さらに悪性度の高い膠芽腫では，術後に放射線療法や化学療法を行ったとしても，腫瘍の進行速度が非常に早く，腫瘍が一側大脳半球内から脳梁を介して対側半球に広がるために，巣症状より心理精神機能の低下（認知症状）が全面に押し出され，リハは一層困難となります．

したがって悪性腫瘍に属する神経膠腫のリハを行う際に，リハスタッフは現在の患者に対する手術療法，放射線療法，化学療法などについて十分な理解を行い，全身状態を含む症状の変化に常に細心の注意を払います．また QOL の観点から，患者本人だけではなく家族の心理的不安を解消するために，治療方針，リハの目的，方法，その意義について，医師，看護師，リハスタッフがチームのなかで適切な情報提供を行い，説明と同意，自己決定の意思を可能な限り尊重し，訓練を行うことが重要と考えます．

最後に，脳腫瘍の種類や部位別のリハが確立されていない現在においては，脳腫瘍のリハ全般にいえますが，脳血管障害のリハと異なり，患者自身の体力の消耗や全身状態の変化により，リハの負荷が制限されることが多々あります．このような場合では，リハの時間をスモールステップ（少量頻回訓練）に切り替え，病棟内の担当看護師と連携します．患者や家族が協力可能であれば，訓練者のもとでなくても安全で確実にできる訓練内容を整理し，自己訓練を含めた教育指導を行い，できるだけ負荷の少ない効率的なリハを行うことが必要です[5]．

脳腫瘍のリハでは，障害された機能や ADL の改善および維持のための評価や訓練を生活場面に即して行うことは重要ですが[6]，それ以上に患者の尊厳や生きる力を少しでも引き出すために，創意工夫でケースバイケースの柔軟なリハが重要と考えます．

文献

1) Herscovici Z et al : Natural history of conservatively treated meningiomas. *Neurology* **63** : 1133-1134, 2004.
2) Vargo M : Brain tumor rehabilitation. *Am J Phys Med Rehabili* **90**(5 Suppl 1) : S50-62, 2011.
3) Khan F et al : Multidiscplinary rehabilitation after primary brain tumour Treatment. *Cochrane Database Syst Rev* **23**(8) : CD009509. doi : 10.1002/14651858.CD009509.pub3, 2015.
4) Vargo M et al : Rehabilitation of patients with glioma. *Handb Clin Neurol* **134** : 287-304, 2016.
5) Marciniak CM et al : Functional outcomes of persons with brain tumors after inpatient rehabilitation. *Arch Phys Med Rehabili* **82**(4) : 457-463, 2001.
6) Tang V et al : Rehabilitation in primary and metastatic brain tumours : impact functional outcomes on survival. *J Neurol* **255**(6) : 820-827, 2008.

参考図書

1) 山鳥 重：神経心理学入門，医学書院，1985.
2) 小宮桂治（編）：よくわかる脳の障害とケア，南江堂，2013.
3) 町田 徹（監訳）：CT/MRI 画像解剖ポケットアトラス 第1巻 頭部・頸部，第3版，メディカル・サイエンス・インターナショナル，2008.
4) 平山惠造，河村 満：MRI 脳部位診断，医学書院，1993.
5) 高橋昭喜：脳 MRI 1．正常解剖，第2版，秀潤社，2005.
6) 太田富雄（総編集）：脳神経外科学，改訂9版，金芳堂，2004.

第5章

水頭症の脳画像読影演習

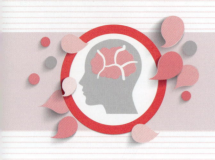

水頭症の脳画像読影

1. 基礎的事項の確認

　水頭症（hydrocephalus）は，脳脊髄液（cerebrospinal fluid；CSF）の流れが何らかの原因で阻害され，頭蓋腔内に過剰に貯留した状態をいいます．通常は脳内の脳室系の拡大，つまり，内水頭症（internal hydrocephalus）を指します．まず，水頭症の脳画像を読影する前に脳内の脳室系の解剖と脳脊髄液の産生から吸収の流れについてみていきます．

　図1aの脳室系の解剖図をみてください．脳室系は左右の平仮名の「つ」の文字型をした一対の側脳室（前角，体部，後角，下角），左右の前角と第3脳室とを結ぶ一対のモンロー孔，第3脳室，中脳水道，第4脳室から構成されています．

　次に図1bの脳脊髄液の産生から吸収までの流れをみてください．脳背髄液の多くは主に血管が豊富な側脳室の脈絡叢で産生された後，モンロー孔を通過し第3脳室に入ります．そして，第3脳室から中脳水道を通って第4脳室に到達した後，点線矢印で示すように外側へは1対のルシュカ孔，後方へはマジャンディ孔を介してクモ膜下腔（傍矢状洞部が多い）や脳槽を灌流し，クモ膜顆粒から静脈洞に排出され心臓へ戻っていきます．脳室とクモ膜下腔の成人の脳脊髄液容量は約140mlで，一日に約500mlが生産されることを押さえておきましょう．

　それでは，少し踏み込んで水頭症の分類をみていきます．図2のように水頭症は脳内の脳室系の拡大を特徴とし，非交通性水頭症（non-communicating hydrocephalus）と交通性水頭症（communicating hydrocephalus）に分類されます．

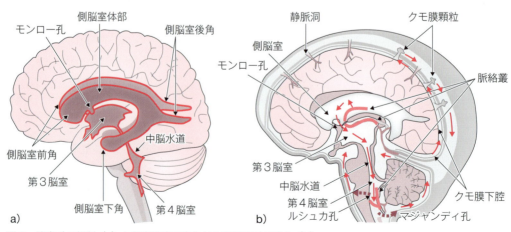

図1　脳室系の解剖（a）と脳脊髄液の産生から吸収までの流れ（b）

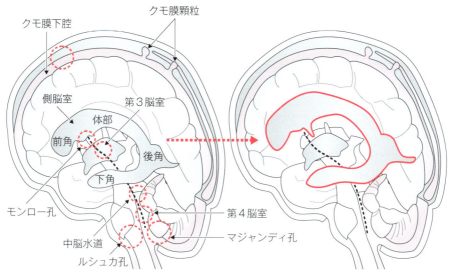

図2 水頭症による脳室系拡大

1）非交通性水頭症

　非交通性水頭症は脳腫瘍（脳室内腫瘍，松果体腫瘍，後頭蓋窩腫瘍），炎症，脳出血（視床出血，脳室内出血，小脳出血，脳幹出血），クモ膜下出血（急性期）などの広範な脳室内出血が原因で，脳脊髄液の通過経路のモンロー孔，第3脳室，中脳水道，第4脳室，マジャンディ孔，ルシュカ孔などで狭窄・閉塞が起こり髄液の流れが障害されるため，狭窄・閉塞部位より上流側の脳室系が拡大する症状をいいます．

2）交通性水頭症

　交通性水頭症はクモ膜下出血，頭部外傷，髄膜炎などが原因で，クモ膜下腔での髄液の循環，吸収の障害が起こり，すべての脳室系が均等に拡大します．例外として脈絡叢乳頭腫などによる髄液の過剰産生でも起こることがあるが，非交通性水頭症のように狭窄や閉塞がないのが特徴です．なかでも髄液圧が正常で脳室拡大や歩行障害，認知障害，尿失禁の3徴候を呈する場合は，正常圧水頭症（normal pressure hydrocephalus；NPH）といい，特にクモ膜下出血，頭部外傷，髄膜炎など，原因がはっきりしている場合を続発性水頭症（secondary normal pressure hydrocephalus；sNPH），明らかな原因疾患がない場合は，特発性正常圧水頭症（idiopathic normal pressure hydrocephalus；iNPH）として区別します．

　原因疾患がクモ膜下出血で続発性水頭症を発症した場合では，多くの症例で適切なシャント手術により臨床症状の改善がみられるが，原因疾患が不明な特発性正常圧水頭症では，適切なシャント手術により臨床症状の改善が期待できる場合とそうでない場合があります．また，続発性水頭症は原因疾患がはっきりしているため発見しやすいが，特発性正常圧水頭症は60歳以上の高齢者が多く，症状発現までの期間が続発性水頭症に比べ長いため，他の疾患（アルツハイマー病，パーキンソン病，血管性認知症など）と誤認することもあり注意が必要です．

2. 画像読影（演習）

Case 20　86歳女性 特発性正常圧水頭症：もの忘れ，歩行障害を主訴に来院した症例

> **演習問題**
>
> 図3に示した9枚の画像のどの領域に病巣があるでしょうか．脳の解剖学的部位の名称を押さえながらカッコ内から正しい数字や用語を選び読影を完成させなさい．
>
> MRI FLAIR画像（水平断）にて，（左・右・両側）側脳室の（縮小・拡大），（左・右・両側）シルビウス裂および脳底槽の（縮小・開大），正中部と内側頭頂葉領域の脳溝とクモ膜下腔の（拡大化・狭小化）を認める．また，（左・右・両側）頭頂葉には，局所的な（脳回・脳溝）のポケット状の（縮小・開大）を認める（Evans Indexは0.32）．

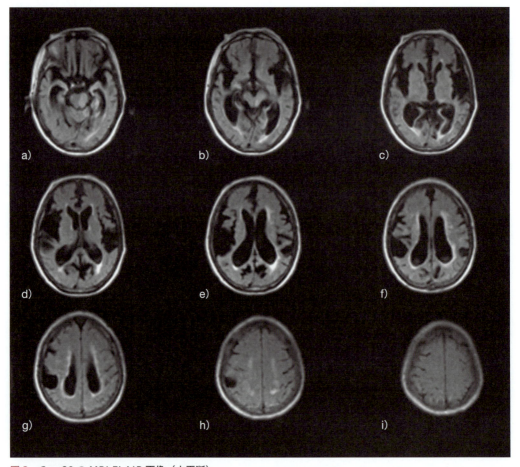

図3　Case20のMRI FLAIR画像（水平断）

ヒント

　特発性正常圧水頭症（iNPH）は 60 歳以上の高齢者に多く，歩行障害，認知障害，尿失禁の 3 つを特徴とする原因不明の正常圧水頭症をいいます．図 3 の MRI FLAIR 画像の読影には，少なくとも次の 2 点に注意が必要です．

①脳室拡大の所見が認められ，脳室拡大の指標として Evans Index > 0.3 である．

②シルビウス裂，脳底槽，局所的なポケット状の脳溝の拡大に反して，高位円蓋部（画像では特に前額断で確認），正中部と内側頭頂葉領域の脳溝，クモ膜下腔の狭小化がみられる（このアンバランスを disproportionately enlarged subarachnoid-space hydrocephalus；DESH という）．

　それでは，図 4a〜i の 9 枚の MRI FLAIR 画像をみてください．向かって左側が右半球，右側が左半球となります．a では脳底槽の開大を認め，b，c，d では，両側側脳室の拡大と両側シルビウス裂の開大が確認できます．また，e，f，g では，側脳室の拡大とポケット状の脳溝の開大が確認できます．それに対して，脳の上部の h，i では，図中に赤色の円で示している

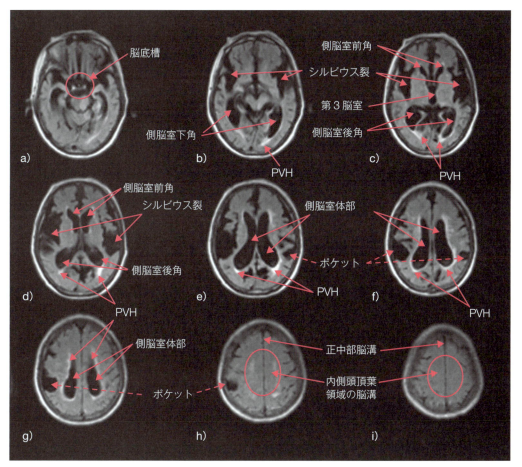

図 4　Case20 の MRI FLAIR 画像における病巣部位（矢印）
PVH：脳室周囲病変

233

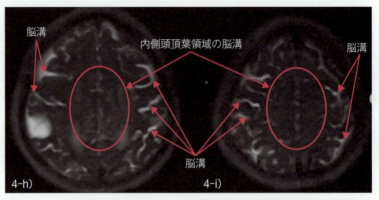

図5 Case20のMRI T2強調画像：内側頭頂葉領域の脳溝の狭小化（円内）

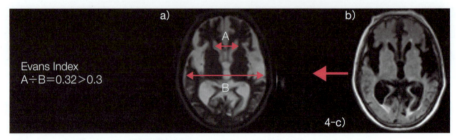

図6 Case20のMRI T2強調画像（a）とMRI FLAIR画像（b）：Evans Index

領域である正中部脳溝，内側頭頂葉領域の脳溝は狭小化し，正中部脳溝以外は不鮮明となっています．

内側頭頂葉領域の脳溝の狭小化については，図4h, iのMRI FLAIR画像の代わりに図5 MRI T2強調画像に置き換えたものを示します．MRI T2強調画像では，脳溝（クモ膜下腔を含む）が白い高信号域で表れますが，図5h, iの画像では，図4a～eにみられるようなシルビウス裂などの脳溝の開大画像と比べ，正中部や内側頭頂葉領域の脳溝が明らかに狭小化し，不鮮明になっていることが理解できます．

脳室拡大の客観的指標としては，画像の目視による開大を裏付けるために，Evans Indexの指標，〔両側側脳室前角最大幅（a）÷同じ断面の頭蓋骨内板最大幅（b）〕使用し，0.3以上あれば「脳室拡大あり」となります．

図6に図4cの第3脳室レベルのMRI FLAIR画像，aは同じスライスのMRI T2強調画像を示します．第3脳室レベルのMRI T2強調画像を基に，脳室拡大の指標であるEvans Indexを計算すると，両側側脳室前角最大幅（a）をその断面における頭蓋骨内板最大幅（b）で除した値が，ここでは0.32と，基準値0.3より大きいため脳室拡大が示唆されることになります[1]．

> **解答**
> MRI FLAIR 画像(水平断)にて,両側側脳室の拡大,両側シルビウス裂および脳底槽の開大,正中部と内側頭頂葉領域の脳溝とクモ膜下腔の狭小化を認める.また,両側頭頂葉には,局所的な脳溝のポケット状の開大を認める(Evans Index は 0.32).

補足

図4の MRI FLAIR 画像で,非常に薄い脳室周囲病変(periventricular hyperintensity;PVH)の所見があるが,特発性正常圧水頭症の脳画像診断ではこの所見の有無は問われることはないので読影から除外します.

図7に Case21〔85歳で特発性水頭症に右慢性硬膜下血腫(chronic subdural hematoma;CSDH)を呈した症例〕を示します.

MRI FLAIR 画像(前額断)では両側シルビウス裂開大,脳室拡大に対し,点線で示すように頭頂部(高位円蓋部や大脳縦裂)のクモ膜下腔は狭小化し,DESH の所見を認める点は重要です.また,MRI の前額断では,点線矢印が示すように脳梁角が90度より小さくなる特徴があるのでしっかりと押さえておきましょう[2].

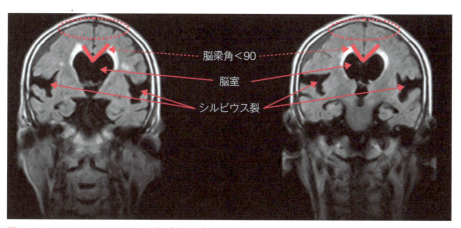

図7 Case21 の MRI FLAIR 画像(前額断)
点線枠(高位円蓋部).

3. 予想される症状

正常圧水頭症のなかで60歳以上の高齢者に多い特発性正常圧水頭症では，歩行障害，認知障害，尿失禁の3徴候が特徴としてあげられます．症状の背景には前頭葉機能障害のみならず，大脳基底核，視床，脳幹，小脳などの皮質下構造との入出力に関連した認知機能や運動機能の障害があるので注意しましょう．

1）歩行障害

特発性正常圧水頭症では，歩行障害が他の認知症と区別するうえで非常に重要な症状です．歩行障害の特徴として，運動プランの障害と平衡障害がさまざまなレベルで複合した症状を呈します[3]．具体的には，歩幅が狭い（short step），小股でよちよちとぎこちない歩き方（marché a petit pas），足関節の動きが制限によるすり足（shuffling gait），足底が地面や床面にへばりつくすくみ足（frozen gait），立位保持困難，起き上がりや立ち上がり困難，運動減少，動作緩慢，歩行開始困難，酩酊歩行（wide-based gait），歩行速度の低下，体幹側方傾斜，姿勢反射障害（立位姿勢保持困難，易転倒性）および後方に転倒する傾向（toppling fallsやcrescend-retropulsion），方向転換の際によろけるなどのさまざまな症状がみられます．

これらの歩行障害の症状は前頭葉性歩行失行や前頭葉性平衡障害といわれ，Nuttら[4]は，病変部位と臨床症候の混在はあるものの高次歩行障害（higher-level gait disorder）として整理しました．特に以下に説明する，③前頭葉性平衡障害，④孤立性始動不全，⑤前頭葉性歩行障害については，特発性正常圧水頭症の歩行障害を理解するのに役立ちます．

①用心深い歩行（cautious gait）
転倒防止のためにとる歩行戦略で，歩幅の拡大，股間節屈曲，小刻み歩行．

②皮質下性平衡障害（subcortical disequilibrium）
姿勢反射障害による立位保持困難，歩行困難，後方や側方への易転倒性傾向．

③前頭葉性平衡障害（frontal disequilibrium）
前頭葉性運動失調を意味し，小脳性失調とは異なり踵脛検査（heel-shin test）は正常．立ち上がる際に上半身を自分の足の上まで持っていくことができずに立位が困難．なお，立位で立ち直り反射なく後方転倒傾向，前頭葉開放徴候（把握反射，探索反射，口とがらし反射，手掌オトガイ反射・眉間反射など），その他，認知障害や排尿障害を合併．

④孤立性始動不全（isolated gait ignition failure）
歩行開始困難，方向転換時のすくみ足，小刻み歩行，すり足歩行，認知障害や排尿障害を合併．

⑤前頭葉性歩行障害（frontal gait disorder）
平衡障害，運動減少，動作緩慢，歩行開始困難の複合症状を呈し，認知障害，排尿障害，前頭葉開放徴候（把握反射，探索反射，口とがらし反射，手掌オトガイ反射・眉間反射など），その他，構音障害，仮性球麻痺などを合併．

2）認知障害

認知障害として記憶障害（近時記憶障害）を認めるが，アルツハイマー病などの神経変性疾患と比べると，記憶障害は比較的軽度です．自由再生に対し再認は比較的保たれるが，語想起が低下する特徴があります．また，人格変化や異常行動などの症状が少ないのも特徴です．

その反面，自発性の低下や注意障害（集中力や持続性の低下），作業記憶障害，遂行機能障害，精神運動速度の低下（思考や行動の緩慢さ），物事への興味関心の欠如などの前頭葉関連症状がみられます[5]．症状の悪化に伴い両側前頭葉内側面の機能低下が強く反映し，外部からの刺激に対しての反応低下や無動無言症状となることもあるので注意が必要です．

3）尿失禁

排尿障害は，歩行障害や認知機能障害と比較して症状が遅れて出るといわれているが，多くは排尿を我慢する時間が短くなる尿意切迫症状やトイレが非常に近くなる頻尿などの過活動膀胱症状がみられ，その結果として失禁を呈します．これらの症状のメカニズムは不明だが，仙髄膀胱中枢への傍脳室路の障害や前頭葉機能障害による無関心などの仮説があります．

4. リハビリテーションの実際

残念ながら正常圧水頭症，特に特発性正常圧水頭症の治療の主体は，適切な手術（シャント手術）であり，手術によってのみ歩行障害や認知障害などの症状が改善されます[6]．したがって，特発性正常圧水頭症による歩行障害や認知障害に対するリハは，現在のところ有効な方法はないのが現状です．しかし，多くの症例では手術以前より運動機能や認知機能の低下が生じているため，これらの機能低下の特徴を十分認識したうえで，積極的な評価やリハ（理学療法，作業療法，言語聴覚療法）を行うことが必要です．

そこで，以下に歩行障害と認知機能障害のリハを行ううえの注意点を日本正常圧水頭症学会の「特発性正常圧水頭症診療ガイドライン」に基づき整理しておきます．

1）リハビリテーション介入のポイント（歩行障害）

特発性正常圧水頭症の歩行障害に対するリハを行う際は，術前と術後の適切な運動能力の評価として，UPDRS 運動能力検査（Unified Perkinson's Disease Rating Scale）を行い，運動障害の程度を把握することが重要となります．そして，歩行障害の特徴である歩幅の減少，足の挙上低下，開脚歩行，歩行速度の低下による体幹の不安定性，歩行中の歩幅の変動傾向などの要因に配慮して，患者の状態に合わせた訓練を行います．歩行開始や狭い場所を歩行する場合や方向転換を促す場合はすくみ足となることが予想されるので，歩行時の速度調整や体幹のバランスに特に配慮する必要があります．

特発性正常圧水頭症では，パーキンソン症候を呈するといわれているが，パーキンソン病と

は異なり，号令や線などの視覚的手がかりによる歩行改善効果は少ないため注意が必要です．

2）リハビリテーション介入のポイント（認知障害）

　特発性正常圧水頭症の認知障害の特徴として軽症例でも記憶障害がみられるが，重要な症状として精神運動速度の低下，注意障害，作業記憶障害，語想起などの前頭葉関連症状が認められます．したがって，認知障害に対する訓練だけでなく，それ以上に術前，術後の知能，記憶，注意，前頭葉機能に対する適切な神経心理評価が重要となります．知能に関しては，簡易知能検査として，Mini-Mental State Examination（MMSE）やWAIS-Ⅲ，記憶検査として，三宅式記銘力検査，Benton視覚記銘検査，WMS-Rはもちろんだが，特に注意機能検査として標準注意検査法（CAT），前頭葉検査として遂行機能障害症候群の行動評価（BADS），ウィスコンシン・カード・ソーティング・テスト（WCST），トレイルメイキングテスト（TMT）などの注意機能や前頭葉関連機能を中心に，認知機能全般について正確な評価を行うことが重要です．

　特発性正常圧水頭症では，シャント手術を行う前に脳脊髄液を少量排除することで歩行障害の改善を評価する髄液排除テスト（CSF tap test）を行うが，歩行障害の評価に加えて認知機能の評価を併せて行うことも臨床的に大変重要ですので押さえておきましょう．

文献

1) Evans WA : encephalographic ratio for estimating ventricular enlargement and cerebral atrophy. *Arch Neurol Psychiatry* **47** : 931-973, 1942.
2) Ishii K et al : Clinical impact of the callosal angle in the diagnosis of idiopathic normal pressure hydrocephalus. *Eur Radiol* **18** : 2678-2683, 2008.
3) 石井光昭：Highe-level gait disorders の概念と臨床的特徴―正常圧水頭症の歩行障害を中心に．佛教大学 保健医療学部論論集 **1** : 19-27, 2007.
4) Nutt JG et al : Classification of balance and gait disorders. In Bronstein AM, et al (eds) : Clinical disorders of balance, posture and gait. Second edition : 63-73, Arnord, London.
5) Iddon JL et al : Specific patterns of cognitive impairment in patients with idiopathicnormal pressure hydrocephalus and Aizheimer's disease : a pilot study. *J Neurol Neurosurg Psychiatry* **67** : 723-732, 1999.
6) Vanneste JA et al : Three decades of normal pressure hydrocephalus : we wiser now ? *J Neurol Neurosurg Psychiatry* **57** : 1021-1025, 1994.
7) 日本正常圧水頭症学会特発性正常圧水頭症診療ガイドライン作成委員会：特発性正常圧水頭症診療ガイドライン，第2版，メディカルレビュー社，2011.

参考図書

1) 山鳥 重：神経心理学入門，医学書院，1985.
2) 小宮桂治（編）：よくわかる脳の障害とケア，南江堂，2013.
3) 町田 徹（監訳）：CT/MRI画像解剖ポケットアトラス 第1巻 頭部・頸部，第3版，メディカル・サイエンス・インターナショナル，2008.
4) 平山惠造，河村 満：MRI脳部位診断，医学書院，1993.
5) 高橋昭喜：脳MRI 1. 正常解剖，第2版，秀潤社，2005.
6) 太田富雄（総編集）：脳神経外科学，改訂9版，金芳堂，2004.

索 引

あ

アーチファクト	129
アセチルコリン	123
アテローム	25, 151
アテローム血栓	154
アテローム血栓性脳梗塞	25
アパシー	203, 207
アルツハイマー病	123, 231
悪性腫瘍	211
誤りをさせない学習法	105
鞍上槽	122, 126, 139

い

易疲労性	205
異常感覚	224
異常行動	237
意思決定の障害	203
意識	205
意識障害	101, 102, 104, 116, 141, 200, 200, 202, 205, 225
意識清明期	188
意味記憶	203
生きる力	227
一次聴覚野	8
一過性脳虚血発作	26

う

ウィスコンシン・カード・ソーティング・テスト(WCST)	207, 238
ウィリス動脈輪	122
ウインドウ幅	15
ウェルニッケ中枢	73
ウェルニッケ野	3, 8
ウエーバー症候群	156
迂回槽	139
運動プランの障害	236
運動の制御	98
運動維持困難	59, 63
運動・感覚障害	118, 225
運動減少	236
運動失調	176
運動障害	60, 103, 118, 130
運動障害(片麻痺)	225
運動前野	5
運動停止	224
運動麻痺	75, 118, 154
運動無視	104, 118
運動野	5, 97
運動療法	205

え

エコー時間	20
エバンズ指数	131
エビデンスに基づくリハ(EBR)	2
エピソード記憶	8, 102
壊死	86
延髄外側梗塞	155
延髄外側症候群	164
延髄外側領域	159
延髄梗塞	154
延髄中部レベル	41
延髄内側領域	160
延髄内側梗塞	155
延髄領域	147, 164
縁上回	3, 7
嚥下障害	155, 224

お

オリゴデンドロサイト	211
温痛覚障害	155, 164, 176

か

カーテン(Curtain)徴候	164
ガンマナイフ下垂体照射術	106
かなひろいテスト	206
下丘	145
下後頭回	10
下小脳脚	167, 173
下垂体腺腫	33
下前頭回	3
下側頭回	3, 4
下虫部	167
下頭頂小葉	3, 7
下半月小葉	168
化学療法	226, 227
架橋静脈	191, 193
家族の心理状態	226
家族の心理的不安	227
家庭復帰	117, 226
過活動膀胱症状	237
過睡眠	141
回転性加速	183
改訂版ウェクスラー記憶検査(WMS-R)	206
海馬	84, 97, 123
海馬傍回	4, 8, 84, 88
開眼	127
外頸動脈	183
外耳孔上縁	39
外耳孔中点	38
外傷性のクモ膜下出血(SAH)	191
外傷性脳損傷(TBI)	182
外節	109
外側核群	94
外側後頭動脈	82, 84
外側膝状体	96, 104
外側髄板	109
外側脊髄視床路	148
外側線条体動脈(LSA)	69, 75, 110
——領域	119
——領域(被殻)病巣	108
外側皮質脊髄路	148
外側皮質脊髄路系	120
外側腹側核(VL)	96, 105, 135
外側毛帯	162
外的刺激の内在化	63
外的補助手段	105, 206
外転神経	144, 162
外転神経核	147
外板	182
外包	109
顔の認識	8
顔面神経	144, 162
顔面神経核	147
顔面神経麻痺	224
顔面痛	224
各脳領域	4
角回	3, 7
角回動脈	69
拡散強調画像	23
核磁気共鳴	18
覚醒	123
学習	123
片麻痺	224, 225, 226
滑車神経	144
滑車神経麻痺	176
感覚モダリティ	104
感覚障害	75, 79, 104, 105, 118, 160, 224, 225
感覚情報の統合	98
感覚性失語	225
感情のコントロール	207
環境調整	105, 207
観念運動失行	74, 118
観念失行	74
眼窩下縁	39
眼窩前頭動脈	69
眼窩前頭皮質(OFC)	7, 203
眼窩中点	38
眼窩部	3
眼球運動	169
眼球運動麻痺	154
眼瞼下垂	134, 140

き

気づき	78
企図振戦	163, 177
奇前大脳動脈	62
記憶	123, 206

記憶障害	90, 101, 102, 132, 141, 202, 206, 225, 237
記銘力障害	202, 224
起立障害	202
機能解剖	2
機能解離	64
機能局在	4
疑核	148
脚間窩	145
逆行性健忘	103, 129, 132, 206
吸収係数	16
急性硬膜下血腫（ASDH）	32, 190, 191
——と脳挫傷の症状	200
急性硬膜外血腫（AEDH）	31, 187
——の症状	200
球状核	168, 169
球麻痺	160, 164
嗅覚刺激	104
嗅溝	210
嗅神経	216
嗅神経障害	216
協調運動障害	163
狭義の視床下部動脈（HAB）	124
強制把握	59, 64
強制模索	59
橋	162
橋延髄移行部	38
橋下部	147
橋核	146
橋核ニューロン	162
橋梗塞	151
橋小脳系	171
橋小脳路	146
橋上部レベル	42
橋性小脳	169
橋前溝	147
橋前槽	145
橋中部レベル	42
橋底部	146, 147
橋底部内側	147
橋底部領域	158
橋底傍正中症候群	158
橋動脈	144, 147
橋被蓋部	146, 147
橋被蓋部領域	158
橋腹側下端	81
橋領域	146
局所損傷	184
局所的なポケット状の脳溝の拡大	233
筋緊張の異常	60, 118
筋緊張調節	170, 171

く

クモ膜	182
クモ膜下腔	182, 230
——の狭小化	233
クモ膜下出血	125, 196
クモ膜顆粒	230
クローシングイン現象	74
クロード症候群	157
グリア細胞	211
空間座標軸	78
空間認知障害	176
空想的作話	130
偶発的発話	73
鞍上部	210
繰り返し時間	20

け

ケースバイケース	227
ゲルストマン症候群	79, 225, 226
痙縮	119
軽症頭部外傷	185
軽度の麻痺	202
欠損型	137
血管支配	39
血管性認知症（VaD）	75, 90, 101, 116, 149, 231
結合核	94
楔前部	4, 7, 53
楔部	4, 88
月後裂	167
見当識障害	129, 132, 202
言語障害	101, 103, 176, 225
言語聴覚療法	227
言語野の同定	47
原発性脳腫瘍	210
減弱係数	16

こ

コミュニケーションチャンネル	77
コミュニケーション障害	77
コリンアセチルトランスフェラーゼ	123
コリン作動性ニューロン	123, 131
コルサコフ症候群	129, 132
古視床	94
孤束核	148
孤立性始動不全	236
口部顔面失行	74, 118
交通性水頭症	230, 231
行動・情動障害	176
後下小脳動脈（PICA）	143, 148, 171, 173
——領域の症状	176
後外側核	96
後外側腹側核（VPL）	96, 105
後交通動脈（Pcom A）領域	134
後交連	38
後大脳動脈（PCA）	92, 135, 143, 150
——近位部	137
——領域病巣	81
後頭蓋窩領域の髄膜腫	224
後頭橋路	151
後頭側頭動脈	69
後頭頂動脈枝	69
後頭部の痛み	224
後頭葉	10
後頭葉皮質	83
後内側腹側核	96
後部帯状回	7
後腹側核（VP）	96, 105
後方に転倒する傾向	236
後方進展型	116
後脈絡叢動脈	82, 97
後葉	167, 169
高位円蓋部	233
高吸収域型	193
高次脳機能障害	202
硬膜	182
硬膜裾野徴候	214
鉤	4, 8
構音障害	79, 163, 224
構成障害	74, 75, 118
膠芽腫	211, 225
興奮性の調節	98
黒質	145
心の理論の障害	203
骨膜	182
骨膜下血腫	184
骨膜層	182

さ

ささやき声	207
作業記憶	59, 97
作業記憶障害	203, 224, 225, 237
作業療法	227
作話	130, 132
嗄声	224
挫創	184
再帰性発話	73
最外包	109
最良運動反応	127
最良言語反応	127
三角部	3
三叉神経	144, 162
三叉神経症状	224
三叉神経障害	159
山頂	167
山腹	167
参照枠	78
散在性の出血	196

し

シャント手術	231
シルビウス槽	126, 139
シルビウス裂	233
ジャクソン型のてんかん発作	225
四丘体	145
四丘体槽	98

索　引

四肢の筋緊張調節	169
姿勢制御	79
姿勢反射障害	236
視覚性記憶	91
視覚性失認	89, 91, 92
視覚認知	123
視覚野	10
視交叉動脈枝(CAB)	124
視床	83, 84, 105
視床下核	109
視床下部	101, 123
視床下部動脈	122, 124
視床灰白隆起動脈(TTA)	96, 135
視床間橋	94
視床膝状体動脈	97
視床出血	99, 101
——の分類	101
視床症候群	90
視床性失語	105
視床性認知症	149
視床穿通動脈	96, 149
視床穿通動脈群	82, 84
視床線条体動脈領域	105
視床枕核	96
視床痛	105
視床動脈領域(視床)病巣	94
視床網様核	94
視床レベル	205
視野障害	90, 104
歯状核	168, 169
自己フィードバック	133
自己意識	63, 76, 132, 203
——あるいは自己洞察の障害	203
——の障害	207
自己監視能力	78, 130
自己決定の意思	227
自己参照処理の障害	203
自己同定能力	76
自己洞察	203
自動性と意図性の解離	74
自動調節機能	151
自発言語の減少	61
自発性の低下	59, 63, 64, 237
自発的作話	130
自律神経活動	97
持続性注意	102
持続性注意障害	205
磁気共鳴血管造影	39
軸索の断裂	196
軸索損傷	183
失語	79, 202
失語症	73, 116
失語様症状	101, 103
失行	79, 202
失書	62

失調症状	159, 163
失調性構音障害	176, 202
失読失書	226
失認	202
室間孔	38
室頂核	168, 169
室傍核	94
疾患別リハ	2
社会性認知の障害	202
社会的行動障害	203, 207, 225
社会的習慣的動作	74
社会復帰	226
手術療法	226, 227
腫瘍周辺脳浮腫	211
腫瘍倍加時間(Td)	224
終板傍回	123
重症頭部外傷	185
重篤な意識障害	196
柔軟なリハ	227
出血性脳梗塞	71, 73
処理速度	59
除脳硬直	154
小脳	84, 177
小脳橋角槽	126
小脳橋角部	210, 224
小脳失調	155
小脳症状	224
小脳性認知情動症候群(CCAS)	176
小脳虫部	167, 173
小脳扁桃	168, 173
小脳領域	167
——の脳梗塞	171
衝撃	183
衝撃的荷重	183
衝動的行動	203
上衣腫	211
上丘	145
上行性網様体賦活系	102, 104
上小脳脚	167
上小脳動脈(SCA)	143, 146, 171, 173
——領域の症状	176
上前頭回	3, 53
上側頭回	3, 8
上側頭溝	10
上虫部	167
上頭頂小葉	3, 7
上半月小葉	167
常同言語	73
情動コミュニケーション	75
情動活動	97
情動障害	201, 203, 216
静脈洞	230
職場復帰	117
触覚性呼称障害	62
心原性脳梗塞	26
心理精神機能の低下	224, 225, 226

身体の平衡機能	169
身体質量中心	179
身体図式	106
神経解剖学	3
神経膠腫	33, 211, 225
——の画像読影	218
神経鞘腫	33
神経心理評価	238
深部覚	104
深部感覚障害	160
新視床	94
新線条体	109
人格変化	130, 201, 203, 237

す

ストループテスト	207
スモールステップ(少量頻回訓練)	206, 227
すくみ足	236
すり足	236
頭蓋底髄膜腫	224
頭蓋内圧亢進症	34
頭痛	202, 225
水頭症	142, 226, 230
水平裂	168
垂直眼球運動中枢	157
垂直性の眼球運動障害	101
推論能力	2
遂行機能	97, 202
遂行機能障害	59, 176, 201, 203, 203, 206, 224, 225, 237
遂行機能障害症候群の行動評価(BADS)	207, 238
睡眠	123
睡眠・覚醒リズム	132
睡眠覚醒リズム	102
睡眠障害	176
錐体外路系	146
錐体外路症状	224
錐体骨後面	210
錐体斜台部	210
錐体前裂	168
錐体路	146, 148
錐体路障害	118, 160, 226
髄液	126
髄液吸収障害	226
髄液排除テスト	238
髄板内核	94
髄膜腫	33, 210, 223, 226
——の画像読影	212
髄膜層	182

せ

生活場面	206
生態学的妥当性	207
正常圧水頭症(NPH)	231
正常型	137
正常脳画像	37

正中核群	94	前庭小脳	177	**た**		
正中中心核	94	前庭小脳系	170			
正中部	233	前頭橋路	145, 151	タイムアウト	207	
正中偏位	219	前頭極	5	他人の手徴候	60	
正中縫線	147	前頭頂動脈	69	多感覚モダリティー刺激	205	
性格変化	216, 225	前頭葉	5, 97	多感覚連合	7	
青斑核	123	前頭葉レベル	206	対角回	123	
星状膠細胞	211	前頭葉関連症状	237	対光反射消失	140	
静止姿勢障害	163	前頭葉簡易機能検査法(FAB)	207	対側損傷	183	
静力学的荷重状態	183	前頭葉眼窩皮質	123	体幹側方傾斜	236	
精神運動速度の低下	237	前頭葉眼窩部領域	216	体幹側方突進	176	
精神活動の緩慢さ	202	前頭葉機能	105, 206	体性感覚野	7	
精神症状	216, 225	前頭葉機能障害	103, 117, 130, 206, 236, 237	退形成性星細胞腫	211, 225	
赤核	160			胎児型	137	
赤核延髄路	160	前頭葉症状	141, 225	帯状回	4, 53, 57, 97, 216	
赤核脊髄路	160	前頭葉性運動失調	60, 64	大後頭孔周囲	210	
脊髄小脳	177	前頭葉性内側正中部	216	大脳鎌	210	
脊髄小脳系	170, 171	前頭葉性平衡障害	236, 236	大脳鎌髄膜腫	224, 224	
脊髄小脳路	161	前頭葉性歩行失行	236	大脳基底核	68, 108	
説明と同意	227	前頭葉性歩行障害	60, 64, 236	大脳脚	145	
舌咽神経	144, 148	前頭葉—皮質下回路	203	大脳脚領域	156	
舌下神経	144, 148	前頭葉—基底核回路	116	大脳小脳	177	
舌下神経核	148	前脳基底部	122	大脳性色盲	90	
舌下神経麻痺	160	前脳基底部損傷	131	大脳白質	182	
舌状回	4, 84, 88	前腹側核	96, 135	大脳半球円蓋部	210	
仙髄膀胱中枢	237	前方進展型	116	大脳半球円蓋部髄膜腫	224	
穿通枝	81	前脈絡叢動脈(AchA)	110, 135, 137	大脳半球外側面	54	
栓状核	168, 169	前葉	167, 169	大脳半球間溝	126	
剪断力	183	**そ**		大脳半球縦裂	139	
線維連絡	97	早期退院	226	大脳半球内側面	54	
線条体	109, 109	相貌失認	89, 91	大脳皮質	182	
線条体失語	116	創意工夫	227	大脳皮質—基底核回路	117	
選択性注意	102	造影CT画像	218	第1裂	167	
選択性注意障害	205	増強効果	218	第3脳室	98, 111, 230	
全失語	73	側坐核(中隔側坐核)	109	第3脳室レベル	43	
前運動野	97	側頭	151	第4脳室	230	
前下小脳動脈(AICA)	143, 147, 171, 175	側頭極動脈	69	立ち上がり困難	236	
		側頭動脈群	84	脱抑制	120, 201, 203, 206, 207	
——領域の症状	177	側頭葉	225	脱抑制症状	133	
前核群	94	側頭葉内側下面	83	脱力	202	
前向性健忘	103, 129, 132, 203, 206	側頭葉レベル	206	単小葉	167	
前交通動脈(Acom A)	54	側脳室の前角と後角	98	淡蒼球	109	
——領域病巣	122	側脳室後角	38, 111, 114	淡蒼球内節	117	
前交連	38	側脳室上部	46	短回旋動脈(SCA)	143, 147	
前障	109	側脳室前角	38, 111, 114	短周辺動脈群	83, 84	
前脊髄視床路	148	側脳室前角・後角レベル	44	**ち**		
前脊髄小脳路	148	側脳室体部	38, 98	チュービング像	129	
前脊髄動脈(ASA)	143, 148	——の上部	46	地誌的見当識障害	89	
前穿通野	123	——の上部境界	45	知覚推理	59	
前前頭動脈	69	側脳室内出血	196	知能低下	130	
前側頭動脈	69	側脳室レベル	44	遅発性脳虚血症候群	127	
前大脳動脈(ACA)	124	側副血行路	135	緻密部	145	
——の穿通枝	54	側方突進	159	着衣失行	75, 118	
——領域	64	測定異常	176	中隔核	123	
——領域病巣	52	測定障害	163	中間腹側核	96	
前中心動脈	69	続発性水頭症(sNPH)	131, 231	中硬膜動脈	183, 187	

索　引

中小脳脚	167	
中心後回	3	
中心溝の同定	47	
中心小葉	167	
中心前回	3	
中心動脈枝	69	
中心傍小葉	53	
中前頭回	3	
中側頭回	3	
中側頭動脈	69	
中大脳動脈（MCA）	68	
──領域	79	
──領域病巣	66	
中等症頭部外傷	185	
中脳	83, 84, 101, 160	
中脳梗塞	150	
中脳黒質	109	
中脳黒質網様部	117	
中脳視蓋	145	
中脳症候群	90	
中脳水道	230	
中脳性幻覚	156	
中脳被蓋	145, 145	
中脳網様体	98, 123	
中脳領域	145	
中脳レベル	43	
虫部	169	
虫部―室頂核系	170	
虫部小節	168	
虫部垂	168	
虫部錐体	168	
虫部葉	167	
虫部隆起	168	
注意	205	
──の集中	123	
──の制御	59	
──の制御障害	203	
──の転換障害	203	
注意障害	101, 102, 104, 116, 141, 200, 202, 205, 225, 237	
長回旋動脈（LCA）	144, 147	
長周辺動脈群	83, 84	
鳥距動脈	82, 84	
超皮質性運動失語	61, 63, 224, 225	
超皮質性失語様症状	103	
蝶形骨縁	210	
聴力障害	224	
直回	216	
直撃損傷	183	
陳旧性脳梗塞	86	

つ

椎骨動脈（VA）	81, 143, 148
椎骨脳底動脈	135
椎骨脳底領域	143

て

テーラーメード	227

デジュリン症候群	160
デフォルト・モード・ネットワーク	7
手の運動領域	47
低吸収域	71
──と高吸収域の混合型	193
低吸収域型	193
低緊張姿勢	178
低形成型	137
低信号域	39, 57
転移性脳腫瘍	210, 211, 220, 226
──の画像読影	220

と

トップダウンアプローチ	78
トルコ鞍の鞍結節部	210
トレイルメイキングテスト（TMT）	206, 207, 238
ドレナージチューブ	131
徒手筋力検査（MMT）	127
当惑作話	130
島	68
島回槽	139
島皮質	109
統覚型	89
統覚型視覚失認	92
統合型	89
等吸収域型	193
頭蓋骨骨折	184
頭蓋骨損傷	184
頭蓋内出血	184
頭頂	151
頭頂間溝	7, 10
頭頂後頭動脈	82, 84
頭頂・側頭・後頭橋路	145
頭頂葉	7
頭頂葉領域	225
頭頂葉後下部	83
頭頂連合野	7
頭皮	182
──の裂傷	184
頭部外傷	182
──の発生メカニズム	183
同語反復	61
同時音読	77
同時発話	77
同名性半盲	92, 104
動眼神経	134, 144
動眼神経核	146
動眼神経麻痺	140, 141, 156
動作緩慢	236
動作性知能	59, 75
動脈硬化性変化	151
道具の強迫的使用	62
瞳孔散大	140
瞳孔不同	134, 140
特発性正常圧水頭症診療ガイドライ	

ン	237
特発性正常圧水頭症（iNPH）	231, 232, 233
閉じ込め症候群	158

な

内頸-後大脳動脈	138
内頸-後大脳動脈瘤	135, 138
内頸動脈	68, 96, 135
内耳神経	144
内耳神経核	147
内水頭症	230
内節	109
内側および外側後脈絡叢動脈	84
内側核群	94
内側核前方	135
内側後頭動脈	82, 84
内側膝状体	96
内側縦束（MLF）	146, 147, 148, 162
内側髄板	94
内側線条体動脈	54, 110
内側前頭前野	6
内側前頭皮質（MFC）	203
内側頭頂葉領域	233
内側毛帯	146, 147, 148, 162
内側領域	157
内板	182
内包	109
内包後脚	101, 109, 118
内包後脚進展型	115
内包後脚前部	135
内包膝部	60, 109, 118, 135
内包性片麻痺	141
内包前脚	54, 109
内包前脚進展型	114
内包前・後脚進展型	115
軟膜	182

に

二腹小葉	168
日本版リバーミード行動記憶検査（RBMT）	206
日本正常圧水頭症学会	237
尿意切迫症状	237
尿失禁	60, 64, 202, 224, 231, 233, 236
認知リハ	63, 104
認知機能の制御	102
認知機能障害	216
認知症	202
認知症状	225, 226, 227
認知障害	231, 233, 236

の

脳アミロイドアンギオパチー	28
脳萎縮	199
脳画像情報	2
脳画像読影	3
脳幹	81

脳幹レベル	205
脳幹網様体損傷	154
脳幹網様体賦活系の障害	202
脳幹網様体賦活系の損傷	205
脳虚血	191
脳血管の評価	39
脳血管攣縮	127, 131, 142
脳血腫	31
脳梗塞	56
脳溝	233
脳挫傷	31, 184, 190, 191
脳室拡大	196, 233
脳室系の拡大	230
脳室指数	131
脳室周囲病変	235
脳室内の脈絡叢	210
脳質周囲白質軟化症(PVL)	131
脳腫脹	191, 196
脳腫瘍	210
脳震盪	31, 184
脳脊髄液容量	230
脳脊髄液(CSF)	230
脳漕	230
脳地図番号	4
脳底交通動脈	84, 96
脳底槽	233
脳底動脈(BA)	81, 96, 143, 146, 150, 152
脳底動脈狭窄	150
脳梁	4, 53, 54
脳梁下動脈枝	124
脳梁膝部	62
脳梁膨大	82, 83

は

バジラートップ	149
バビンスキー(Babinski)徴候	200
パーキンソン病	231
パーソナルスペース	207
パターンジェネレーター	179
パペッツ回路	141
パリノー症候群	157
把握現象	59, 63
背外側核	96
背外側前頭前野	5
背外側前頭皮質(DLPFC)	203
背外側領域	157
背側脊髄小脳路	106
背内側核	94
背背側(how)経路	11
排尿コントロール	64
排尿リズム	64
排尿障害	237
排尿中枢	61
排尿中枢障害	224
白質変性	196

発語開始困難	61
発語失行	74
発動性の低下	201, 224
発話停止	224
反響言語	61
反復運動障害	163
反復経頭蓋磁気刺激療法(rTMS)	106
半卵円中心	38, 45, 114
板間静脈	182
板間層	182

ひ

びまん性軸索損傷(DAI)	31, 184, 195
——の症状	202
びまん性星細胞腫	211, 225
びまん性脳損傷(DBI)	184
皮下血腫	184
皮下組織	182
皮質延髄路	75, 145, 151
皮質延髄路損傷	118
皮質下性失語	116
皮質下性平衡障害	236
皮質下白質	83
皮質枝	81
皮質脊髄路	75, 145, 146, 151
皮質盲	92
皮膚	182
非交通性水頭症	230, 231
非失語性言語障害	75
非失語性命名異常	118
被殻	108, 114, 119
被殻限局型	114
被殻出血	111, 114
——の分類	114
尾状核	54, 109
鼻根部	38
左手の失行	62
左半側空間無視	75, 78, 90, 118, 225, 226
表在覚	104
標準失語症検査	127
標準注意検査法(CAT)	206, 238
病識欠如	59, 130, 132
病態失認	75, 78, 118
病態生理	2

ふ

フィードバック訓練	207
フォヴィル症候群	158
ブルンストロームステージ	127
ブローカ対角帯核	123
ブローカ中枢	73
ブローカ野	3
プロトン	18
不随意運動	103
不随意運動障害	176

舞踏様運動	177
副神経	148
腹外側前頭前野	5
腹側被蓋部	157
腹側被蓋野	123
腹側(what)経路	11
腹背側(where)経路	11
複視	134, 140, 141, 224
物体失認	89
分枝粥腫病	151, 153
分水嶺領域	73
分配性の注意障害	203
分配性注意	102

へ

ヘッシェル回	8
ベネディクト症候群	157
平衡機能障害	176
平衡障害	224, 236
片葉小節葉	167, 169
片葉小節葉—室頂核系	170
扁桃後裂	168
扁桃体	109, 123
弁蓋部	3

ほ

ホルネル(Horner)症候群	155, 159, 164, 176
ボトムアップアプローチ	78
歩行開始困難	236
歩行時の姿勢	169
歩行障害	202, 224, 231, 233, 236
歩行速度の低下	236
補足運動野	6, 65
放射線療法	226, 227
放線冠	98, 114
縫線核	123
乏突起膠腫	211
紡錘状回	4, 8, 84, 88
傍矢状部	210
傍矢状洞髄膜腫	224
傍正中視床動脈	97
傍正中動脈群	83, 84
傍正中動脈(PA)	143, 147, 152
傍側脳室白質	57
傍虫部	169
傍虫部—中位核系	171
傍脳室路	237
帽状腱膜	182
帽状腱膜下血腫	184

ま

マイネルト基底核	123
マジャンディ孔	230
街並失認	89, 91
慢性虚血性変化	86
慢性硬膜下血腫(CSDH)	32, 192
——の症状	202

索引

み
ミクログリア	211
ミヤール・ギュブレール症候群	158
ミラーセラピー	106
ミラーニューロン	63
三宅式記銘力検査	206, 238
未破裂症候性動脈瘤	141
味覚刺激	104
右同名性半盲	75
右半側空間無視	118
右慢性硬膜下血腫	235
道順障害	89
脈絡叢	230

む
無関心	237
無気力	203
無動無言症	62
無動無言症状	237
無名質	123

め
メタファー	203
――の障害	75
メタ認知	207
めまい	155, 224
迷走神経	144, 148
迷走神経背側核	148

も
酩酊歩行	163, 236
免疫療法	226

も
モニタリング	206
モンロー孔	230
網様体	146, 147
網様体システム	79
網様体脊髄路	120
網様部	145
問題解決の方略	206

や
薬物療法	207

よ
予測的姿勢制御（APA'S）	79
用心深い歩行	236
抑うつ	225
抑制・アパシー	206
抑制機能	63

ら
ラクナ梗塞	26, 153
ラポール	77

り
リハカウンセリング	207
理学療法	227

り
離断症状	62
立位保持困難	236
立体認知	98
両下肢の運動障害	224
良好な予後	226
良性腫瘍	210
梁下野	123
菱形核	94

る
ルシュカ孔	230

れ
レビー小体型認知症	123
レンズ核	109
冷刺激	104
連合型	89
連合型視覚失認	92
連続運動	169

わ
ワルファリン	27
ワレンベルグ	164
ワレンベルグ症候群	155, 176

数字
3D-CT 画像	125

欧文索引

A
A1 部 110
Abbie 症候群 141
AchA(anterior choroidal artery) 110, 135, 137
AC-PC ライン 38
AEDH(acute epidural hematoma) 187
AICA(anterior inferior cerebellar artery) 143, 171
Anton 症候群 90
APA'S(Anticipatory Postural Adjustments) 79
ASA(anterior spinal artery) 143
ASDH(acute subdural hematoma) 191
attention process training(APT) 104, 206

B
BA(basilar artery) 143
BADS(遂行機能障害症候群の行動評価) 207, 238
basilar top 149
Benedikt syndrome 157
Benton 視覚記銘検査 206, 238
Brodmann(BA) 4

C
CAB(chiasmatic artery branch) 124
CAT(標準注意検査法) 206, 238
CCAS(cerebellar cognitive affective syndrome) 176
cerebral convexity meningioma 224
Claude's syndrome 157
confusional state 141
crescend-retropulsion 236
CSCQW 133
CSDH(chronic subdural hematoma) 192
CSF tap test 238
CSF(cerebrospinal fluid) 230
CT 14
CT ナンバー 14
CT 画像 71

D
DAI(diffuse axonal injury) 184, 195
DBI(diffuse brain injury) 184
dead on arrival 131
default mode network 7
Déjérine syndrome 160
Dejerine-Roussy 症候群 104
DESH(disproportionately enlarged subarachnoid-space hydrocephalus) 233

diaschisis 64
DLPFC(dorsolateral prefrontal cortex) 203
DOAC 27

E
early CT sign 27
EBR(エビデンスに基づくリハ) 2
errorless learning 105
Evans Index 233

F
FAB(前頭葉簡易機能検査法) 207
Fisher 分類 127
FLAIR 画像 23
Foville syndrome 158

G
GCS(Glasgow Coma Scale) 127, 185
Gd(ガドリニウム)DTPA 造影 MRI T1 強調画像 219
Gegenhalten 60
general stimulating approach 104

H
HAB(hypothalamic artery branch) 124
Heubner の反回動脈 54, 110
Hunt & Hess の分類 127
Hunt & Kosnik の分類 127

I
iNPH(idiopathic normal pressure hydrocephalus) 231
insula 68

J
JCS(Japan coma scale) 185

L
lapses of attention 104, 202
lateral medullary syndrome 164
lateropulsion 164
LCA(long circumferential artery) 144
leukoaraiosis 86
lock-in syndrome 158
LSA(lateral striate arteries) 69

M
M1 部 110
marché a petit pas 236
MFC(Medial frontal cortex) 203
Millard-Gubler syndrome 158
MLF(medial longitduinal fasciculus) 162
MMSE(Mini-Mental State Examination) 238
MMT(徒手筋力検査) 127
Monakow 症候群 141
motor neglect 104
MRA 23, 39
MRI 18

MRI DWI 画像 151
MRI FLAIR 画像 47
MRI T1 強調画像 37
MRI T2 強調画像 38, 47

N
neck clipping 手術 149
necrosis 86
NPH(normal pressure hydrocephalus) 231

O
OFC(orbitofrontal cortex) 203
OM ライン 15, 39

P
PA(paramedian artery) 143
Papez の回路 102
paratonic rigidity 60
Parinaud syndrome 157
PASAT(Paced Auditory Serial Addition Test) 206
PCA(posterior cerebral artery) 143
piano playing finger 103
PICA(posterior inferior cerebellar artery) 143, 171
pontine arteries 144
Postural Hypotonia 178
precentral knob 47
process specific approach 104
Pusher 現象 75
PVL(periventricular lucency) 131

Q
QOL 227

R
RBMT(日本版リバーミード行動記憶検査) 206
RB ライン 39
Rey-Ostereith の複雑図形テスト 206
ring like enhancement 220
rTMS(反復経頭蓋磁気刺激療法) 106

S
SAH(subarachnoid hemorrhage) 191
SCA(short circumferential artery) 143
SCA(superior cerebellar artery) 143, 171
self-awareness 76, 132
short step 236
sNPH(secondary normal pressure hydrocephalus) 131, 231

T
T1 緩和 20
T1 強調画像 21
T2 shine-through 23
T2*強調画像 23

索　引

T2 緩和　20
T2 強調画像　23
TBI（traumatic brain injury）　182
Td（tumor doubling time）　224
time on task effect　202
time-of-flight（TOF）法　39
time-on task effect　104
TMT（トレイルメイキングテスト）　206, 207, 238
toppling falls　60, 236
TPM（Time pressure management）　206
TTA（tuberothalamic artery）　135

U

UPDRS 運動能力検査（Unified Perkinson's Disease Rating Scale）　237

V

VA（vertebral artery）　143
VaD（血管性認知症）　90, 116
VL（外側腹側核）　105
VP（後腹側核）　105
VPL（後外側腹側核）　105

W

WAB 失語症検査　127
WAIS-Ⅲ　130, 238
Wallenberg　164
Wallenberg Syndrome　155, 176
WCST（ウィスコンシン・カード・ソーティング・テスト）　207, 238
Weber syndrome　156
WFNS 分類　127
WMS-R（改訂版ウェクスラー記憶検査）　206, 238

Y

Yakovlev の回路　102

247

演習で学ぶ脳画像
読影からリハ介入まで　　　　　　ISBN978-4-263-21677-4

2017年12月20日　第1版第1刷発行

監修者　酒　井　保治郎
編著者　小　宮　桂　治
発行者　白　石　泰　夫
発行所　医歯薬出版株式会社
〒113-8612　東京都文京区本駒込 1-7-10
TEL. (03)5395-7629(編集)・7616(販売)
FAX. (03)5395-7609(編集)・8563(販売)
https://www.ishiyaku.co.jp/
郵便振替番号　00190-5-13816

乱丁，落丁の際はお取り替えいたします　　　印刷・教文堂／製本・皆川製本所
© Ishiyaku Publishers, Inc., 2017. Printed in Japan

本書の複製権・翻訳権・翻案権・上映権・譲渡権・貸与権・公衆送信権（送信可能化権を含む）・口述権は，医歯薬出版(株)が保有します．
本書を無断で複製する行為（コピー，スキャン，デジタルデータ化など）は，「私的使用のための複製」などの著作権法上の限られた例外を除き禁じられています．また私的使用に該当する場合であっても，請負業者等の第三者に依頼し上記の行為を行うことは違法となります．

JCOPY＜(社)出版者著作権管理機構　委託出版物＞
本書をコピーやスキャン等により複製される場合は，そのつど事前に(社)出版者著作権管理機構（電話 03-3513-6969，FAX 03-3513-6979，e-mail：info@jcopy.or.jp）の許諾を得てください．